Herschel 89 S
Meditation
Ar selbst

Univ. Prof. Dr. Raimund Jakesz

Liebe Brust – was nun?
Gesund bleiben – gesund werden

BACOPA VERLAG

© 2020 BACOPA VERLAG
4521 Schiedlberg/Austria
Telefon: +43(0)7251-22235
E-Mail: office@bacopa.at, verlag@bacopa.at
www.bacopa.at

Bildquellen:
Cover: stock.adobe.com

gedruckt in der EU

ISBN 9783903071803
1. Auflage 2020

Univ. Prof. Dr. Raimund Jakesz

LIEBE BRUST – WAS NUN?

Gesund bleiben – gesund werden

BACOPA VERLAG

INHALT

DANKSAGUNG

Ich bedanke mich bei meinen Familien, Freunden und Weggefährten für ihre liebevolle Begleitung.

Ich sage Dank meinen Patientinnen und Patienten, dass sie ihr Vertrauen nicht nur zur Operation in mich gesetzt haben, sondern dass sie mir auch Einblick in ihre Seele gewährt haben.

Ich bedanke mich bei Karoline Liebhart für die exzellente Betreuung des Manuskripts sowie bei Gabi Odehnal für die wundervolle und professionelle Betreuung meiner Seminare.

Ich sage Dank der wundervollen Betreuung durch den Bacopa-Verlag, den Inhabern Mag. Walter Fehlinger und Regina Fehlinger sowie Verena Schagerl für die grafische Gestaltung.

TEIL 1

ALLGEMEINER TEIL

EINLEITUNG

Dieses Buch ist für Menschen geschrieben, die sich auf den Weg begeben wollen. Es will Zweifler nicht überzeugen. Es will Menschen, die eine klare Überzeugung haben, nicht von ihrem Weg abbringen. Es will nicht hineindrängen in offensichtlich Wohlfundiertes. Es will nicht verführen und kann nichts versprechen. Dieses Buch will einen Weg aufzeigen, der den Blick weitet, der Möglichkeiten aufzeigt, der zu Änderung ermuntert. Es will den Weg in sich selbst finden lassen, Hinweise geben zur Öffnung, zum Anders werden, wenn dies als nötig empfunden wird. Es ist für Menschen, die sich angesprochen fühlen, die anderes erleben wollen und denen das Bisherige nicht genügt, die ihr Bewusstsein erweitern wollen, um sich mit einer herausfordernden Situation, wie zum Beispiel einer schweren Erkrankung, auseinanderzusetzen. Dieses Buch beinhaltet kaum Wissenschaft. Es ist auf Erfahrung, auf Selbsterfahrung und auf Informationen von vielen, vielen anderen gegründet.

Diese Erfahrung wurde mit Frauen, mit Patientinnen gewonnen, die sich mit ihrer Brusterkrankung innerlich auseinandersetzen wollten oder sich auseinandergesetzt hatten, mit Frauen, die ihre Geschichten erzählten und ihre Erfahrungen mit mir teilten. Sie konnten inneren Aufbruch erleben, Chancen erkennen. Sie haben die Kenntnis des eigenen Wesens als Maßstab für die Auseinandersetzung mit dieser Erfahrung ohne Schuldzuweisung wahrzunehmen gelernt. Mit zunehmendem innerem Wissen sind viele von ihnen aus der Schuldzuweisung an andere oder an sich selbst ausgestiegen, und sind ohne Identifikation mit

Fehlern oder Schuldzuweisung in eine tiefe innere Auseinandersetzung mit sich gelangt. Dieses Aussteigen aus der Schuldhaftigkeit ist essenziell für die wertfreie Auseinandersetzung mit eigenen Entscheidungen und Erlebnissen.

Wir alle kommen geprägt auf diese Welt, mit unterschiedlichen Prägungen, und mit unterschiedlichen Lernaufgaben. Anders wäre unsere Verschiedenartigkeit kaum erklärlich. «**Warum kommt der eine zu wundervollen Eltern, und die andere in ein Umfeld, das vernachlässigt, das missbraucht oder unendlichen Schmerz zufügt? Warum wird der eine die ersten Lebensmonate ohne Mutter aufwachsen, und die andere wohlbehütet, gestreichelt und gekost?**» Das muss meines Erachtens eine Antwort, eine Erklärung, einen tiefen Sinn haben. Das muss eine Ursache besitzen: Vielleicht um Lernaufgaben zu erfüllen? Diese zu erkennen ist wesentlich für solche Menschen, die Erklärung und damit Heilung suchen. Schreiben wir all das einem Zufall zu, einer zufälligen Zuordnung zu Freude und Leid, so werden uns Zusammenhänge in unserem Leben nicht ersichtlich werden können. Die fehlende Anerkennung des Ursache-Wirkung-Prinzips nimmt uns die Möglichkeit der Aufarbeitung zugrunde liegender Mechanismen. Bewusste Heilvorgänge können ohne Erkennung der tatsächlichen Ursachen kaum gelingen.

In der wertfreien Erkenntnis möglicher Zusammenhänge, im Verlassen von Projektion und Flucht, in der liebevollen Wahrnehmung von Ursache und Wirkung gestalten sich heilsame Räume, Vorstellungen, die Änderungen in uns anstoßen wollen und uns selbst erklären können. Ein solcher Augenblick der Öffnung des inneren Blickes ist für manche möglich und willkommen, für andere nicht. Es ist nicht Gelegenheit und auch nicht gestattet, andere zu beurteilen, sondern mit diesem Buch ein Angebot zu machen, das im Raum ist, eine Möglichkeit anzubieten, die ergriffen werden kann, um möglichen Einblick in den

Krankwerdungsprozess zu erhalten, etwaige Zusammenhänge zwischen dem eigenen Wesen und der physischen Erkrankung aufzudecken, und in Kenntnis dieser Zusammenhänge bestimmte Änderungen in der eigenen Lebensweise und Lebenshaltung auf allen Ebenen erfolgen zu lassen.

Es muss uns bewusst sein, dass es viele Wege gibt, wieder in die Gesundheit zu finden, ganz unterschiedliche Wege, weil weder der Prozess der Erkrankung noch die Entwicklung des Erlangens erneuter Gesundheit von uns völlig verstanden wird. Bestimmte Analysen eigener Erfahrung erlauben jedoch Vorstellungen, mit welchen mentalen, gefühlsmäßigen, emotionalen, geistigen, seelischen Mustern bestimmte Krankheiten verbunden sein können, welche Haltungen bei Menschen mit bestimmten Krankheiten – und in diesem Buch geht es um die Erkrankung der weiblichen Brust und deren Gesunderhaltung – überproportional vorhanden sind. Für viele dieser Erfahrungen gibt es kaum wissenschaftliche Untersuchungen und Erkenntnisse. Ein direkter Nachweis innerer Heilvorgänge ist kaum oder gar nicht möglich und bleibt ein subjektives Erfahren.

Eine Erkrankung ist ein individueller Prozess, der sich physisch oder auch psychisch manifestiert, was sich auch daran zeigt, dass die Genanalyse eines Tumors einer bestimmten Patientin ein völlig unterschiedliches – eben individuelles – Bild von Tumoren anderer Patientinnen besitzt. Kein Tumor gleicht in der Genanalyse völlig dem anderen. Dies kann als Hinweis dafür aufgefasst werden, dass der Entstehung der Krankheit eben individuelle Ursachen zu Grunde liegen, unter Umständen multiple Ursachen, die auf epigenetischem Wege den Genapparat beeinflussen, sodass unterschiedliche Tumore entstehen. So wie alle Menschen eben unterschiedlich aussehen und sind, so trifft dies auch auf Tumore zu.

Unsere Persönlichkeiten, unsere Wesen sind voneinander unterschiedlich. Es stellt sich nun die Frage: «**Warum bin ich so und** nicht anders? Warum verhalte ich mich in bestimmten Situationen auf diese Weise, zum Beispiel abweisend oder aggressiv, und nicht freundlich oder liebevoll? Was hat mich eigentlich zu dem gemacht, was ich bin? Wer oder was bestimmt in mir, wie ich mich verhalte, wie ich bin?» Dies sind essenzielle Fragen in unserem Leben. Die Beantwortung dieser Fragen aus unserem Herzen ist ganz wesentlich dafür, wie wir mit uns selbst umgehen. Auf der einen Seite könnten wir natürlich sagen: *«Ich bin wie ich bin. Das ist mein Wesen. Das kann ich nicht ändern. Ich habe das von meinen Eltern so vererbt bekommen, und mit dem muss ich mich abfinden.»* Haben wir eine solche Meinung über uns, so stellt sich die Frage, ob dies wirklich dem Schöpfungsgedanken und dem Potenzial, das in uns schlummert, entspricht. Wir können die vorhin gestellte Frage nach der Art unseres Wesens auch beantworten, indem wir sagen: *«Ich will und ich kann mich ändern. Ich habe das Potenzial, mich in jedem Augenblick anders zu erschaffen als vorher. Ich will erkennen, was mir guttut, was Freude in mir erzeugt, was mich zu Erfolg und zu Lebensglück bringt. Ich will aus den mich belastenden inneren Aspekten aussteigen, indem ich Rücksicht auf mich nehme, und will mich ändern und an meiner Heilung teilhaben.»* Die Entscheidung für eine dieser unterschiedlichen Beantwortungen ist für unser weiteres Leben ganz richtungsweisend, und wird an vielfachen Stellen dieses Buches im Detail ausgeführt, nämlich: **«Was kann, was soll, vielleicht sogar was muss ich für mich tun, wenn ich einmal krank geworden bin?»** Oder vielleicht ebenso wichtig: **«Was will, was kann, was muss ich für mich tun, um gesund zu bleiben?»**

Diese Fragen stellten viele bereits an Brustkrebs erkrankte Frauen, die nach dem ersten Schock, nach dem Schrecken des Erfahrens der Diagnose und der Annahme ihrer emotionalen Reaktion in ein, wie man sagt, resilientes Verhaltensmuster eintraten, indem sie genau diese Frage für sich beantworten wollten:

«Wie ist diese Krankheit in mir entstanden? Warum wurde ich krank? Was kann ich gemeinsam mit schulmedizinischen Maßnahmen für mich tun, um diese Krankheit zu bewältigen, diese Krankheit zu überleben? Wie kann ich dies erkennen? Wie gelingt mir dieser innere Dialog? Wie lerne ich, meine Ressourcen für mich zu nutzen und nicht nur für andere?» Die Bearbeitung bzw. Beantwortung genau dieser Fragen ist meist nur durch die Auseinandersetzung mit sich selbst, allein mit dem eigenen Wesen, schwierig, wenn nicht sogar unmöglich. Das Erkennen von Aspekten, die mit der Krankheitsauslösung verbunden sein können, Selbsterkenntnis durch Selbstbeobachtung, um wahrzunehmen, welche mit der Krankheit verbundenen Verhaltensmuster mental oder emotional vorherrschen, die zu schmerzhaften Reaktionen im eigenen Wesen führen, ist oft nur durch liebevolles, schrittweises Hinführen durch Erfahrene möglich; ebenso auch die Aufarbeitung des eigenen Lebens mit der inneren Heilung von Verwundungen, die tief in der Betroffenen sitzen und von denen sie oft glaubt, sie behalten zu müssen, und den Weg in die innere Lösung von diesen Erfahrungen nicht finden zu können. Wie schon zuvor angedeutet, ist dies nicht ein Weg, den alle Betroffenen gehen müssen. Es ist ein Weg der inneren Auseinandersetzung, der angeboten werden soll, der auf unterschiedlichen Möglichkeiten erfolgen kann, und der für all diejenigen offen steht, die mehr über sich selbst erfahren wollen, über die mögliche Entstehung ihrer Krankheit und die Möglichkeiten, für sich selbst etwas zu tun, die eigene Selbstheilung zusätzlich zur Schulmedizin zu aktivieren.

Wir alle haben eine Persönlichkeit. Man spricht oft ein wenig negativ konnotiert von dem Ego. Dabei heißt doch «ego» nur «ich», und das ICH BIN ist unser Wesen, das uns mehr oder weniger selbst bekannt und bewusst ist. Die Kenntnis unserer Persönlichkeit entsteht nur dann, wenn wir uns mit uns selbst auseinandersetzen. Dies ist eine Entwicklung, die viele von uns nicht gehen wollen, weil sie von der Notwendigkeit eines solchen Prozesses nicht überzeugt sind, oder weil sie oft Angst haben vor den eigenen Untiefen und Schatten. Dabei darf uns bewusst sein, dass erst die Kenntnis dieser Haltungen Heilung ermöglicht. Schatten verlassen uns nicht aus sich selbst heraus, sondern nur, wenn sie aktiv geheilt werden. Die gesellschaftliche Entwicklung geht in diese Richtung, indem viele Seminare, Coachings, Mediationen in verschiedensten Bereichen angeboten werden, die die Erfahrung mit der eigenen Persönlichkeit zum Inhalt haben. Diese wird im Zuge einer solchen persönlichen Auseinandersetzung selbst kennengelernt. So können Wesenszüge aktiviert werden, die helfen das Leben zu bewältigen, und auch solche erkannt werden, von denen Lösung erfolgen sollte, um schmerzhafte Erfahrungen im Leben zu vermeiden. Das Fach der Psychoonkologie, also des Zusammenhanges zwischen Krebserkrankungen und der Psyche, hat in den letzten Jahren an Bedeutung deutlich zugenommen. Die spirituelle Betonung im Rahmen der Psychoonkologie beginnt sich erst langsam zu etablieren.

Um zur ursprünglichen Frage bezüglich unserer Persönlichkeit zurückzukehren, ist diese das Ergebnis von vererbten Verhaltensmustern und erlebten Erfahrungen und unserer Fähigkeit, uns mit beiden entsprechend auseinanderzusetzen. Es ist bekannt, dass sich unsere Persönlichkeit im Laufe unseres Lebens grundlegend ändern kann, aufgrund von neuen Erfahrungen, die wir gemacht haben, aufgrund von freudvollen oder schmerzhaften Erlebnissen und aufgrund unserer eigenen Entwicklung, wie bereit wir sind, durch Intensivierung von Selbsterkenntnis und Bearbeitung von Erlebnissen uns selbst zu heilen.

Wir sind also geprägt von Erlebnissen, von Handlungen, von Taten. Wir sind geprägt von unseren mitbekommenen Fähigkeiten – die Bibel spricht in diesem Zusammenhang von Talenten, die wir benützen, entwickeln oder verkümmern lassen können – und wir sind geprägt von unseren Eltern, von unserer Ahnenreihe. Wir sind geprägt von dem, was wir in unser Leben hinein mitbringen. Manches an unserer Persönlichkeit ist uns bewusst, weil wir uns damit auseinandergesetzt haben. Manches ist uns unbewusst und zeigt sich an Haltungen oder Reaktionen, die wir an uns oft gar nicht verstehen, und über die wir uns manchmal an uns selbst nur wundern können. Die Botschaften solch unbewusster Prägungen stammen eben aus unserem Unterbewusstsein. Manche meinen, sie stammen aus früheren Leben, dass von dort Ungeheiltes, Unbewusstes zur Heilung in das Jetzt-Bewusstsein gelangen kann. Andere sind der Meinung, dass es sich um einen Seelenauftrag handelt, den die Seele mitbringt, den sie uns durch entsprechende Erfahrung bewusst macht und durchleben lässt. Letztendlich ist es eine persönliche Glaubensfrage, deren Antwort sich jeder selbst geben kann, und die im Detail die Notwendigkeit der Erkennung und Auseinandersetzung nicht ändert. Entscheidend dürfte jedoch für die persönliche Entwicklung sein, das tiefe Wissen zu besitzen, dass diese Art Prägung, woher auch immer sie stammt, vorhanden ist, dass sie verstanden, gefühlt und eben abgearbeitet werden kann, ohne sich, wenn aus dieser Prägung Schmerzhaftes, Ungerechtes oder Verstörendes durch oder an uns entsteht, schuldig zu fühlen.

Die Akzeptanz dessen, was wir tragen, die Erkennung dessen, was nicht hilfreich oder heilsam für uns ist, die schrittweise Unterscheidung, ob Haltungen behalten oder gelöst werden sollen, und letztendlich die Heilung dessen, was uns nicht mehr dient, ist ohne tiefgreifende Vorstellung und klares Verständnis unseres Wesens kaum möglich. Wenn dann die Vorstellung umgesetzt wird, wenn durch intensive Zuwendung innere Heilung geschieht, dass aus Trauer Freude, aus Schwäche Stärke, aus Trennung Verbindung, aus Ängstlichkeit Vollendung entsteht, so war das ein individueller Beweis für die Validität dieses Konzeptes. Das wurde von mir an mir selbst und an vielen anderen, die sich mir anvertraut haben, tatsächlich oft erlebt, und auch von anderen, die spirituell mit Erkrankten arbeiten, vielfach bestätigt. Wir können also Aspekte, die nicht heilsam sind für uns, durch entsprechende innere Zuwendung und mit Hilfe von Therapeuten an uns selbst heilen. Auf energetische Methoden, wie Lösung von Belastendem erfolgen kann, wird an vielen Stellen des vorliegenden Textes eingegangen. Wir können aus Themen und Mustern, die wir tragen, aussteigen und tiefe innere Heilschritte an uns selbst setzen, die unser gesamtes Wesen ändern. Natürlich kann das Ego der ungeheilten Persönlichkeit Haltungen tragen, die weder für uns heilsam noch in der Begegnung mit anderen angenehm und wohlwollend sind. Anhand von 19 Lebensgeschichten von Patientinnen mit Brusterkrankungen werden typische Erfahrungen, innere Themen, Muster und traumatische Erlebnisse beschrieben, die so oder so ähnlich in vielen solchen Krankengeschichten zu finden sind.

Abbildung 1 beschreibt einige Aspekte unserer ungeheilten Persönlichkeit, die uns und anderen das Leben schwer machen können. Es ist ganz wesentlich, dass wir solche Aspekte nicht als persönliches Versagen oder gar schuldhaft empfinden. Es geht vielmehr darum, dass wir solche Aspekte in uns erkennen, dass wir sie möglichst wertfrei als im Augenblick zu uns gehörig annehmen, sie akzeptieren und schrittweise durch eine bewusste, aufmerksame, liebevolle Zuwendung zu uns selbst zur Heilung bringen. Letztendlich haben alle diese Haltungen unseres Wesens Grund und Ursache. Wir sind in unserem Leben durch bestimmte Erfahrungen gegangen, die uns eben zu dem gemacht haben, wie wir im Augenblick sind. Wir können kreative Er-

Es ist das EGO, das den Weg zur eigenen wahren Identität versperrt und das

- Schuld und Hochmut empfindet,
- ungeduldig und arrogant ist,
- eigene Handlungen oder Handlungen anderer bewertet, beurteilt oder verurteilt,
- sich minderwertig fühlt, ausgegrenzt oder verlassen,
- sich zu wichtig nimmt, nur sich sieht,
- meint nicht meditieren zu können,
- zynisch und abweisend reagiert.

Das EGO beherrscht die eigenen Gefühle und Gewohnheiten.

Abbildung 1: **Das Ego unserer ungeheilten Persönlichkeit**

kenntnisschritte an uns selbst gestalten, die zur Änderung unseres Wesens führen.

Greifen wir nur einen Punkt heraus: Hochmut und Arroganz. Wir können davon ausgehen, dass jeder Mensch göttlicher Schöpfung ist. Wenn wir dieser Meinung sind, so hat jeder Mensch seine Fähigkeiten und seine Würde und seine Aufgabe im Leben. Viele glauben, dass die Menschheit eine Einheit ist und dass wir alle Brüder und Schwestern sind. Sind wir nun hochmütig oder arrogant, so stellen wir uns über andere, weil wir anderen zeigen wollen, dass wir besser oder stärker sind, mehr zu wissen glauben, mehr Geld haben, größere Bedeutung haben als sie selbst. Der Grund für Hochmut und Arroganz ist bei vielen doch in Wirklichkeit, dass sie sich ihrer selbst nicht sehr sicher sind, dass sie oft einen geringen Selbstwert haben und sich selbst in ihrer Bedeutung tatsächlich nicht hoch einschätzen. Sie wollen nur diese Meinung über sich selbst kompensieren. Sie wollen dieses Gefühl verbergen und stellen sich deshalb so sehr in den

Vordergrund. Erkennen wir nun das wahre Wesen eines solchen Menschen, so besteht kein Grund, dass wir uns von einem solchen Verhalten beeindrucken lassen oder dieses persönlich nehmen. Wir können mitfühlend den anderen begleiten, vielleicht in einem Gespräch behutsam das Thema ansprechen, oder zu kompetenter Unterstützung raten. Das tatsächliche Erkennen der Zusammenhänge und die Heilung einer solchen Haltung bleibt dem Betroffenen vorbehalten.

Wenn wir dieses Prinzip konsequent zu Ende denken und fühlen, so hat alles, wie wir sind und wie wir uns verhalten, was wir erleben, wie wir entscheiden, Gründe, und diese Gründe ruhen letztendlich immer in uns selbst. Manchmal kann natürlich das Außen, unsere Umgebung, auf uns einen beträchtlichen Einfluss haben, besonders wenn wir dies zulassen, wenn wir nicht gelernt haben, klare Grenzen zu ziehen, uns abzugrenzen, wenn Übergriffigkeit besteht.

Verharren wir doch bei den anderen Punkten dieser Abbildung und lassen wir deren Bedeutung auf uns selbst in Ruhe wirken. Kontemplieren wir hier und in den folgenden Abbildungen über ihre Aussagekraft für uns selbst.

URSACHE UND WIRKUNG

Wir sind in unserem Leben sehr häufig mit Wirkungen konfrontiert. Die Wirkung ist etwas, was sich entweder materiell oder geistig in uns selbst oder in der Welt manifestiert hat. Die Wirkung ist entstanden und ist nun da. Sie ist häufig beweisbar, unterliegt bestimmten zeitlichen Grenzen, ist erkennbar und sinnlich wahrnehmbar. Manches Mal ist es klar, woher diese Wirkung kommt, woher das kommt was entstanden ist, welche Ursache es hat. Manches Mal ist es auch herausfordernd, die Ursachen tatsächlich zu erkennen, weil die Ursache für etwas, was entstanden ist, oft auf einer ganz anderen Ebene liegt.

Diese Ursache liegt häufig in etwas, was sich noch nicht manifestiert hat. Sie ist oft unmanifestiert, ist formlos, ist häufig nicht messbar, ist zeitlos, unsichtbar, und entspricht einer Möglichkeit, einer Energie in unserem Raum. Wir tragen die Ursache entweder vererbt oder erworben in uns, fühlen diese manchmal, sind uns jedoch oft ihrer Bedeutung nicht klar. Erst nach eingesetzter, eingetroffener Wirkung sagen wir uns: *«Ich habe es ja schon lange gefühlt, dass ich krank werde. Ich habe mich so davor gefürchtet, dass dies eintritt. Ich fühlte, wenn ich so weitermache, werde ich ins Burnout kommen.»* Die selbsterfüllende Prophezeiung wird eintreten. Die Macht des Gesetzes der Anziehung spielt hier eine große Rolle: Es entsteht das, was wir selbst anziehen. Wenn wir so manches, was durch uns entstanden ist, in der Stille mit unserem ganzen Wesen analysieren, so werden wir Aspekte in uns finden, die uns das durch uns Entstandene bewusst machen.

```
                    Unsere Welt besteht also aus

Ursache:                          Wirkung:

 ► mystisch                         ► materiell oder geistig

 ► unmanifestiert                   ► manifestiert

 ► formlos                          ► geformt

 ► unmessbar                        ► beweisbar

 ► zeitlos                          ► zeitlich

 ► unsichtbar                       ► sichtbar

 ► Möglichkeit im Raum              ► sinnlich wahrnehmbar

Ursachen lassen sich oft nicht so leicht beobachten oder messen,
sind oft unsichtbar, schwer greifbar und nachweisbar.
GOTT WÜRFELT NICHT (Einstein)
```

Abbildung 2: Ursache – Wirkung

Abbildung 2 stellt diese Unterschiedlichkeit von Ursache und Wirkung und auch ihre Abhängigkeit voneinander dar. In der Wirkung zu bleiben und an der Wirkung zu arbeiten löst ein Problem nur vorübergehend, ist symptomorientiert, oft im Augenblick lindernd, beruhigend, vorübergehend ändernd, jedoch letztendlich nicht nachhaltig, weil ja die Ursache für ein bestimmtes Ereignis nicht tatsächlich angegangen, geändert und geheilt wurde. Wenn wir dieses Ursache-Wirkungs-Prinzip nun auf eine tatsächliche Situation beziehen, auf eine Situation, die wir in unserem Inneren haben, mit der wir unter Umständen auch im Außen konfrontiert sind, so gelingt die Aufdeckung der Ursache nur, indem wir danach fragen: «Warum ist etwas entstanden? Wie ist es entstanden? Woher ist es gekommen? Wohin hat mich das geführt? Was ist eigentlich der Kern des Problems, in dem ich gerade stecke?»

Die Antworten auf solche Fragen, die in einer neutralen Auseinandersetzung mit dem eigenen Selbst entstehen, können dann zu einem grundlegenden Verständnis dieses Problems führen. Ursachenforschung und deren Lösung erlauben Änderung und Neuorientierung. Wenn wir dieses Ursache-Wirkungs-Prinzip nun an uns selber anwenden, so werden wir uns ganz unterschiedliche Fragen über unser Wesen, über unser Leben, über unsere Beziehungen, über unsere Erfolge und Misserfolge stellen können, auch über die Ursachen von Erkrankungen. Entscheidend ist dabei, dass wir Ursachen in unserem Leben entdecken wollen, die in uns schmerzhafte, leidvolle, enttäuscht machende, traurig machende Wirkungen hervorrufen. Wenn wir nun solche Ursachen an uns selbst ändern, diese Ursachen an uns selbst heilen, so werden wir Leid, Angst und Trauer in unserem Leben vermindern oder sogar verhindern können. Es stellt sich also die Frage: «Wie verhindere ich, dass durch und in mir etwas entsteht, was mir weh tut? Wie kann ich mein Wesen ändern, dass ich nicht mehr enttäuscht oder angstvoll durchs Leben gehe? Wie kann ich mein Wesen so ändern, dass ich liebevoll und friedvoll bin? Was hält mich gefangen, dass ich glaube, aus diesem oder jenem Muster nicht aussteigen zu können? Warum kann ich mir nicht vertrauen? Warum fühle ich mich schuldig? Was an mir soll ich ändern, um gesund zu werden und gesund zu bleiben?»

Die Antwort ist, dass wir in unserem Inneren Aspekte tragen, die zu all diesen emotionalen Belastungen wie Trauer, Enttäuschung, Angst führen, dass wir krank machende, unheilsame Aspekte in uns tragen, und dass wir bei Heilung dieser Aspekte aus diesen damit verbundenen schmerzhaften Emotionen aussteigen können. Dadurch erreichen wir eine wesentliche Steigerung unseres Wohlbefindens und können wesentlich zu unserer Gesundung beitragen.

Manche Ursachen für Wirkungen im Außen sind recht leicht zu finden. Wenn zum Beispiel in einem Landstrich Wassermangel vorliegt, sollte nicht Wasser aus fernen Ländern in Plastikflaschen geschickt werden, sondern es sollten eben Brunnen gegraben werden, um Menschen zu ermöglichen, sich selbst versorgen zu können. Damit kann die Ursache für den Durst der Menschen behoben werden.

Wirkungen in einem so komplexen, multidimensionalen biologischen System wie dem Menschen haben oft nicht nur eine, sondern mehrere Ursachen, die miteinander verbunden sind, die voneinander abhängig sind und einander beeinflussen. Ursachen können in Netzwerken vorhanden sein, und sind daher manchmal auch herausfordernd zu analysieren und zu heilen. Als Beispiel für eine solche eher komplexe Entstehungsgeschichte könnte Folgendes herangezogen werden: Mangelndes Selbstwertgefühl kann die Ursache für verminderte Lebensfreude sein. Verminderte Lebensfreude kann das Gefühl der Verlassenheit bewirken. Verlassenheit erzeugt Trauer, und Trauer kann in das Burnout führen. Die Behandlung eines Burnouts sollte also die Multidimensionalität dieses Zustandes aufdecken. Dieser ist oft nicht nur mit einer Ursache verbunden.

Schmerzhafte Erfahrungen wie zum Beispiel ein Burnout oder physische Erkrankungen benötigen daher oft eine sehr intensive Auseinandersetzung mit sich selbst, da sich Ursachen häufig auf nicht wirklich messbarer, sondern nur auf fühlbarer oder meditativ erfahrbarer Ebene befinden. Die Entwicklung des eigenen Wesens, das lernt, nicht ausschließlich gedankliche Konstrukte zur Lösung heranzuziehen, sondern das sich öffnet für Achtsamkeit, Weisheit und spirituelle Hingabe, ist oft der Weg der Lösung. Gravierende Erfahrungen in unserem Leben benötigen manchmal eine sehr intensive Auseinandersetzung mit den eigenen Erfahrungen und Haltungen. Liebevolle Zuwendung, die wir dem eigenen Wesen wertfrei entgegen bringen, und Dankbarkeit, bestimmte Entwicklungsschritte gehen zu dürfen, wenn sie auch nochmals durch den Schmerz führen können, sind Zugangswege. Die Grundaussagen «Was wir säen, das ernten wir» und «Alles was wir erleben, ist mit uns verbunden» und «Unser Leben ist der Spiegel unseres Wesens» können Basis aller Erkenntnis sein.

MANIFESTIEREN

Wenn wir nun diese drei Grundaussagen als für uns gültig ansehen, so folgt daraus, dass wir diejenigen sind, die säen, diejenigen die entstehen lassen, die erschaffen, die manifestieren. Daraus folgt weiter, dass die Kreation, die Erschaffung eines Zustandes oder einer Tat, Konsequenzen hat. Das heißt, wir säen – und wir ernten das, was wir säen. Wir tun dies fortlaufend in unserem Leben, ohne dass es uns oft bewusst wird, dass wir kontinuierlich erschaffen. Unser Leben zeigt, wie wir sind. Wir erschaffen bewusst und unbewusst. Diese Schöpferkraft kann als einer unserer Anteile am göttlichen Funken erkannt werden. Wir können nun die Frage stellen: «**Was erschaffe ich kontinuierlich? Wovon hängt es ab, was ich erschaffe, und wie ich erschaffe? Was entsteht aus mir, und warum gerade in diesem Augenblick?**» Das bewusste Erschaffen kommt aus unserem Wesen. Wir erschaffen das, was unserem Wesen entspricht, wozu es eine Erkenntnis gibt: «*An ihren Taten werdet ihr sie erkennen.*» (1, Johannes, 2,1–6). Wir können also nach dem, was aus und durch uns entsteht, auf unser Wesen rückschließen. Sind wir von Liebe und Mitgefühl durchdrungen, so werden Taten geprägt von Liebe und Mitgefühl durch uns entstehen. Sind wir mit uns selbst im Unfrieden, so werden wir nach außen diesen Unfrieden abstrahlen und Unfrieden um uns erschaffen. Je klarer wir uns dessen sind, umso intensiver werden wir an unserem eigenen Wesen arbeiten, den Spiegel, den uns unser Leben vorhält, erkennen und das eigene Wesen vervollkommnen wollen. Damit kann etwas durch uns entstehen, was wunderbar, freudvoll und friedvoll, oder manches Mal, in besonderen Augenblicken, sogar nahe an der Vollkommenheit ist.

Vieles erschaffen wir, erschafft unser Wesen, man möchte sagen, so nebenbei, ohne zu denken, als Reaktion auf etwas, was wir erleben, als Reflex auf etwas, was uns gerade zustößt. Wir erschaffen aus einer Affektion, einer für uns unbewussten Haltung in einer Art und Weise, über die wir vielleicht im nächsten Augenblick nur staunen können. Dieses unbewusste Erschaffen erlaubt uns einen Einblick in unser Unterbewusstsein. Wir können uns die Frage stellen: «Warum habe ich gerade so gehandelt, ohne nachzudenken, ohne mir zu überlegen was dadurch entsteht? Was ist in mir, dass ich gerade so handelte, obwohl mir beim Nachdenken eigentlich bewusst geworden ist, dass dies meinem eigenen mir bekannten Wesen gar nicht entspricht? Was schlummert in mir, was ist mir verborgen? Womit bin ich in meinem Inneren nicht in Liebe verbunden, dass das, was gerade aus mir entstanden ist, geschehen konnte?» Die Antwort auf solche Fragen kann oft erst meditativ erhalten werden. Wenn wir in Meditation in der Lage sind, unser Unterbewusstsein zu betreten, was nach intensiverer energetischer Selbsterfahrung möglich ist, so werden wir Ursachen feststellen können, die zu solchen unbewussten Handlungen und Entscheidungen geführt haben. Auch hier muss das energetische Grundprinzip für Ursache und Wirkung gelten, nur dass eben die Ursache für eine unbewusste Kreation IM UNTERBEWUSSTSEIN LIEGT. Ja, das mag von manchen als echte Herausforderung angesehen werden, und viele Fragen mehr könnten in diesem Zusammenhang gestellt werden. Möglich werden solche tiefen Erkenntnisse des eigenen Wesens nur durch schrittweise, sehr bewusste Entwicklung, tiefe Hinwendung zum eigenen Wesen, durch Fleiß und Disziplin und Aufmerksamkeit. Dadurch entsteht Erkenntnis, Zugang zur eigenen Weisheit. Jeder Schritt der eigenen Transformation bringt uns unserem wahren Wesen näher. Seien wir nicht frühzeitig enttäuscht, sondern lassen wir uns auf das Abenteuer ICH BIN, WIE BIN ICH? ein.

Wenn uns nun bewusst ist, dass unsere Handlungen und Entscheidungen entsprechende Konsequenzen besitzen, so werden wir solche Konsequenzen sorgsam beobachten. Wir werden wahrnehmen, dass manche unserer Handlungen und Taten zu schmerzhaften Konsequenzen für uns oder für andere führen, dass uns manches, was durch uns geschieht, traurig, enttäuscht oder angstvoll macht. Dadurch wird uns schließlich bewusst, dass die Ursache für Angst, Trauer oder Enttäuschung, die wir erleben, in unserem eigenen Wesen sitzt. Dies darf wieder nicht mit einer Schuldzuweisung an uns selbst verbunden sein. Fassen wir, wie schon erläutert, alles, was wir erleben, als möglichst wertfreie Information auf, nämlich: «*Ich bin es selbst, durch den etwas entsteht. Ich bin mit dem, was ich in meinem Leben erlebe, zutiefst selbst verbunden. Die Ursache von dem was ich erlebe, liegt in meinem Wesen begründet. Manche dieser Ursachen liegen mir klar auf der Hand. Andere Ursachen bedürfen einer intensiven Selbstanalyse in meditativem Zustand.*» Das, was wir manifestieren, was durch uns entsteht, birgt also in sich eine wesentliche Information über die Art unseres Wesens, unserer Haltungen, unseres Charakters, unserer Prägungen, unserer Erfahrungen, unserer Programme und vieles mehr. Entsteht nun auf Basis unseres Wesens Schmerzhaftes für uns oder für andere, und wollen wir diesen Schmerz vermeiden, so gilt es, an uns zu arbeiten und unser Wesen zu ändern, unsere Haltungen zu ändern, um anderes, Liebevolles und Freudvolles zu kreieren. So kann man sagen, dass das, was wir erleben, in unserem Leben unser Wesen spiegelt, dass sich unser Wesen auch an anderen spiegelt, dass andere uns unser Wesen spiegeln, und dass uns diese vielfachen Informationen durch die Spiegelfunktion die Möglichkeit geben, sehr genau in unser Inneres zu blicken. An dem Erkennen, welche Konsequenzen unsere Taten und Handlungen haben, ist der Grad unserer Entwicklung festzustellen.

- Ich will und ich kann.
- Ich glaube und ich vertraue.
- Ich erschaffe und ich setze um.
- Ich lasse geschehen.
- Ich bin mir bewusst, dass nur ich manifestierende Änderung in mir erreichen kann. Jetzt, hier und unbedingt.
- Die Art dessen, was ich manifestiere, entspricht meinem Sein – meinem Wesen.
- Manifestieren – Umsetzen – Neues entstehen lassen ist ein Akt meines Willens, meiner Absicht.
- Dieser Akt ist in meinem Schöpfungsplan beinhaltet und geschieht kontinuierlich durch mich.
- Mein Manifestieren erzeugt Bewegung. Diese Bewegung ist Antrieb meines Lebens und formt es.
- Es ist meine Absicht, die sich in meiner Manifestation ausdrückt.
- Je klarer, zielgerichteter die Absicht meiner Manifestation ist, umso klarer und eindeutiger ist das Ergebnis.

Abbildung 3:
Affirmationen für Ursache und Wirkung, Ursache und Manifestation

SELBSTERKENNTNIS

Es muss uns bewusst sein, dass wir nur Änderungen in unserem Leben erreichen können, wenn wir völlig davon überzeugt sind, dass wir auch manifestieren, also geschehen lassen, beeinflussen, umsetzen, ändern, tatsächlich können. Dies klingt zwar nach dem eben Gesagten logisch, trotzdem ist uns unsere Schöpferkraft, die wir kontinuierlich verwenden, in dem eben besprochenen Ausmaß oft nicht völlig bewusst. Abbildung 3 beschreibt eine Reihe von Affirmationen, also laut zu sprechende Bestätigungen, die eine innere Verbindung mit unserer Fähigkeit zu manifestieren herstellen können. Je öfter wir einen tatsächlichen Zusammenhang, eine Verbindung zwischen der Art unseres Wesens und der Art der Erlebnisse und Ereignisse unseres Lebens feststellen, umso klarer wird uns ein bestimmter Handlungsbedarf zur Änderung unseres eigenen Wesens sein, wenn wir Erlebnisse haben, die mit Schmerz, Enttäuschung oder Angst verbunden sind. Die Feststellung eines solchen Zusammenhanges gelingt nur, wenn wir in der Lage sind, durch Selbsterkenntnis und Selbstbeobachtung entsprechende Schlüsse und Erkenntnisse zu ziehen. Die bewusste Beobachtung unseres Wesens geschieht durch unsere äußeren und inneren Sinne, deren Wahrnehmung mentale und emotionale Reaktionen auslöst. Unsere Denk- und Fühlebene erlaubt nun Antwort auf solche Fragen wie: «Was habe ich gerade getan? Wie habe ich mich gerade verhalten? Warum habe ich so gehandelt? Wie habe ich jetzt reagiert? Wie fühle ich mich, wenn ich erkenne, was durch mich entstanden ist? Was war mein Antrieb, dass ich so und nicht anders gehandelt habe? Was wollte ich mit dem, was ich gerade tat, erreichen? Welche Ebene in mir hat diese Entscheidung getroffen und alle anderen Ebenen überstimmt? Was in mir hat veranlasst, dass ich eine solche Entscheidung getroffen habe?» Die Beantwortung solcher Fragen geschieht nun in der konsequenten, liebevollen Auseinandersetzung mit dem gesamten eigenen Wesen. Manche Erkenntnisse werden uns traurig oder enttäuscht über uns selbst machen, andere vielleicht ganz glücklich und zufrieden. Manches werden wir uns anfänglich nicht erklären können. Sind wir noch aufgebracht oder böse, zornig oder verwirrt, wird sich vorerst die Lösung, die Information für uns nicht erschließen lassen. Tatsache ist jedoch, dass wir durch schrittweise Selbstbeobachtung und Selbsterkenntnis einen Wissensgewinn über unser eigenes Wesen davontragen. Wenn wir nämlich unsere Haltungen, Reaktionen und Handlungen wahrnehmen, so werden wir uns in manchen Situationen sagen: «So möchte ich eigentlich gar nicht sein. Ich möchte nicht, dass das durch mich entsteht. Ich möchte nicht, dass diese Haltung schmerzhafte Konsequenzen für mich selbst hat, oder auch für andere Menschen. Ich möchte, ich muss mich ändern. Das hat mich ganz genau an meine Eltern erinnert, und so wollte ich doch eigentlich nie werden. Ich möchte mich anders gestalten.» So kommt es dann zu einem kontinuierlichen Nachjustieren unseres Wesens, unseres Seins, und mit viel gutem Willen und intensiver Aufmerksamkeit und Hinwendung zu uns selbst wird es uns gelingen, Wesentliches an uns zu ändern. Diese Änderungen können NUR WIR an uns manifestieren, also in die Tat umsetzen, an uns geschehen lassen.

Die Wertfreiheit ohne Verurteilung erlaubt uns einen schonenden, jedoch klärenden Umgang mit uns selbst. Es darf hier eben im Rahmen der Selbsterkenntnis gar nicht um unsere Verurteilung gehen oder um ein Schuldeingeständnis, sondern worum es geht ist ausschließlich die Erkenntnis, was in uns geändert werden soll, und wie wir in manchen Bereichen einen anderen inneren Menschen aus uns selbst formen können. Das Erkennen der eigenen Schaffenskraft, das Vertrauen in die eigene Manifestationskraft wird uns hier tatsächlich intensiv zur Seite stehen. Ehrlichkeit und Aufrichtigkeit sind ein wesentlicher Zugang. Es gilt auch, Situationen, die durch uns entstehen, natürlich nicht zu beschönigen. Suchen wir uns keine Ausreden, keine langatmigen Erklärungen oder Ausflüchte. Wir haben eben einen freien Willen, der uns erlaubt frei zu entscheiden, mit der Möglichkeit, dass manchmal völlige Erkenntnis eintritt oder dass uns diese eben auch verborgen bleiben kann. Daher treffen wir aus vielerlei Gründen auch problematische Entscheidungen, die Belastungen für uns oder andere darstellen. Die Erkenntnis der Belastungen lässt uns lernen, Situationen möglichst neutral anzusehen und unsere ganzheitlichen Schlüsse daraus zu ziehen. Sich wegstehlen, projizieren, nicht wahrhaben wollen, sind verlockende Reaktionen, die uns jedoch den Weg in das eigene Selbst, den Weg der Selbsterkenntnis nur erschweren.

Selbsterkenntnis durch Selbstbeobachtung erlaubt Antwort auf alle Fragen, die wir uns stellen: «**Bin ich frei, unabhängig, selbstbestimmt, stark, geprägt, liebevoll, gütig, maßvoll, ängstlich, nachsichtig zu mir und anderen?**»

«**Reagiere ich: freundlich, offen, ehrlich, gekränkt, enttäuscht, konstruktiv, traurig, gelassen, vertrauensvoll, zuversichtlich mir gegenüber und anderen?**»

«**Lebe ich: bewusst, zur Änderung bereit, mit dem Ganzen verbunden, in Verbindung mit der Natur, freischwingend, gesund, maßvoll, mutig oder zurückgezogen?**»

«**Fühle ich: ehrlich, offen, offenen Herzens, friedvoll, leicht, gekränkt, mitfühlend, liebevoll, sorgenvoll, ärgerlich?**»

«**Verhalte ich mich in einer inneren Notlage: meditativ, kontemplativ, bete ich, lenke ich mich ab, reagiere ich zornig, flüchte ich, suche ich Erklärung in anderen indem ich projiziere, löse ich das Problem mit meinem Herzen?**»

Dies sind einige Beispiele, und deren gibt es natürlich unendlich viele. Sich Fragen stellen und sich diese Fragen beantworten, in enger Verbindung mit uns und in tiefem Vertrauen in das eigene Wesen erlaubt uns eine klare Einsicht, ein Erkennen des ICH BIN. Dies ist die Basis für entsprechende Erklärungen, Schlüsse und notwendige Änderungen. Solche allgemeinen Fragen können durch mehr spezifische ergänzt werden: «Wie bereit bin ich, mich zu ändern? Bin ich in meinem Lebensfluss? Wie schnell werde ich durch äußere Ereignisse aus der Bahn geworfen? Ist Gelassenheit meine Stärke? Wie lange brauche ich, um wieder in meine Mitte zu finden? Lebe ich meine spirituelle Disziplin auch im Alltag? Wie offen bin ich für äußere Zeichen? Erlaube ich mir, meine Kreativität phantasievoll auch in der Vorstellung zu leben? Wie sehr bin ich mit meiner Seele verbunden? Kann ich im Alltag kontemplativ und meditativ rasch zu einer Lösung eines vordringlichen Problems kommen? Wie stark vertraue ich meiner inneren Stimme? Bin ich tatsächlich mit meinen inneren Werkzeugen und Ressourcen verbunden, um sie auch gebrauchen zu können? Wie bereit bin ich, in meine innere Stille zu gehen? Glaube ich tatsächlich an die Kraft des meditativen Zustandes, der mich nicht nur beruhigt, sondern der mir auch Antworten auf meine Fragen gibt? Wie stark ist mein Wunsch, an meiner inneren Transformation zu arbeiten? Bin ich tatsächlich bereit, in einen Entwicklungsprozess einzutreten, der mich fordert, manches Mal sogar bis an meine Grenzen? Wie groß ist meine innere Disziplin? Lasse ich mich ablenken? Lasse ich mich vom Leben nur faszinieren, oder halte ich Kurs, in meiner inneren Mitte zu bleiben?»

Und zusammengefasst: «Bin ich bereit, mir all diese Fragen zu stellen und auch zu beantworten und mich – wenn nötig – so intensiv mit mir selbst auseinanderzusetzen, dass innere Heilung in mir entsteht?»

- ► Ich nehme mich wahr, wie ich bin, ehrlich, neutral, aufrichtig.
- ► Ich nehme meine Stimmung wahr, meine Stimmung,
  die aus meinem Herzen kommt.
- ► Ich umarme meinen Widerstand und suche seinen Grund.
- ► Ich fühle seine Ursache und schwinge mich durch.
- ► Ich spüre meine aufsteigende Emotion.
- ► Ich lasse sie nicht sofort ausbrechen – vielleicht später,
  oder wenn gleich, dann dosiert.
- ► Ich lasse mich von ihrer Geschwindigkeit nicht überraschen,
  sondern frage sie, woher sie kommt.
- ► Ich fühle, was mich kräftigt, stark macht.
- ► Ich fühle, was mich schwächt.
- ► Ich bestätige, dass Selbsterkenntnis einen wesentlichen Schritt
  für meine weitere Entwicklung darstellt.
- ► Ich nehme in meiner Tiefe wahr, wie wichtig es ist,
  dass in mir bewusste und unbewusste Aspekte sind.
- ► Ich weiß, dass Erlebtes so lange in mir wirkt, bis es völlig
  integriert, weil gutgeheißen ist, oder erkannt, losgelassen,
  ausgeglichen und damit geheilt ist.
- ► Ich suche nach dem großen Zusammenhang.
- ► Ich bitte um Erklärung.
- ► Ich gehe in Meditation in mein abgespeichertes Wissen und
  meine innere Weisheit.
- ► Ich führe mich in mich selbst, um Erklärung zu erhalten.

Abbildung 4:
Affirmationen – Wertfreie Selbsterkenntnis ohne Beurteilung

Solche und viele andere Affirmationen sollen die von uns auf vorliegende Fragen gegebenen Antworten bestätigen, vertiefen und verankern. Sie können wiederholt werden, um im eigenen Wesen Grundhaltungen zu bestätigen, die uns innere Sicherheit und Kraft verleihen.

DIE MEDITATIVE HALTUNG

Es geht im vorliegenden Text, wie in den beiden früher erschienenen Büchern, oft um das Wort Meditation, meditieren, um meditative Versenkung, in meditativer Haltung durchs Leben gehen: «**Was verstehe ich unter Meditation? Was ist das Besondere an Meditation? Worin sehe ich die Bedeutung der Meditation?**» Ohne viel Worte zu machen kann man einen solchen Zustand am besten erkennen, indem man ihn ausprobiert, indem man in diesen Zustand tatsächlich geht.

Meditation *über Meditation*

Also schließen wir die Augen, und beginnen wir uns auf unseren Atem, auf unser Wesen zu konzentrieren, den Körper zu entspannen und die Aufmerksamkeit von außen, also von dem was rund um uns ist, auf unser inneres Wesen zu richten. Gehen wir in eine Vorstellung, in der völlige Stille herrscht, und wir an einem Gebirgssee sitzen: nicht direkt daran, sondern etwas erhöht, sodass wir über einen Gebirgssee blicken können, und lassen wir ein solches Bild in uns entstehen. Beobachten wir unseren Atem, werden wir entspannt und leicht, und verbinden wir uns mit dieser Erfahrung des vollkommenen Wohlbefindens, der Ausgeglichenheit, der inneren Mitte, der Gelassenheit. Nichts stört uns. Der Gebirgssee ist Schönheit und Stille. Spüren wir, wie sich das anfühlt, was wir empfinden, und kommen wir so in eine tiefe Ruhe. Verbleiben wir in diesem Zustand, ohne dass wir uns ablenken lassen. Wenn ein Gedanke kommt, lassen wir ihn da sein, und entlassen ihn wieder, ohne dem Gedanken das Gefühl gegeben zu haben, dass er uns stört. Sagen wir zu ihm: «*Du bist nur ein Gedanke. Zieh weiter.*» Nun beginnen wir, diesen Zustand der völligen Entspannung, des Nichtstuns, des Nur-geschehen-und-kommen-Lassens zu genießen. Denken wir nicht, wir müssten etwas tun, es sollte durch uns etwas geschehen, wir haben noch diese und diese Aufgabe zu tun, sondern tun wir ganz einfach nichts. Und lassen wir diesen Zustand zu unserer Freude, zu unserer Erholung, zu unserer inneren Kräftigung werden. Wenn wir tief mit dem Bild des Gebirgssees verbunden sind, so können wir das Plätschern der Wellen hören, wir können die klare Luft, die dort herrscht, atmen. Wir bringen uns also in einen Zustand, in dem wir tatsächlich dort sind, und nicht als ob wir dort wären. Dies ist ein großer Unterschied. Dieses tatsächliche Erleben ist von großer Bedeutung. Es geht in der Meditation um tatsächliches Erleben, um die Vorstellungen des tatsächlichen Erlebens. Es geht um das Erschaffen eines Raumes, in dem wir tatsächlich in einem Zustand sind, der für uns wohltuend, angenehm, entspannend, befreiend, durchaus auch erlösend ist. Verbleiben wir darin, lange, so lange es uns Freude macht.

Wenn wir abgelenkt sind, bringen wir unsere Aufmerksamkeit, unseren Fokus zurück. Erliegen wir nicht der Täuschung, wir müssen etwas tun, sonst sind wir nichts wert, sondern lassen wir diesen Zustand des Nichtstuns ganz einfach in uns sein. Man könnte sagen, dies ist die erste Phase des Erlernens der Herstellung eines meditativen Zustandes: in Entspannung kommen, in die Ruhe, in die Gelassenheit, in die Mitte, in den inneren Frieden. Dies ist ein Zustand, der wohltuend und heilsam für uns ist: aus der unendlichen Schnelligkeit, der vielfachen

Betriebsamkeit, des Erfüllens so vieler Aufgaben und Pflichten unseres Lebens für eine gewisse Zeit auszusteigen, innezuhalten, das eigene Wesen oder eben einen Gebirgssee spüren, sehen und dazu werden, und dabei nichts tun. Die Vorstellung eines Gebirgssees ist nur eine Möglichkeit eines meditativen Themas unter unendlich vielen.

Ende Meditation

Abbildung 5 bietet andere Beispiele für Meditationsübungen.

> ▶ Sonne im Herzen spüren.
> ▶ Licht durchströmt mein Gehirn.
> ▶ Baden in wohltuendem, reinigendem Wasser.
> ▶ Heilkraft durch den Energiekörper fließen lassen.
> ▶ Nährendes Licht an traumatisierte oder blockierte Stellen senden.
> ▶ Als Adler / Adlerin aufsteigen und sich aus dieser Perspektive betrachten und wahrnehmen.
> ▶ Mit Dankbarkeit, Segen und Freude das eigene Leben in allen Aspekten betrachten.
> ▶ Das eigene Selbstbewusstsein spüren.
> ▶ Einswerdung mit der göttlichen Quelle.
> ▶ Fließendes reinigendes Wasser, erklärender, durchdringender Wind, erfüllendes Feuer, nährende Erde fühlen.
> ▶ Gelassenheit: etwas wahrnehmen, ohne sich geistig davon einnehmen zu lassen, oder sich gefühlsmäßig damit zu identifizieren.
> ▶ Vorstellungen, in welchen Aspekten Änderungen entstehen können, um Selbstverwirklichung und Annäherung an das eigene wahre Selbst zu erreichen.

Abbildung 5: **Beispiele für allgemeine Meditationsübungen**

Die zweite Phase beim Erlernen der Herstellung eines meditativen Zustandes ist, der Meditation eine bestimmte Bedeutung, eine Fragestellung, eine klare Absicht zuzuordnen. Wir lassen das Bild des Gebirgssees, das uns in die Stille und innere Ruhe bringt, als Raum bestehen, und stellen in diesem inneren Raum eine Frage, zum Beispiel – weil dies in unserem Leben und besonders für Patientinnen mit Brusterkrankungen ein so wichtiges Thema darstellt – «Warum kann ich mich nicht lieb haben? Warum nehme ich auf mich selbst so wenig Rücksicht? Warum kann ich mein Wesen und mein Tun nicht achten und ehren?» Wir verbinden uns also im Inneren mit der Energie dieser Fragen, und lassen sie in diesem Raum völliger Entspannung und Stille wirken. Es muss uns bewusst sein, dass es sich bei diesem Raum um einen virtuellen Raum handelt, der in uns durch uns entsteht. Meditation wird also jetzt zu einem Vorstellungsraum, nicht nur wie vorhin zu einem Raum der Stille, der Ruhe und Entspannung, sondern zu einem Vorstellungsraum, in dem eine Energie, ein Thema wirkt. In diesen Raum gelangen nun nach dem Gesetz der Anziehung Informationen, die mit unserem Leben, mit unserem Wesen, vielleicht sogar mit früheren Inkarnationen zu tun haben, weil sie durch unsere Frage, durch das Thema «angesprochen» werden, weil sie sich angesprochen fühlen. Wieder lassen wir in diesem Zustand nur geschehen. Wir nehmen die Informationen auf, öffnen vielleicht die Augen und machen uns Notizen, bleiben aber in diesem Zustand völliger Stille und Entspannung, und hören unserem inneren Wesen zu, was es uns zu erzählen hat. Wir greifen nicht aktiv, mental, durch vorgefasste Meinung, in diesen gesamten Prozess oder diesen Ablauf ein. Nicht unsere aktiven Gedanken beeinflussen diesen Informationsfluss, sondern es entsteht die Information aus unserem Wesen heraus, und kommt uns so zu Bewusstsein. Je mehr wir unsere gedanklichen Konstrukte, unsere Muster, loslassen, je mehr wir völlig entspannt sind, umso klarer und eindeutiger werden die Antworten sein.

In dieser Haltung können wir mit unserer inneren Weisheit, mit unserem inneren Gedächtnis kommunizieren, auch mit unserem tatsächlich abgespeicherten Unterbewusstsein, und um Informationen bitten, indem wir Fragen stellen. Wir lauschen dann dem, was aus unserem Inneren kommt, und was sich nun zu einer Gesamtinformation der Beantwortung dieser Frage bildet. Umso authentischer, eindeutiger wir fragen, umso klarer wird die Beantwortung dieser gestellten Fragen sein. Aus der absichtslosen ersten Phase der tiefen Meditation, wie vorher geschildert, entsteht eine absichtsvolle Phase, die jedoch nur das Thema anspricht, über das wir Informationen aus unserem Inneren bekommen wollen, jedoch sonst keine innere, zum Beispiel gedankliche Beeinflussung in der Beantwortung dieses Themas vornimmt, sondern – nochmals, dies ist besonders wichtig – die Informationen aus unserem Wesen in diesen Raum einfließen lässt.

Die Herstellung beider Zustände, der absichtslosen und der absichtsvollen Kreation des meditativen Raumes, ist eine Frage der Übung, des Trainings, des Loslassens von Kontrolle und des Wunsches der Beeinflussung und der Absicht, die Beantwortung dieser Frage selbst bewusst zu gestalten. Die Tiefe des meditativen Zustandes, die Bereitschaft diese Information aus unserem Inneren anzunehmen, auf jede Steuerung der Art der Antwort zu verzichten, jede Kontrolle aufzugeben, um die bewusste Beeinflussung der Information zu vermeiden, in Liebe und Dankbarkeit mit unserem Wesen verbunden sein, all dies sind Voraussetzungen, wie wir authentische, für unser Wesen wahre Informationen oder Antworten bekommen. Die Informationen, die wir in Meditation bekommen, sind völlig ganzheitlich. Sie werden von unserem gesamten Energiespektrum gespeist. In der Meditation ist es möglich, alle Energiebereiche unseres Wesens zu erreichen und zu befragen.

Die dritte Phase, oder vielleicht anders gesagt, Entwicklungsstufe der Benützung eines meditativen Raumes ist die meditative Heilung. Entwickelt sich nun eine klare Erkenntnis und eine Information, also eine Beantwortung der Fragen, die vorhin gestellt wurden, so ist Erkenntnis an sich zwar erhellend, JEDOCH IST ERKENNTNIS MIT HEILUNG NICHT GLEICHZUSETZEN. Heilung bedeutet in diesem Zusammenhang, die Ursache, warum zum Beispiel Selbstliebe, Selbstachtung und Selbstwert nicht von mir gelebt werden können, warum ich mit meinem eigenen Wesen nicht in Liebe verbunden bin, aufzulösen und mir selbst Liebe, Achtung und Wert zu schenken.

MÖGLICHKEITEN DER
MEDITATIVEN HEILUNG

Wir werden im Zuge von einigen Besprechungen über Lebensgeschichten von Frauen mit Brusterkrankungen immer wieder zu einem Thema kommen, und dies ist das Thema des ungeliebten Kindes. Nehmen wir ein mir vielfach geschildertes Schicksal eines Kindes, das von seiner Mutter niemals in die Arme genommen wurde, nicht gestreichelt, zwar versorgt, jedoch nicht geliebt wurde. Für Menschen, die Mutterliebe als natürlich in ihrem eigenen Leben erlebt haben, mag dies unvorstellbar sein. Im Rahmen eines sehr selektiven Personenkreises, nämlich Frauen mit Brusterkrankung, ist das Erleben des sich nicht geliebt Fühlens ein überproportional häufiges Thema. Fehlende Mutterliebe, fehlende Körperlichkeit wie Umarmen, Streicheln und Küssen des Kindes, Vernachlässigung eines liebevollen, auch körperlich betonten Verhaltens seitens der Mutter führt in dem betroffenen Kind zu einem Mangelzustand, zu einem Trauma. Die Entwicklung der gefühlsmäßigen Ebene dem eigenen Wesen gegenüber wird dadurch gestört. Das eigene Wesen wird als nicht liebenswert, nicht achtenswert, nicht wertvoll betrachtet, weil es sich ja nicht geliebt und geachtet fühlt. Die oft verzweifelten Rufe nach Liebe, nach der Liebe der Mutter und auch des Vaters, verhallen ungehört. Die Aufmerksamkeit des heranwachsenden Kleinkindes richtet sich von sich selbst auf die Mutter oder den Vater, denen sich das Kind andient, um Aufmerksamkeit und Liebe zu bekommen, die es jedoch nicht erhält. Durch die fehlende Aufmerksamkeit, die das heranwachsende Kind zum Beispiel auf die Mutter lenkt, wird die empathische Zuwendung zu sich selbst nachhaltig gestört. Die Erhöhung von Leistung, die Hilfestellungen zum Beispiel in der Küche durch das heranwachsende Kleinkind, oder dann die besonders betonte Leistung in Kindergarten oder Schule erfolgt in erster Linie deshalb, um der Mutter zu gefallen und die Aufmerksamkeit der Mutter für sich selbst zu erhöhen, um vielleicht so die lang ersehnten Zeichen von Liebe zu erhalten. Solche Zusammenhänge können nun bei der vorhin geschilderten Phase zwei der absichtsvollen Meditation der Betroffenen zu Bewusstsein kommen. Die nun in der dritten Phase gestellte Frage nach der meditativen Heilung, die durchaus auch im Rahmen einer Therapiesitzung mit einem kompetenten spirituellen Begleiter erfolgen kann, wird uns nun in Form von Heilungs- und Lösungsansätzen beantwortet.

1. Entflechtung der Energien zwischen Mutter und Tochter, Lösung von den genetischen Mustern und vom Karma der Ahnen.
2. Erkennen der Situation der Mutter, die häufig ein ähnliches Schicksal hatte wie ihre Tochter, die diese Empathie für ihre Tochter ganz einfach nicht aufbringen konnte, weil sie selbst nicht in der Lage war, Empathie für sich selbst zu empfinden.
3. Lösung von traumatischen Energien aus dem energetischen Herzraum.
4. Versöhnung mit der Mutter in der Kenntnis, dass sie nur das geben konnte, was in ihr vorhanden war.
5. Versöhnung mit dem Vater im Erkennen der Spiegelfunktion, die er erfüllte.
6. Versöhnung mit dem eigenen Wesen, sich nicht unter Umständen frühzeitiger mit diesem Thema auseinandergesetzt zu haben, und oft viele Jahre in diesem Mangel an Selbstliebe, Selbstachtung und Selbstwert verblieben zu sein.
7. Heilung des inneren Kindes

Unter dem Begriff «inneres Kind» kann man alle Energien zusammenfassen, die im Zuge der embryonalen, frühkindlichen und kindlichen Phase in uns selbst abgespeichert sind. Traumatische Erfahrungen in diesem Lebensabschnitt können meditativ erkannt und einer Heilung zugeführt werden, indem alle Mangelzustände – zum Beispiel Mangel an Zuwendung, an Interesse, an Liebe, an Zärtlichkeit – im Augenblick der Meditation erkannt und durch sehr betonte, liebevolle Zuwendung zum eigenen Sein ausgeglichen werden.

Im Rahmen von spirituellen Therapiesitzungen, die zum Teil im Alltagsbewusstsein, zum Teil jedoch in meditativer Haltung erfolgen, erkennt die Klientin nicht geheilte Verwundungen, Mangelzustände oder Entscheidungen, die für sie selbst oder für andere schmerzhaft, verstörend, oder enttäuschend waren, und führt diese einer entsprechenden Heilung zu.

Anleitung durch erfahrene Therapeuten ist hier nötig. Die eigentliche Energiearbeit erfolgt durch die Betroffene.

Meditation *Inneres Kind*

Wir bringen uns in eine bequeme Haltung und schließen die Augen. Ganz ruhig werden wir, ganz spannungsfrei. Ohne jede Belastung wollen wir uns mit unserem inneren Kind verbinden, das alles, was wir in unserer Kindheit erlebt haben, an entsprechenden energetischen Stellen abgelegt hat. Und wir spüren die Freude und Erfüllung über Zuwendung, über Liebe, die es empfangen hat, in seinem Herzen, im Herzen unseres inneren Kindes, vielleicht mit einem oder mit zwei Jahren. Unser inneres Kind ist zufrieden und glücklich. Es ist in unserem Herzraum gut aufgehoben, und wir können das spüren.

Ja, und dann gibt es andere Situationen im Leben, in unterschiedlichen Leben, in denen wir nicht behütet und nicht beschützt, nicht geliebt wurden, und keine Zuwendung erhalten haben. Und dann spüren wir in unserem Herzen, wie traurig das innere Kind ist, wie es sich zurückzieht und in sich gekehrt ist, wie es sich ganz allein vorkommt, und solche Sehnsucht hat nach Liebe und Wärme und Zuwendung und Interesse an seinem kleinen Wesen. Und dann spüren wir in unserem Solarplexus unser inneres Kind, wie es verzweifelt versucht, Stärke zu zeigen, wie es sich selbst Mut zusprechen will, und wie sehr es sich bemüht, Leistung zu erbringen, um Liebe zu bekommen. In seiner Kehle spüren wir, dass sich dieses innere Kind gar nicht ausdrücken kann, dass es ihm vor Angst und Enttäuschung richtig die Kehle zuschnürt. All das hat unser innere Kind miterlebt.

Im Augenblick, in dem wir dies spüren, in dem wir Zugang zu unserem inneren Kind bekommen, können wir uns erlauben, all die schmerzhaften Emotionen, den großen Mangel an Zuwendung und Liebe selbst auszugleichen. Wir können dann im Augenblick unserem inneren Kind all das schenken, wonach es sich damals gesehnt hat. Nehmen wir doch unser so traumatisiertes inneres Kind in unsere Arme. WIEGEN WIR ES. STREICHELN WIR ES. KÜSSEN WIR ES. Und fragen wir, was es jetzt im Augenblick von uns benötigt. Und es antwortet: «Ich möchte gerne all das jetzt bekommen, wonach ich mich damals gesehnt habe. Ich möchte das von Dir nun im Augenblick erhalten, was ich damals nicht erlebt habe. Gib es mir jetzt, und gib es Dir in diesem Augenblick selbst.»

Die Zuwendung zu unserem inneren Kind lässt uns das Schöne und das Schmerzhafte unserer Kindheit nochmals erleben. Gehen wir nun in den Augenblick des Erlebens wieder zurück und können wir identifizieren, können wir wahrnehmen, welche Sehnsucht das innere Kind damals gehabt hat, was ihm gefehlt hat, in welchen Bereichen es sich ganz allein vorgekommen ist, so können wir dies alles im Augenblick ausgleichen, dem inneren Kind geben und unser inneres Kind damit heilen. Wir können in jedem Lebensalter, sogar schon im Mutterleib, uns mit dem Gedächtnis unseres Wesens verbinden. Wir können die Gefühle, die wir damals erlebt haben, wahrnehmen, wir müssen uns nur auf die Reise begeben. Wir können in einem Zustand, wie jetzt im Augenblick, unser damaliges Wesen erfassen, und im Augenblick Heilung geschehen lassen.

Ende Meditation

Alle diese meditativen, rein energetischen Heilschritte erfolgen wertfrei ohne Schuldzuweisung an sich oder andere, ohne Bewertung oder Verurteilung von Haltungen oder Handlungen, sondern basierend auf Liebe, Frieden, Versöhnung, Achtsamkeit und Mitgefühl.

Die Herausforderung für eine solche meditative Informations- und Heilungsreise in sich selbst besteht darin, das auf möglichst natürliche Weise geschehen zu lassen, ohne es, wie schon vorhin gesagt, mental selbst beeinflussen zu wollen. Besonders fordernd ist die Voraussetzung für solche Menschen, die mental zentriert sind, die schwer zur Ruhe kommen können, glauben nicht meditieren zu können, und die sich von ihrem Wesen her bevorzugt um andere und nicht um sich selbst glauben kümmern zu müssen.

Nach dem mehrmaligen intensiven Lesen dieser drei Phasen der meditativen Auseinandersetzung mit sich selbst soll nun eher von der Theorie her Meditation nochmals besprochen werden.

Basierend auf dieser Darstellung der drei unterschiedlichen Phasen und Entwicklungsstufen der Meditation kann nun darüber folgendes allgemein gesagt werden:

Meditation kann als Raum der inneren Stille aufgefasst werden, die erfüllt ist von Möglichkeiten der Verbindung und des Zuganges in unbegrenztem Ausmaß. Nach dem Erlernen der Basisfähigkeiten, in Stille, Entspannung und aktive Hingabe zu gehen, erlaubt nun die Identifikation mit einem Thema Verbindung und Zugang zu vielfachen Möglichkeiten. Jedes Thema kann der Meditation überlassen werden. Der thematischen Entwicklung in meditativem Zustand sind keine Grenzen gesetzt. Die ganzheitliche Erfassung der Information über das entsprechende Thema kann alles Vorstellbare sein. Die Meditierende lässt nur geschehen und bildet mit dem Objekt der Meditation eine Einheit. Die Informationen, die in der Meditation erhalten werden, können eine außerordentliche Bereicherung unseres Lebens sein. Räume der meditativen Versenkung können Zugang zu Bereichen erlauben, die uns im Zustand des Normalbewusstseins nicht möglich sind.

Einerseits kann in meditativem Zustand bewusste Klärung und Reinigung von energetischen Bereichen unseres Wesens erfolgen, andererseits erlaubt die Meditation Erklärungen, die in der Lage sind, unser Leben zu leiten, zu tragen und auszurichten. Den Zustand, in dem wir in der Versenkung im Meditativen eins werden mit unserem Inneren, kann man als hellwach, präsent, außerordentlich aktiv und alert bezeichnen. Eine hohe Frequenz unserer Aufmerksamkeit ist deutlich spürbar. Eigentlich ist es ein Zustand einer besonderen Bewusstseinsebene, in der uns eben außerordentlich viel Information frei zu Bewusstsein kommt. Die Bedeutung der materiellen Welt verschwindet für den Augenblick. Der Fokus liegt in der Entwicklung des eigenen wahren Selbst, der Auflösung des falschen Selbst, und der Befreiung von Aspekten, die uns an der Bewusstwerdung der eigenen wahren Identität hindern. Der Zustand, in dem sich viele mit großer Meditationserfahrung befinden, kann mit Glückseligkeit am besten beschrieben werden. Die Entwicklung der reinigenden Transformationen, der unbedingten Änderung der Ego-Persönlichkeit und des tatsächlichen Wesens löst alte Prägungen und Blockaden auf und erlaubt eine Neuformung unseres Bewusstseins. Der Transformationsschritt, der in der Meditation geschieht, ist allen, die sich um diesen Schritt ernstlich bemühen, zugänglich. Durch regelmäßige Meditation ändert sich der eigene Bewusstheitszustand, der Auswirkung auf die körperliche und geistige Ebene besitzt, und ändert auch die Sicht der äußeren und inneren Welt, die bei meditativer Betrachtung verbunden sind.

Dieser Transformationsprozess, der im Rahmen des meditativen Zustands entstehen kann, kann die innersten Schichten freilegen, kann Altes, in der linearen Zeit längst Entstandenes bewusst machen, und ist getragen vom dem tiefsten Wunsch, Heilung zu erlangen. Die immer wiederkehrende Übung, meditative Tiefe zu erfahren, erfordert Klarheit, Vertrauen, Disziplin und große innere, liebevolle Hinwendung zu sich. Dieser Weg ist ein Lernprozess, der sowohl Fortschritte als auch Rückschritte beinhaltet, und der im Glauben an die Liebe Gottes, im Vertrauen auf die sinnspendende Schöpfung, individuell unterschiedlich für jeden gegangen werden kann. Der Weg der transformierenden Meditation ist Ausdruck unseres tiefen Wunsches nach Entwicklung, Heilung, Vervollkommnung und Vollendung.

Durch die meditative Konzentration kommt es zu einer Stabilisierung des Geistes und zu einem alert Werden der subtilen Sinneswahrnehmung. Die Möglichkeit der Erweiterung unseres Bewusstheitszustandes in der Meditation erlaubt besondere Klarheit, eindrucksvolle Erlebnisse des Einfühlens und wie von selbst entstehende Erkenntnisse von Weisheit und Liebe. Die Offenlegung ersehnter spiritueller Erkenntnisse, um Wege der Heilung aus oft lange andauernden quälenden Zuständen zu finden, ist oft schlagartig und heilsame Erkenntnis kann im Augenblick geschehen.

Die Konzentration auf ein Thema, auf eine Frage geht mit einem völligen Aufgehen im Objekt der Konzentration einher. Der Meditierende und das Objekt der Meditation verschmelzen miteinander. Durch die inneren Sinne wird ohne Bewertung und Beurteilung wahrgenommen. Meditative Information geschieht durch Kommenlassen aus dem Unterbewusstsein. Es kommt was kommen darf. Es kann nicht erzwungen werden. Es darf gewünscht, darum gebeten werden. Affirmationen (Abbildung 6) können das Wesen der Meditation vertiefen.

> ▶ Meditation umfasst für mich unterschiedliche höhere Bewusstseinszustände, die mir Ruhe und Verbindung mit höheren oder hohen Frequenzen erlauben.
> ▶ In der Meditation fühle ich mein Wesen und bin der Schöpfung für alles Erleben dankbar.
> ▶ Ich genieße die meditative Versenkung.
> ▶ Ich liebe diesen Zustand der Klarheit und Verbindung mit mir und meiner Essenz.
> ▶ Für mich ist dieser Zustand heilsam und erkenntnisreich zugleich.
> ▶ Es erfüllt mich tiefe Freude, mich selbst auf jeder Ebene kennen zu lernen.
> ▶ Ich fühle die inspirative Kraft, die mein Leben bereichert und mit großer Freude erfüllt.
> ▶ Ich fühle die kräftigende und reinigende Wirkung des meditativen Zustands.

Abbildung 6: **Affirmationen zu Meditation**

Meditation ist also eine hohe Bewusstseinsform, die über das Denken und das Fühlen hinausgeht. Sie verbindet uns mit unserem wahren und unserem höheren Selbst in Richtung des Göttlichen, und mit unserem tiefen Selbst in Richtung von Informationen des Planeten Erde. Der meditative Zustand kann zu außerordentlichen Erfahrungen durch die Verbindung mit dem inneren Licht führen, und Inspirationen auf Lichtebene bewusst machen. Schließlich kann uns nach regelmäßiger intensiver Übung die Verbindung mit unserem göttlichen Funken gelingen, was einen Zustand höchster Glückseligkeit und Vollendung in uns entstehen lässt.

Es darf uns bewusst sein, dass wir uns selbst während bestimmter Lebensabschnitte begrenzen, und dies betrifft unsere Wahrnehmungen und unsere Entscheidungen. Wir halten uns oft für klein und unbedeutend. Wir glauben, nicht in der Lage zu sein, selbständige Entwicklung an uns geschehen lassen zu können. Wir getrauen uns ganz einfach oft den großen Wurf in unserem Leben nicht zu. Die schrittweise, schließlich intensive meditative Arbeit lässt nun Heilschritte zu, die die Sicht unseres Selbst ändern. Unser Bewusstsein öffnet sich. Wir erkennen wieder schrittweise unser wahres Wesen, das nicht mehr gekennzeichnet ist durch mentale oder emotionale Begrenzungen, sondern das Entwicklung zulässt, und mit steigender Erkenntnis eine Verbindung mit unserem inneren Licht erlaubt. Voraussetzung für diese inneren Transformationsschritte ist intensive innere Arbeit. Dadurch entstehen Vermehrung unseres inneren Wissens, Zugang zu inneren Ebenen, Traumen, Blockaden und Programmen und Erhöhung von Glauben und Vertrauen in den eigenen Wert und die Sinnhaftigkeit und Geborgenheit in unserer eigenen Schöpfung. Heilungserfahrungen mit sich selbst erfolgen schrittweise auf allen uns gerade zugänglichen energetischen Frequenzbereichen, wobei keine Ebene übersprungen werden kann. Immer wiederkehrende Selbstbeobachtung lehrt uns, achtsam mit uns selbst umzugehen.

(Details bei Jon Kabat-Zinn, «Achtsamkeitsmeditation» nachzulesen.)

GESUNDHEIT

Es liegt auf der Hand, dass Selbsterkenntnis natürlich nicht nur in einem meditativen Zustand erfolgen kann. Ein meditativer Zustand ist nur dann erforderlich und hilfreich, wenn uns bestimmte Informationen, die in uns ruhen, unbewusst und damit primär verschlossen sind. Ein Großteil von Selbstbeobachtung und Selbsterkenntnis erfolgt in unserem Leben, wenn wir unsere Aufmerksamkeit bewusst darauf richten. Für viele Menschen ist Gesundheit das größte Gut. Gesundheit ist für viele ein Normalzustand, mit dem sie meinen, sich nicht auseinandersetzen zu müssen, weil sie ihn haben. Regelmäßige Selbstbeobachtungen, um Aspekte zu erkennen, die die eigene Gesundheit gefährden können, dürfen in ein inneres Arbeitsprogramm eingeplant werden.

Gesundheit auf verschiedenen Ebenen kann sich als
1. physische Widerstandsfähigkeit
2. mentale Bewältigungsstrategie
3. gefühlsmäßige Heilungswege
4. spirituelle Entwicklungsschritte
ausdrücken.

▶ Welche Fähigkeit benötigen wir, um diese Aspekte zu besitzen oder zu erwerben?
▶ Was benötigen wir für Transformation, Heilung, Erleuchtung?
Die Antwort liegt in unserem multidimensionalen Wesen.

Abbildung 7: **Gesund bleiben ist eine Frage unseres Bewusstseins**

Gesundheit bezieht sich natürlich auf unser körperliches Befinden. Beschwerdefrei sein heißt, keine Schmerzen zu fühlen im Körper, die anfallenden körperlichen Herausforderungen bewältigen zu können, die Möglichkeiten die uns unser Körper bietet, ausschöpfen zu können, den Körper belasten zu können, also eine gewisse Ausdauer zu besitzen, beweglich zu sein und damit Freude am Körper zu haben. Dies sind einige Punkte, die wir mit körperlicher Gesundheit in Verbindung bringen. Die eigenen inneren Organe sollen so gut funktionieren, dass ein beschwerdefreies Leben möglich ist. In der Beziehung zwischen Körper und Geist gibt es den Satz, dass ein gesunder Körper und ein gesunder Geist miteinander verbunden sind, dass ein gesunder Körper durch einen gesunden Geist entsteht.

Geistige Gesundheit ist herausfordernd zu definieren. Ein Punkt ist sicher, das eigene gesamte geistige Potenzial benützen zu können, nach ethischen und moralischen Grundsätzen zu leben, die zu Lebensglück und Lebensfreude führen. Klare Konturen sind hier wohl nicht zu ziehen, weil die individuellen Vorstellungen über das Leben natürlich sehr differieren und vieles in dieser Hinsicht subjektiv betrachtet werden muss. Mentale Gesundheit bedeutet, lösungsorientiert zu sein, klare Gedanken zu bekommen, eine innere Ordnung zu besitzen, sich gedanklich auseinandersetzen zu können und bestimmte Schlüsse zu ziehen, interessiert und offen zu sein, geistig verarbeiten zu können. Die gedankliche Auseinandersetzung mit Lebensproblemen ist zentral für die Lebensbewältigung. Mut, Integrität und Ehrlichkeit, Neutralität, Bereitwilligkeit, Akzeptanz und Vernunft sind wesentliche Bestandteile einer gesunden, ethischen mentalen Grundhaltung.

Gefühlsmäßige Gesundheit hat mit der generellen Fähigkeit zu tun, überhaupt fühlen zu können, sich auf der Fühlebene wohlzufühlen, der Fühlebene Bedeutung beizumessen und dem inneren Spüren auch die nötige Aufmerksamkeit zu schenken. Empathie ist wohl ein Wort, das Gesundheit auf der Fühlebene beschreiben könnte. Mitfühlend zu sein, mit sich selbst und mit anderen, heißt zu spüren, wie es uns selbst und anderen geht, ohne unter Umständen vorhandenes Leid anderer in den eigenen Fühlkörper zu integrieren. So bleiben wir tatkräftig und können eben mitfühlend Überlegungen anstellen und Handlungen durchführen, um uns selbst und andere auf ihrem Heilweg unterstützend zu begleiten. Gefühlsmäßige Aspekte sind heilsame, aus unserem Herzen kommende Energien, die in uns das Gefühl von Heilsamkeit erzeugen: Liebe zu sich und anderen zu fühlen, friedvoll sich und anderen zu begegnen, achtsam mit sich und anderen umzugehen und aufmerksam das eigene Innen und das Außen zu beobachten, Demut vor der eigenen Schöpfung und der anderer wahrzunehmen, Freude über sich und an anderen zu empfinden, Geduld und Respekt für sich, für die eigenen Bedürfnisse und die anderer zu haben, harmonisch durchs Leben zu gehen und vieles andere drückt gefühlsmäßige Gesundheit des Herzens aus.

Der vierte Aspekt von Abbildung 7 betrifft die Bedeutung der spirituellen Entwicklung. Spirituelle Entwicklung in diesem Zusammenhang möchte heißen, dem eigenen wahren Kern, unserem eigenen wahren Wesen immer näher zu kommen, und Erkenntnisse über Sinnhaftigkeit, Transformation, göttliche Gesetze, innere Räume, Karma, Seele, körperlosen Zustand und vieles mehr zu bekommen und zu vertiefen. Die ganzheitliche Sicht des eigenen Wesens und die ganzheitliche Sicht der eigenen Gesundung, wie es einem multidimensionalen System wie dem Menschen zukommt, ist Voraussetzung für Wahrnehmung und Erkennung, wo transformierende Heilschritte in uns selbst notwendig sind.

Gesundheit auf allen Ebenen ist etwas so Bedeutendes, dass es für alle Menschen wichtig ist, sich mit der Erhaltung der eigenen Gesundheit auseinanderzusetzen. Da gesund bleiben aus ganzheitlicher Sicht eine Frage unseres Bewusstseins ist, so erscheint die Auseinandersetzung mit dem eigenen Bewusstsein von zentraler Bedeutung.

Gesundheit an sich ist manches Mal gar nicht so leicht zu ergründen. Selbst das sich gesund Fühlen heißt noch lange nicht, gesund zu sein, und das sich krank Fühlen hat oft mit einer nachweisbaren physischen, tatsächlichen Erkrankung wenig zu tun. Die Erhaltung der eigenen Gesundheit hängt intensiv mit unserem Bewusstsein zusammen, nämlich dass wir selbst entscheidend für die Erhaltung unserer Gesundheit sind. Ausgeführt bedeutet dies, dass Gesundheit auf einer bewussten Entscheidung für uns selbst basiert, für sich da zu sein und Verantwortung für sich zu tragen. *«Ich kann etwas für mich bewirken. Heilsame Haltungen für mich und in mir beeinflussen meine Gesundheit. Ich bin für die Erhaltung meiner Gesundheit selbst verantwortlich. Mein Wesen und mein Sein sind entscheidend dafür, was ich gesundheitlich in meinem Leben erlebe. Ich will mich durch die Selbstbeobachtung, was heilsam oder unheilsam für mich ist, ständig ändern. Die Beobachtung meines Wesens und die entsprechenden Schlüsse daraus sind für die Erhaltung meiner Gesundheit entscheidend. Mein Wesen hat Bedeutung für die Erhaltung meiner Gesundheit. Ich kann mich und muss mich aus belastenden Situationen durch die Änderung meines Wesens, meiner Perspektive, lösen. Ich erkenne den Zusammenhang zwischen gesunderhaltenden Entscheidungen und tatsächlicher Gesundheit. Es ist eine wesentliche Lebensaufgabe für mich, mich gesund zu erhalten.»*

Diese Entscheidung für mich, verantwortungsvoll mit mir selbst umzugehen, hat wesentliche Konsequenzen für unser tägliches Leben. Es erfordert, kontinuierlich für uns selbst festzulegen und uns auch entsprechende Informationen anzueignen, was Bedeutung für unsere Gesundheit besitzt: **«Was ist wichtig** für die Erhaltung meiner Gesundheit? Wie verschaffe ich mir Informationen? Was muss ich in meinem Leben ändern? Welche Ernährung tut mir gut? Welche Gedanken, welche gefühlsmäßigen Haltungen sind für mich wohltuend und heilsam?» Solch bewusste Entscheidungen für uns selbst können nur dann getroffen werden, wenn es uns bewusst ist, wie wichtig es ist, wie wir selbst mit uns umgehen.

> - Meine Lebenserfahrungen und Erlebnisse sind sinnvolle, geordnete, konsistente, strukturierte, auf göttlichen Gesetzen basierende Information, die ich erkennen, gänzlich erfassen und verarbeiten kann und soll.
> - Ich erlebe nichts, was zufällig vor chaotischem Hintergrund geschieht, sondern alles ist nachvollziehbares, von mir selbst induziertes, oder zumindest erlaubtes Geschehen.
> - Die intensive Zuwendung zum eigenen Wesen erlaubt Erklärungen für alle Arten der Informationen, die ich erhalte.
> - Das Außen (zum Beispiel Menschen, Materie) spiegelt, um mich hinzuweisen, mir etwas bewusst zu machen, was mir bisher verborgen war.

Abbildung 8: **Was erlebe ich in meinem Leben?** (1)

Es erhebt sich also die Frage, wie wir mit Informationen, die uns unser Wesen erlaubt, und die wir in unserem Leben erfahren, umgehen (Abbildung 8): «**Erlebe ich an mir sinnvolle, geordnete, konsistente und strukturierte Information? Ergibt das, was ich erlebe, also einen Sinn? Ist dies was ich erlebe konsistent mit meinem tatsächlichen Wesen? Kann und will ich das, was ich erlebe, in dieser Art und Weise strukturiert als Information aufnehmen und verarbeiten? Will ich einen Kontext herstellen zwischen Erleben und Erfahren und meinem eigenen Wesen?**» Wenn das, was wir erleben, sinnvolle konsistente Information ist, so heißt dies, dass das, was wir erleben, nicht auf Zufall basierend erfolgt, sondern wir mit dem, was wir erleben, zu tun haben. Noch klarer formuliert: Das, was wir erleben, wird durch uns selbst erschaffen. Das, was wir erleben, stellt Nachvollziehbares, von uns selbst Beeinflussbares dar. Um das, wie schon vorher in der Spiegelfunktion angedeutet, nochmals zu betonen, heißt es: «Mein Leben spiegelt mein Wesen. Ich erlebe das, was ich bin. Das was ich erlebe, entspricht mir. Ich ernte was ich säe.» Wir können durch die Änderung unseres Wesens das, was wir erleben, nachhaltig beeinflussen, wenn nicht völlig bestimmen.

Ohne verallgemeinern zu wollen, möchte ich in diesem Zusammenhang sagen, dass dies, nämlich dass wir durch unser Wesen unser Leben und das was wir erleben, nachhaltig beeinflussen können, vielen noch verborgen ist. Manche machen sich darüber überhaupt keine Gedanken. Andere sind der Meinung, dass sich das, was wir erleben, zufällig ereignet, dass wir als Menschen keinen Einfluss darauf haben, was unser Leben bringt, und dass Wesensänderungen eine gewisse Bedeutung für eine ethische Lebensgrundlage geben können, jedoch die Erlebnisse unseres Lebens nicht nachhaltig beeinflussen können. Das göttliche Gesetz der Anziehung spricht jedoch eine ganz andere Sprache. Wenn wir liebevolle Handlungen und liebevolle Taten setzen, werden wir Liebe erleben, Großzügigkeit in unserem Leben wird Fülle erzeugen, wenn wir Frieden leben, werden wir friedfertige Menschen um uns treffen, leben wir Mitgefühl mit uns, wird uns selbst von anderen Mitgefühl entgegengebracht werden, Tatkraft in unserem Leben wird durch die Unterstützung vieler in großartigen Werken münden.

Dies hat natürlich auch eine Kehrseite der Medaille. Nichtliebe lässt uns von anderen Vernachlässigung und Aggression erleben, Unfriede im Herzen erzeugt eine Umgebung voll von Verfolgung, Prozessen und Verleumdungen. Neid in unserem Wesen lässt uns Distanzierung und mangelnde Unterstützung anderer erleben, Aggression, die wir in uns tragen, wird zu Streit und Hader in unserem Leben werden. Daher ist das, was wir erleben, sinnvolle und konsistente Information, denn das, was wir erleben, zeigt unser Wesen: «*Ändern wir unser Wesen, damit wir Lebensfreude erleben.*»

Was ich erlebe, ist für mich verständlich, bedeutsam, nachvollziehbar, rational, liebevoll, sinnvoll, erklärlich.

▶ Ja, es hat für mich das Erlebnis, das Geschehnis eine sinnhafte Ursache.

▶ Ich bin nicht Spielball unbekannter Kräfte, ich bin nicht ausgeliefert dem Vorherbestimmten, sondern, was ich erlebe, hat mit mir zu tun, es ist das, was ich gestalte, und ich kann es mir erklären.

▶ Es gibt für mich keinen rächenden Gott, sondern nur einen, der mich durch meine Erfahrungen gehen lässt und mich liebevoll, gnadenreich dabei begleitet.

▶ Ich habe einen freien Willen, der mich entscheiden lässt. Im Rahmen des Schöpfungsgedankens entscheide ich manchmal lichtvoll und manchmal schattenhaft.

Abbildung 9: **Was erlebe ich in meinem Leben?** (2)

In diesem Zusammenhang steht nun eine zweite Frage im Raum, nämlich: «**Ist das was ich erlebe, für mich verständlich, erklärlich, bedeutsam und nachvollziehbar?**» Wenn nun Verständnis dafür da ist, was wir in unserem Leben erleben, so werden uns auch die Gründe für unsere Erlebnisse, die in unserem Inneren liegen, bewusst werden. Wir werden uns nicht als Spielball unbekannter Kräfte erkennen, uns nicht ausgeliefert fühlen dem Vorherbestimmten, sondern es wird uns bewusst sein, warum bestimmte Dinge in unserem Leben tatsächlich geschehen. Wir werden uns die Frage stellen dürfen, warum und wie Krankheiten entstehen, und dies als sinnvolle, auch liebevolle Information auffassen. Wir werden nachvollziehen können, was uns krank gemacht hat und wie wir wieder gesund werden. Wir können dann zu dem Schluss kommen, dass wir selbst gestaltend sind, dass es auf uns ankommt, was in unserem Leben geschieht, und dass wir dies beeinflussen können.

Wir haben unseren freien Willen, der uns erlaubt, ja auch von uns fordert zu entscheiden, zwischen zumindest zwei Möglichkeiten zu wählen. Die Art dieser Wahl ist abhängig vom Grad unserer Bewusstheit im Augenblick der Entscheidung. Manchmal werden wir im Lichte unseres Wesens den rechten Weg wählen und ein anderes Mal sind wir emotional bewegt, voll Zorn, Enttäuschung oder Angst, voll Bitterkeit und Unwissen und entscheiden dann nach dieser Haltung. Weil wir Menschen sind, entscheiden wir nicht immer lichtvoll und gehen nicht immer den rechten Weg, sondern straucheln und fallen. Entscheidend ist, dass wir wieder aufstehen und uns mit uns selbst versöhnen.

Was ich erlebe, ist mit meinen Möglichkeiten und Fähigkeiten erfassbar und bewältigbar. Es ist integrierbar, aushaltbar, mit meinem Leben vereinbar und lösbar.

▸ Wir haben oft für uns einen blinden Fleck, holen wir uns doch Hilfe. Nehmen wir sie an.

▸ Ich will und kann meine Aufgaben lösen, weil ich ein von Gott erschaffenes, und von ihm inspiriertes Geschöpf bin, das zwar nach freiem Willen aus sich heraus kreiert, jedoch mit Werkzeugen, die mir von der göttlichen Schöpfung anvertraut und geschenkt sind.

Ich selbst bin meine größte, stärkste, sicherste Ressource.

Abbildung 10: Was erlebe ich in meinem Leben? (3)

In diesem Zusammenhang drängt sich noch ein dritter Fragenkomplex auf, nämlich: «Empfinde ich, dass ich mit den mir zur Verfügung stehenden Möglichkeiten und Fähigkeiten Aspekte meines Lebens nicht nur erkennen kann, sondern dass ich sie auch bewältigen kann? Kann und will ich das, was ich erlebe, aushalten? Halte ich dies mit meinem Leben vereinbar? Bin ich in der Lage, lösungsorientiert zu handeln?» Manchmal haben wir für unsere eigenen Herausforderungen einen blinden Fleck und benötigen Hilfe von außen. Trotzdem werden wir, wenn wir von der Lösbarkeit eines Problems in unserem Leben überzeugt sind, dieses Problem letztendlich auch lösen können. Das heißt, wenn wir tatsächlich alle unsere ganzheitlichen Ressourcen erkennen, uns als ein vom Universum, von der Schöpfung inspiriertes Wesen erkennen, werden wir aus uns heraus Lösungen mit den uns anvertrauten Werkzeugen finden, die uns auch in die Lage versetzen, uns mit großen Herausforderungen unseres Lebens resilient auseinandersetzen zu können. Eine solche große Herausforderung stellt immer eine Erkrankung in unserem Leben dar. Wenn wir mit der Grundhaltung, dass wir selbst unsere größte, stärkste und sicherste Ressource sind, in den Heilweg einer solchen Herausforderung gehen, so werden wir aus ihr auch die entsprechenden Schlüsse ziehen und die Situation auch meistern.

Wenn nun die Worte «innere Werkzeuge» und «Ressourcen» gefallen sind, so stellt sich die Frage: «Welche Eigenschaften, welche Haltungen benötige ich, um zur Gesunderhaltung meines Wesens beizutragen?»

Haben wir eine solche Grundhaltung in unserem Bewusstsein, spüren wir diese Ressource in uns, lernen wir mit dieser Ressource auch zu arbeiten und sie tatsächlich auch zu nützen, wird es uns gelingen, mit Herausforderungen unseres Lebens, die uns begegnen, verantwortungsvoll, resilient und kreativ umzugehen. Wir werden nicht aufgeben, sondern ein Maximum an Information aus dieser Krise herausholen und phantasievoll und voll Optimismus Lösungen finden.

Es gibt eine Reihe von geistigen Eigenschaften, die zur Gesunderhaltung unseres Wesens beitragen.

Was erhält mich gesund?

▶ Ordnung	▶ Struktur
▶ Klarheit	▶ Weite
▶ Durchsicht	▶ Wille
▶ Inneres Wissen, Erkenntnis	▶ Fokus
▶ Konzentration	▶ Unterscheidung
▶ Problemlösungsfähigkeit	▶ Orientierung
▶ Weisheit entwickeln	▶ Vernunft leben
▶ Maß halten	▶ Neutralität halten

Abbildung 11:
Einige geistige Eigenschaften zur Gesunderhaltung des eigenen Wesens

Abbildung 11 beschreibt eine Reihe solcher geistiger Eigenschaften, die es uns erlauben, resilient, das heißt unter anderem, widerstandsfähig, wachsam, mutig durch unser Leben zu gehen. Diese Eigenschaften sind primär auf uns selbst gerichtet, dienen uns selbst und setzen die nötigen Akzente in unserem Leben. In erster Linie handelt es sich hier um mentale Aspekte. Manche dieser Eigenschaften besitzen wir schon in unserem Wesen, andere werden wir uns, wenn wir Mangel empfinden, selbst anerziehen und dann betonen wollen. Manche werden wir auch neu erschaffen.

Innere und äußere Ordnung halten in unserem Leben erspart uns viele unnötige Schritte und viel Energie. Geordnet durchs Leben zu gehen bedeutet, noch Offenes, Ungelöstes einer Lösung zuführen. Es heißt, sich von nicht mehr Benötigtem, dem eigenen Wesen nicht Dienlichem zu verabschieden, und dies aus unserem Energiekörper herauszulösen. In Ordnung bringen meint auch, Konflikte mit sich selbst, jedoch auch mit anderen, einer Heilung zuzuführen. Ordnung will auch meinen, innere Disziplin zu leben, auch Zeitpunkte für innere spirituelle und äußere körperliche Übungen fix einzuplanen, und bei schon geordnetem Terminkalender weitere Verpflichtungen abzulehnen. Äußere Ordnung werden wir nicht erreichen, wenn wir innere Ordnung nicht entwickelt haben. Ordnung will nicht meinen, sich selbst innerlich ein allzu straffes, rigides Korsett anzulegen, meist aus lauter Angst heraus, Fehler zu begehen.

Als weitere Eigenschaften sollen noch Klarheit und Durchsicht besprochen werden. Klar sehen meint in diesem Zusammenhang, den Schleier wegzuziehen, der die klare Sicht auf unser eigenes Wesen und auf die Zusammenhänge unseres Lebens erschwert oder gar unmöglich macht. Dieser Schleier, also Mangel an Klarheit, Durchsicht und Transparenz des eigenen Wesens, führt auch dazu, innere Haltungen, die uns schaden, kleinzureden, langatmig zu erklären warum man so und nicht anders reagieren konnte. Klarheit lässt uns nicht flüchten vor Erlebnissen unseres Lebens, die unsere Verantwortung und unsere Standfestigkeit herausfordern, sondern sucht und findet Erklärungen, warum wir das erleben, und wie es mit unserem Leben verbunden ist. Klarheit lässt uns Auswege aus scheinbar Ausweglosem, Erkenntnis in unübersichtlicher Situation und Einsicht in tatsächliche Zusammenhänge finden. Innere Klarheit erhält man durch Zuwendung zu einem Energiebereich, der mitten auf unserer Stirne, zwischen den Augenbrauen, knapp oberhalb der Nasenwurzel, gelegen ist und der das Dritte Auge genannt wird. Der Fokus auf das Dritte Auge erlaubt eine Innensicht, erlaubt uns, uns so zu sehen, wie wir sind, und uns nicht so zu sehen, wie wir sein möchten, oder wie wir vorgeben zu sein, ohne dies wirklich zu erfüllen. Das Energiezentrum Drittes Auge, das ausgiebig in der entsprechenden Literatur beschrieben ist, erfordert besondere Hinwendung und Training, indem die gesamte Aufmerksamkeit von außen abgezogen wird, und mit geschlossenen Augen unser gesamtes Augenmerk über dieses Dritte Auge auf unser Inneres gerichtet ist. So wie die beiden physischen Augen ihren Blick nach außen richten und SCHAUEN, so richtet das Dritte Auge seinen Blick nach innen und SIEHT. Es will einen Einblick in unser inneres Wesen finden, uns erklärlich, bewusst machen, warum wir auf bestimmte Art denken, fühlen, uns ausdrücken und unseren Lebensweg gehen.

Als dritter und letzter Punkt soll auf Unterscheidung eingegangen werden. Unterscheidung heißt nicht bewerten, nicht beurteilen und nicht verurteilen, sondern im Anfühlen oder auch im Durchdenken einer Situation für sich festzulegen: *«Das ist gut für mich. Das ist heilsam für mich. Das passt zu mir. Das erfüllt mein inneres Wesen mit Freude. Das ist etwas was mir weiterhilft.»* oder eben nicht. Es wird also nicht bewertet von einem absoluten Standpunkt: *«Das ist so. Das ist gut oder böse.»* Sondern: *«Ich empfinde. Damit möchte ich mich auseinandersetzen. Dies will ich als Leitstruktur für mich hernehmen.»* Die Unterscheidung, was zu uns passt und was für uns in Ordnung ist oder nicht, bringt uns aus der Wertung und lässt uns Spielraum, die Kriterien unserer Unterscheidung im Lauf unserer Entwicklung auch durchaus zu ändern. Die Flexibilität unserer Anschauungen, die Änderungen unserer Auffassungen, die Neugierde, Neues in unserem Leben zu erfahren und zu erfassen, wird häufig durch Bewertung und Beurteilung erschwert oder verunmöglicht. So ist zum Beispiel bekannt und gut untersucht, dass der Alterungsvorgang des menschlichen Gehirns durch die Haltung der Neugierde deutlich verlangsamt werden kann. Die Rigidität unserer Anschauungen legt uns oft ein für alle Mal, oft für Jahrzehnte fest, und fixiert uns, ohne die Möglichkeit zu kontinuierlicher innerer Bewegung und Änderung zu haben. *«Das habe ich schon immer so gemacht. So haben schon meine Großeltern gehandelt. Warum soll ich das ändern, jetzt bin ich schon so alt.»*

Andere Eigenschaften zur Gesunderhaltung des eigenen Wesens können im Eigenstudium bearbeitet werden. Auf manches (Weisheit) wird auch später eingegangen.

In diesem Zusammenhang sollte uns auch klar werden, was wir in unser Bewusstsein eindringen lassen wollen. Die Diskrimination oder auch Unterscheidung, wie soeben besprochen, erlaubt uns, manche Möglichkeiten, die sich ergeben, zu ergreifen und eigenen Haltungen zuzustimmen, und anderes abzulehnen und zu verwerfen. Distanzieren wir uns doch von Aspekten, die unserem Geistesfrieden schaden, die uns fast vergiften. Lassen wir uns von Aspekten der Mode oder des Zeitgeistes nur dann beeindrucken, wenn unser Wesen damit in Zustimmung mitschwingen kann. Erlauben wir uns, zu manchen Dingen nicht Ja und Amen zu sagen. Erlauben wir uns, uns von manchem abzuwenden, obwohl es uns vielleicht äußere Vorteile brächte. Erlauben wir uns auch, uns von inneren Haltungen, die wir nicht mehr als valide betrachten, zu verabschieden, und in bestimmten Bereichen – wo wir es eben als notwendig erachten – auch rigorose Änderungen unseres Wesens vorzunehmen. Wir haben gelernt und verstanden, dass die Art unseres Wesens unsere Handlungen und Entscheidungen, ja unsere Lebenserfahrungen maßgeblich beeinflusst. Daher gilt es, uns immer wieder mit der Gesunderhaltung unseres Wesens auseinanderzusetzen und uns von potenziell gefährdenden, unter Umständen sogar krankmachenden Aspekten, die von außen an uns herangetragen werden, fernzuhalten. Ja, es erfordert auch Klarheit und Mut, anders zu sein, uns anders zu verhalten, uns innere Rechenschaft über unsere Grundhaltungen und die Entwicklung unserer Fähigkeiten zu geben. Hier ist der Wille und die Fähigkeit, uns kontinuierlich zu prüfen, und wenn notwendig zu ändern, ein wesentlicher Punkt. Wenn wir keine mentale oder gefühlsmäßige Lösung für eine vorliegende Situation erkennen können, so kann die intuitive Zuwendung Klarheit und Lösung aufzeigen.

Zur Aufrechterhaltung unserer Gesundheit benötigen wir Lebenskraft, Energie, die uns erlaubt, unseren physischen und energetischen Organismus entsprechend zu versorgen. Wie wir alle wissen, gilt es, Aspekte und Erfahrungen in uns selbst oder im Außen, die uns Kraft spenden, oder die uns Kraft rauben, zu erkennen. Die Veröffentlichung des eigenen Buches «Lebenskraft – Kräfte des Lebens» hat sich diesem Thema entsprechend gewidmet. Lebenskraft zur Aufrechterhaltung unserer Abwehrkräfte, zur Instandhaltung unseres physischen Körpers, zur Implementierung neuer Entscheidungen oder Änderungen, ja für alle Aspekte, die eben Kraft benötigen, ist etwas, womit sich Menschen aus dem aufgeklärten Westen kaum beschäftigen. Prana und Chi im fernen Osten ist etwas selbstverständlich Bekanntes. Die Bereitstellung von Energie im eigenen Wesen ist in diesen Breiten bekannt und wird gelehrt. Der Westen hat hier einen gewissen Nachholungsbedarf. Alles, was wir tun, jede Entscheidung, jede Aufrechterhaltung und Durchführung von Organfunktionen, alle Lebensbereiche benötigen Energie, die bei entsprechender Haltung in ausreichender Menge in uns selbst hergestellt wird. DIE UNS INNEWOHNENDE KRAFT IST UNSER WIRKSAMSTER SCHUTZ. Dass Ordnung und Durchführung von unendlich vielen Abläufen in unserem Leben funktionieren, ist jedoch auch ein Schutz vor dem Eindringen von fremden Energien, die unseren eigenen Energiekörper kontaminieren können. Die natürliche Keimbesiedlung unseres Darms (Mikrobiom) schützt uns vor der Besiedlung mit krankhaften Keimen. Integrieren wir nun fremde Energien in unseren Energiekörper, weil wir nicht in der Lage sind, uns aus Mangel an Lebenskraft wirksam vor der Aufnahme fremder Energien zu schützen, so werden wir nach dieser fremden Energie Entscheidungen treffen, und in bestimmten Aspekten solchen Energien ausgeliefert sein. Wir werden behindert sein, unser Eigenes zu leben. Unsere Organfunktionen werden nicht ihre volle Leistungskapazität erfüllen können, und allgemeine Schwäche in vielfachen Bereichen wird uns betreffen. Wir werden unseren eigenen Raum nur dann sicher bewahren können, wenn wir entsprechende Stärke, Mut, Phantasie und Widerstandskraft besitzen. Unsere innere Heilung wird nur dann erfolgen können, wenn Lebenskraft durch unser ganzes Wesen fließt, die die Selbstheilungskräfte aktiviert. Solange wir ungeheilte Aspekte in uns tragen, die uns Lebenskraft rauben, ist die Bewahrung unseres Raums gefährdet, und wir sind potenziell angreifbar und vulnerabel. Entscheidend für uns selbst ist, dass wir Lebenskraft in uns selbst durch unsere Haltungen und die Art zu leben erzeugen können, dass durch unser Wesen ausreichend Lebenskraft produziert wird, um die nötige Menge tatsächlich auch zu erzeugen, dass jedoch uns nicht förderliche, uns verletzende und potenziell gefährdende Haltungen unseres Wesens uns nicht in ein Energiedefizit bringen können. Dann sind wir in der Lage, unser eigenes Licht durch die Art unseres Wesens und damit durch die Art unserer Handlungen und Entscheidungen zu produzieren. Wenn wir Licht erzeugen, indem wir lebensbejahende, freudvolle, liebevolle, gütige Entscheidungen entstehen lassen, werden wir nicht in die Gefahr eines Energiedefizits kommen können.

Optimismus	Humor
Freude	Entschlossenheit
Träume	Einsicht
Zauber	Reflexion
Selbständigkeit	Offenheit
Unabhängigkeit	Mut
Standfestigkeit	Überlebenswille
Bereitschaft	Phantasie
Flexibilität	Kreativität
Ehrlichkeit	Hoffnung
Ausdauer	

Abbildung 12: **Kraftquellen und Schutzfaktoren**

Abbildung 12 listet einige Kraftquellen und Schutzfaktoren für die Entstehung bzw. Erhaltung unserer Lebenskraft auf. Als innere Übung kann der geneigte Leser / die geneigte Leserin sich selbst die Frage stellen, wie es denn um diese Faktoren im eigenen Wesen bestellt ist. Nehmen wir den ersten Faktor her: Optimismus. Schließen wir die Augen und beurteilen wir, wie es damit in uns steht: 1 wenig zutreffend bis 10 intensiv vorhanden. **«Wie optimistisch bin ich? Wie sehr verbinde ich mich mit Erfolg und gutem Ausgang? Gehe ich mit der großen Wahrscheinlichkeit des Versagens an eine neue Aufgabe? Welche Grundhaltung bringe ich einer neuen Herausforderung entgegen?»** Die entsprechende Zuordnung zu den hier aufgeführten 21 Faktoren, neutral erhoben in völliger Stille und Kontemplation, kann Auskunft darüber geben, was im eigenen Wesen Bestätigung und was innere Zuwendung benötigt. Alle diese aufgezeigten Parameter und viele mehr erzeugen oder erhalten Lebenskraft, eine unabdingbare Voraussetzung, unsere Lebensaufgaben zu erfüllen. Manche dieser Parameter betreffen eher die mentale Ebene, andere gefühlsmäßige Grundhaltungen. Je wertfreier wir uns selbst betrachten, ohne Kritik an uns zu üben, oder uns langwierig zu erklären, warum bestimmte Aspekte gar nicht vorhanden sein können, und je unkomplizierter und direkter Aspekte im Mangel erkannt werden und entsprechende Erkenntnis daraus gewonnen wird, umso leichter wird uns die Arbeit an uns selbst fallen. Eine solche Klarheit, die sich ziffernmäßig ausdrückt, erlaubt uns von Zeit zu Zeit, eine Entwicklung in uns wahrzunehmen.

Nehmen wir unter den vielen nur einen Aspekt heraus: nämlich Humor. Lernen wir, über unsere Hoppala's zu lächeln. Nehmen wir unser Leben nicht immer nur ernst, sondern erlauben wir uns, in Leichtigkeit und Anmut das eigene Leben zu betrachten, zumindest bei den vielen kleinen Dingen unseres Lebens, über die wir so oft zornig, traurig oder enttäuscht sind. Selbstverständlich gibt es in unserem Leben Erlebnisse, über die wir natürlich nicht lachen können, und diese sind auch nicht gemeint, sondern die vielen anderen kleinen Dinge, über die wir uns oft so aufregen und bei denen wir uns selbst fragen können: «**Lohnt es sich eigentlich, dass ich mich darüber aufrege? Warum werde ich bei einer solchen Kleinigkeit so emotional in meiner Reaktion? Was ist in mir, was eine solche Reaktion hervorruft? Warum kann ich darüber nicht hinweggehen und lächeln? Warum beurteile ich mich so streng? Was hindert mich, mich selbst anzulächeln?**» Lächeln und Dinge mit Humor betrachten entwaffnen uns selbst und andere.

Vergessen wir nicht, es geht darum, ob wir in einer Art auf Aspekte unseres Lebens reagieren, die uns Kraft schenkt, oder die Kraft benötigt, verbraucht, vielleicht sogar vergeudet. Dies ist doch so wesentlich, wenn Herausforderungen in unserem Leben kommen, die wir in Abhängigkeit vom Grad unserer Lebenskraft auch lösen können. Entschlossenheit, Mut, Standfestigkeit, Überlebenswillen, sie alle sind, wenn wir zum Beispiel eine schwere Erkrankung erleben, von entscheidender Bedeutung, wie wir dieser Krankheit begegnen, auf welche Art und Weise wir uns damit auseinandersetzen. Finden wir doch kreative, phantasievolle Wege, um Erkenntnis aus dem was wir erleben, zu gewinnen. Wir werden dann bestimmte Informationen ganz anders verarbeiten, als wenn wir in Trauer und Ängstlichkeit verharren.

Trennung	Schuld
Ablehnung	Sühne
Ignorieren	Sünde
Flucht	Verurteilung
Zurückweisung	Scham
Aggression	Selbstaufgabe
Kampf	Kritik
Ausgrenzung	Zweifel
Unwillen	Wertung

Abbildung 13: Unheilsame Haltungen und Gefühle, die unsere Gesundheit gefährden können

Abbildung 13 beschreibt dagegen einige Aspekte, Haltungen und Gefühle, die unsere Gesundheit gefährden können. Das Erkennen solcher Aspekte wird wieder nur über Selbstbeobachtung in guter, tiefer Verbindung mit dem eigenen Wesen gelingen. Lassen wir uns von diesem Erkenntnisweg nicht dadurch abbringen, dass wir bestimmte Aspekte an uns selbst nicht sehen wollen, oder glauben nicht wahrhaben zu können. Betrachten wir uns so neutral wie wir können, um tief in unserem Wesen zu erfahren: «Wo habe ich Handlungsbedarf an mir? In welchen Bereichen meines Wesens spielt mir die Vorstellung, die ich über mich selbst habe, einen ‚Streich'? In welchen Bereichen glaube ich schuldig zu sein, und verurteile mich, anstatt mich mit mir selbst auszusöhnen und Verantwortung für das, was durch mich geschehen ist, zu übernehmen, und die Folgen, so gut es eben möglich ist, auszugleichen?»

Solche unheilsame Haltungen vermindern unsere Lebenskraft: zum Beispiel kontinuierlich an sich selbst zu zweifeln, an der eigenen Fähigkeit das Leben zu meistern und die Aufgaben, die uns das Leben stellt, tatsächlich erfüllen zu können. Dies schwächt uns oft in einem Ausmaß, dass wir auch an geringen Problemen scheitern können. «Schämen wir uns für das, wie wir sind, was vielleicht durch uns geschehen ist, oder können wir uns daraus entlassen? Lassen wir uns einen Ausweg, einen Ausgang frei, damit wir eine solche Haltung uns selbst gegenüber verlassen können? Bewerten wir uns selbst oder andere im Glauben, nicht gut genug zu sein, und nicht wertvoll, und nicht liebevoll?»

Sind wir zum Beispiel getrennt von unserem eigenen Leben, getrennt von dem was wir erleben? Projizieren wir zum Beispiel eigenes Versagen – wie schon öfters dargelegt – auf andere, so können wir eine solche Haltung an uns nicht korrigieren, weil wir diese Haltung nicht als etwas zu uns Gehöriges ansehen, sondern als etwas wovon wir glauben, dass jemand anderer verantwortlich ist. Wenn wir unser Wesen ablehnen, wenn wir Charakterzüge unseres Wesens ablehnen und uns kontinuierlich mit Kritik an uns selbst überhäufen, so können wir nicht in eine kraftvolle und ausgeglichene Lebensweise kommen, weil diese

Haltungen sehr viel Kraft und Energie von uns abziehen und unser Selbstbewusstsein und unser Selbstwertgefühl kontinuierlich untergraben. Sünde und Sühne sind ebenfalls Aspekte, die für uns unheilsam sind. Ja, wir müssen Verantwortung für das übernehmen, was wir tun. Ja, wir ernten das was wir säen, und dies sind auch wichtige Aspekte, unser eigenes Wesen zu erkennen. Trotzdem ist darauf hinzuweisen, dass unser Leben aus Lernen besteht, dass das was wir erleben, nicht bewertet und nicht verurteilt werden sollte, sondern einen Teil unserer Lebenserfahrung darstellt, und deshalb auch so betrachtet werden muss.

Ähnlich verhält es sich mit Verurteilung. Geben wir uns und anderen die Möglichkeit, aus bestimmten schmerzhaften Situationen herauszukommen, indem wir den Weg für Versöhnung offen halten, anstatt die Tür zum Frieden zu schließen. Kampf und Aggression ist nicht der Weg, mit Herausforderungen unseres Lebens umzugehen. Manche sagen: «*Ich kämpfe gegen meinen Krebs an. Ich kämpfe gegen die Erkrankung und stelle mir meine gesamte mir zur Verfügung stehende Aggression gegen diese Erkrankung vor.*» Ist nicht ein anderer Weg, nämlich die Krankheit als Zeichen zu sehen, die Ursachen, wie schon häufig betont, zu erkennen und die Ursachen an uns selbst zu heilen, ein Weg der uns viel leichter fallen sollte?

Entscheidend in der Auseinandersetzung mit sich selbst ist, sich den eigenen Mangel und das eigene Defizit, ohne es zu bewerten, einzugestehen. Die Erkenntnis, dass ein Mangel zu mir gehört, ist zwar noch nicht Heilung davon und Ausgleich, jedoch Voraussetzung, diesen Mangel an uns selbst zu beheben.

Durch ausreichende Zuwendung und Aufmerksamkeit für das eigene Wesen, durch liebevolle Anteilnahme und Mitgefühl für die eigene Lebenssituation und durch schrittweises Aufbauen von Lebenskraft und von Lösungsorientierung gelingt es uns, solche unheilsamen Grundhaltungen an uns wirkungsvoll zu heilen.

Erneut geht es hier um Unterscheidung: «Ist das wie ich lebe, wie ich mich behandle, ist diese Haltung die ich habe, heilsam für mich? Dient sie mir? Bringt sie mich auf meinem Lebensweg weiter, oder darf und muss ich sie transformieren? Darf und muss ich aus diesem Muster und aus diesem Thema aussteigen, weil es mir schadet, mir meine Lebensfreude nimmt und mir Lebenskraft raubt?» Viele dieser unheilsamen Haltungen sind Programme, die wir entweder von den Ahnen oder Eltern übernommen haben, oder die wir in uns schon über lange Zeit erschaffen haben und nach denen wir auch schon lange leben. Gerade in Situationen, in denen wir stecken geblieben sind, in denen sich eine Lösung oder ein Heilweg nicht offen darstellt, ist Hilfe von außen zu empfehlen. Erfahrene Andere sehen in ihrer Unbefangenheit und Neutralität Aspekte, die denjenigen, die in ihrem Muster gefangen sind, oft verborgen sind. Das Leben nach Programmen bestimmt oft weite Bereiche des Wesens, macht unfrei, hoffnungslos und potenziell krank.

Abbildung 14 beschreibt einige Affirmationen zu dem eben besprochenen Thema. Solche und andere Affirmationen zur Erhaltung unserer Gesundheit erschaffen für uns einen Raum, wenn sie oft gesprochen werden, und wenn wir tief in dieser Energie verharren, die für uns heilsam ist. Affirmationen erhöhen den Mut, zu uns zu stehen, den Optimismus, für uns etwas tun zu können. Sie verstärken die Bedeutung, dass wir es sind in unserem Leben, die unsere Gesundheit erhalten können und müssen, und dass eben wir in unserem Leben eine entscheidende Rolle spielen. Lösen wir uns davon, dass andere «Wohlmeinende» wissen, was für uns gut ist, und uns dies sagen wollen. Suchen wir phantasievoll eigene Wege und Lösungen für unsere Herausforderungen, und lernen wir, die Rolle in unserem Leben zu spielen, die uns zukommt. Lernen wir Vertrauen in uns, Optimismus.

Lernen wir mutig zu sein und so uns selbst zu stärken, weil wir alle Werkzeuge die wir benötigen, tatsächlich schon haben. Erst wenn wir nach intensiver Bemühung keinen Weg der Klärung und Heilung finden, wenden wir uns vertrauensvoll an Erfahrene.

> ▸ Ich blicke genau, klar und liebevoll auf mein Wesen,
>   auf meine Reaktionen und meine Entscheidungen.
> ▸ Ich schaue konzentriert auf meinen Körper und Geist und
>   fühle, wo noch Aufgaben für mich liegen.
> ▸ Ich bin mir sicher, mich durch mein Leben steuern zu können.
> ▸ Ich löse mich aus der Versuchung, auf andere zu projizieren,
>   sondern blicke auf mich und mein Wesen.
> ▸ Je besser ich mich in dieser Hinsicht selbst trainiere,
>   umso leichter und klarer werde ich mit Herausforderungen
>   meines Lebens umgehen können.
> ▸ Ich vertraue auf mich und meine innere Weisheit,
>   und will so gesund bleiben.
> ▸ Ich fühle, dass ich nicht gesteuert sein will,
>   sondern dass ich selbst steuern will.
> ▸ Ich erkenne die Geschenke, die mir die Schöpfung macht.
> ▸ Ich bin bereit, mich kontinuierlich zu ändern, indem ich lerne,
>   erkenne, erfahre und wahrnehme.
> ▸ Es kommt auf mich an.
>   Ich erlaube mir nicht, Ausreden zu erfinden.
> ▸ Ich bin glücklich über jeden Schritt, den ich in mir selbst gehe.
> ▸ Ich bin dankbar für die wunderbaren Schöpfungsaspekte,
>   die ich in mir trage.
> ▸ Ich trachte, in jedem Augenblick freudvoll und
>   optimistisch zu sein.
> ▸ Ich bin gesund und ich bleibe gesund.

Abbildung 14: **Affirmationen – Gesund bleiben**

KRANKHEIT –
KÖRPERLICHE – PSYCHISCHE SYMPTOME

«Ich habe gewusst, dass mich das krank macht. Ich spürte, wenn das so weitergeht, wenn ich so weiterlebe, werde ich krank. Das alles macht mich krank. Wenn ich damit nicht aufhöre, werde ich krank. Mein Leben macht mich krank.» Solche und ähnliche Sätze haben wohl alle ÄrztInnen und TherapeutInnen des öfteren gehört, wenn sie mit Menschen mit einer ernsthaften Erkrankung Gespräche führten. Manchmal wird es uns bewusst, was uns krank gemacht hat. Sehr oft jedoch bleiben uns die Ursachen erst einmal verborgen und hellen sich erst dann auf, wenn eine innere Auseinandersetzung tatsächlich beginnt. Der Wiener Psychiater und Psychotherapeut Prof. Erwin Ringel hat gesagt: «WAS KRÄNKT, MACHT KRANK.» Dies trifft für einen gewissen Teil von erkrankten Menschen zu, wenn man «Sich kränken» nun als einen psychischen Zustand definiert, in dem man traurig ist. Wenn man die Belastung weiter fasst, wenn wir Angst haben, enttäuscht sind, über einen schweren Verlust glauben, nicht hinwegkommen zu können, wenn wir nicht das bekommen, wonach wir uns sehnen, wenn wir traurig sind, dass Liebe unser Leben nicht erfüllt, dann sind dies viele Gemütszustände, die potenziell krankheitsgefährdend sind.

Was heißt eigentlich: *«Ich bin krank. Ich habe gerade eine Krankheit.»?* Krankheit könnte man definieren als Abwesenheit von Gesundheit, worüber wir gerade gesprochen haben. Krankheit kann mit einem oder mehreren Symptomen verbunden sein, die uns Schmerzen bereiten können, die zum Beispiel zur

Gewichtsabnahme führen können. Krankheiten können auch völlig symptomlos sein. Sie können als Knoten auftreten, als Entzündung, als Defekt, als Verstimmung. Krankheit kann mit Kraftlosigkeit einhergehen, mit mangelndem Antrieb, mit Einschränkung der Bewegungsfreiheit und Beweglichkeit, mit Autoaggression. Hinter dem Wort «Krankheit» verbergen sich also eine Fülle, eine Vielzahl von ganz unterschiedlichen Hinweisen, Symptomen, die unseren Körper oder unseren Geist, unsere Gedanken und Gefühle, unsere Lebenskraft beeinflussen können.

Von schulmedizinischer Seite können Krankheiten durch Krankheitserreger ausgelöst werden, durch bestimmte Arten der Lebensführung, durch Mangel oder Überschuss an bestimmten körpereigenen oder körperfremden Substanzen, oder auch idiopathisch, das heißt aus unbekannter Ursache entstehend. Krankheiten können körperlich Organe oder Organsysteme betreffen, sie können vererbt sein oder erworben, Begleiterscheinungen in vielfacher Hinsicht besitzen, oder auch, wie gesagt, gar keine Symptome machen. Die schulmedizinische Diagnostik und Therapie hat zweifelsfrei die Prognose von praktisch allen Erkrankungen wesentlich verbessert.

Aus spiritueller, ganzheitlicher Hinsicht haben Erkrankungen eine Ursache. Nach dem Ursache-und Wirkungs-Prinzip ist die Krankheit die Wirkung, und das der Krankheit zugrunde Liegende ist die Ursache. Spirituell gesehen hat Krankheit Bedeutung, Sinn und Botschaft. Krankheit birgt eine Möglichkeit und eine Chance in sich. Krankheit ist Ausdruck des Lebens, der Lebensführung, und birgt die Möglichkeit, sich mit herausfordernden Lebenssituationen erfolgreich auseinandersetzen zu können. Das Leben ist nicht von der Krankheit und die Krankheit nicht von dem Leben zu trennen. Krankheit hat nichts zu tun mit Schuld, Strafe, Sühne, Bestrafung oder Sünde, sondern kann eine Konsequenz einer disharmonischen Lebensart in physischer oder energetischer Hinsicht sein, kann mit mentalen, emotionalen, gefühlsmäßigen oder spirituellen Traumen einhergehen, erworben oder angeboren sein. Krankheit kann als Information aufgefasst werden, die uns etwas sagen, auf etwas hinweisen will. Sie stellt sich als Lernaufgabe dar, als Erfahrung und als Chance, sich selbst zu erkennen. Das Erleben einer Krankheit will uns auffordern, das aufzudecken, was in unserem Inneren mit der Krankheit verbunden ist, und die die Krankheit begleitenden inneren Symptome und Ursachen an sich selbst zu heilen. Krankheit will uns ermuntern, die Selbstheilungskräfte zu verwenden und zu stärken und sich so intensiv an der Krankheitsbewältigung als Betroffene zu beteiligen.

Eine solche ganzheitliche Sicht der Erkrankung ist eine persönliche Entscheidung. Die Anerkennung der Ganzheitlichkeit, nämlich die eigene Haltung, dass Körper und Geist eine untrennbare Einheit sind, dass der Körper unter der Beeinflussung von Gedanken und Gefühlen, von Emotionen, von eigenen Themen und Mustern steht, ist eine grundsätzliche Entscheidung, die jeder Mensch für sich selbst treffen kann. Viele Menschen werden und bleiben gesund, ohne sich mit der Ganzheitlichkeit einer Krankheit zu beschäftigen. Menschen erkranken erneut, obwohl sie sich mit der Ganzheitlichkeit ihres Wesens und möglichen Ursachen der Erkrankung intensiv auseinander setzen.

Es kann nicht genug darauf hingewiesen werden, dass ganzheitliche Sicht kein Muss ist, sondern ein Angebot darstellt, ein Angebot für solche Betroffene, die, wie in der Einleitung betont, mehr wissen wollen, sich besser kennenlernen wollen, den möglichen Ursachen der Erkrankung auf den Grund gehen wollen, ihre Selbstheilungskräfte einsetzen möchten und selbst zu ihrer Gesundung und zur Erhaltung ihrer Gesundheit etwas beitragen möchten. Dies kann und soll nicht befohlen, nicht dekretiert werden, sondern Betroffenen in liebevoller, völlig gewaltfreier, erklärender Art näher gebracht werden als Möglichkeit, als Einladung. Die Entscheidung bleibt dem Betroffenen überlassen. In dieser grundsätzlichen Haltung soll all das, was nun ganzheitliches Verständnis, ganzheitliche Erkenntnis, mögliche Ursachen der Erkrankung und Teilnahme an der inneren Heilung betrifft, verstanden werden. Die dargelegten Erkenntnisse sind gewonnen aus den Erfahrungen an vielen tausenden Patientinnen mit Brusterkrankungen – und jede Patientin war unterschiedlich, hatte eine unterschiedliche persönliche Geschichte und eine unterschiedliche Art der Auseinandersetzung mit dieser herausfordernden Erfahrung. Es gab jedoch bestimmte persönliche Muster, die aufmerksam machten, weil sie offensichtlich bei Frauen mit Brusterkrankungen gehäuft auftraten.

Gehen wir nun von dem ganzheitlichen Konzept der Krankheitsentstehung aus, so haben Krankheiten ihre Ursachen. Da der Körper, also die physische Ebene des Menschen, unter dem Einfluss von Energie steht, und es der Geist ist, der den Körper formt (Schiller), so stellt sich die Frage, welche energetischen Haltungen, gedanklich, gefühlsmäßig, emotional oder spirituell, mit der Krankheitsentstehung verbunden sein können. **«Welche Haltungen, welche Themen und Muster in mir können mich krank machen? Welche Programme in mir führen zu einer Krankheitsgefährdung? Welche Lernaufgaben kann ich durch die Krankheitserfahrung machen? Wie ist die Botschaft meiner Erkrankung? Welchen Sinn hat das Durchleben einer so schmerzhaften Erfahrung für mich? Bekommt das Leben durch die Erkrankung für mich einen neuen Sinn?»**

In meiner persönlichen Erfahrung habe ich sehr viele primär an der Brust erkrankte Frauen in einem Stadium, in dem sie wieder gesund waren, in der Nachsorge sagen hören: *«Durch die Krankheit hat mein Leben einen neuen Sinn erhalten. Die Krankheit hat mich gelehrt, das Wichtige in meinem Leben wichtig zu*

74

nehmen und das andere beiseite zu lassen. Die Krankheit hat mich gelehrt, das Augenmerk auf mich zu richten. Die Krankheit hat mich dazu gebracht, auf mich selbst besser aufzupassen.» Viele primär an der Brust erkrankte Frauen haben sich durch das Durchleben der Krankheit in ihrer Lebenshaltung sich und auch ihrer Umwelt gegenüber zu ihrem eigenen Wohl außerordentlich geändert. Manche nehmen eine gewisse Änderung auch nicht bewusst wahr und können erst auf intensive Befragung und intensives Nachdenken sehr wohl eine Änderung an sich selbst feststellen. Bei manchen war dies objektiv gar nicht der Fall. Diese persönliche Erfahrung, dass Krankheit zu einer Lebensänderung führen kann, deckt sich mit der Meinung vieler anderer Therapeuten, die über ähnliche Erfahrungen berichteten. Ich selbst habe viele wunderbare, eindrucksvolle Änderungen der Persönlichkeit von Frauen in der Nachsorge nach Brusterkrankungen miterleben dürfen, und mein Hauptaugenmerk in der Nachsorge war auch immer darauf gelegt, diese Frauen auf ihrem Weg in ihre SELBSTERMÄCHTIGUNG, in ihre LEBENSFREUDE, in ihre TATKRAFT und besonders in ihre SELBSTLIEBE zu begleiten, zu unterstützen und zu ermutigen.

Es stellt sich nun die Frage, welche inneren Aspekte und Haltungen ganz allgemein im Rahmen von verschiedensten Erkrankungen vorkommen können, ohne jetzt einen zwingenden kausalen Zusammenhang zwischen diesen Faktoren und der Krankheitsauslösung nachweisen zu können. Tatsächlich habe ich in meiner langjährigen Erfahrung jedoch häufig Erlebnisse mit Patientinnen gehabt, die eine oder einige dieser Haltungen mit der Krankheitsentstehung selbst in Zusammenhang gebracht haben, oder die nach intensiver Besprechung und Einfühlung in das eigene Wesen solche Faktoren als krankheitsauslösend oder mit der Krankheit in Zusammenhang stehend für sich selbst erkannt haben.

Lieblosigkeit	Beziehungslosigkeit
Mutlosigkeit	Rechtlosigkeit
Haltlosigkeit	Sinnlosigkeit
Wertlosigkeit	Zurückgezogenheit
Gefühllosigkeit	Freudlosigkeit
Abgeschiedenheit	Unwissenheit
Nachlässigkeit	Unehrlichkeit
Friedlosigkeit	

Woher kommt der Mangel, und wie ist er entstanden?

Abbildung 15:
Welche Programme können zu Krankheitsgefährdung führen?

Abbildung 15 listet einige innere Programme auf, die zu einer Krankheitsgefährdung führen können. Die Kraft und die Motivation zum Leben wird von diesen inneren Haltungen, von diesen Gefühlen der Beziehung zu sich selbst nachhaltig gehemmt. Die Beziehung zum Leben wird geschwächt, und die Reaktionen des eigenen Wesens entwickeln sich hin zu Passivität, Lähmung, Ohnmacht, Starre, Unbeweglichkeit, Resignation, tiefer Enttäuschung, manchmal bis zur Todessehnsucht. Andere mit solchen Programmen reagieren mit Autoaggression oder Selbstzerstörung, mit Orientierungslosigkeit oder Verwirrung. Es kann Trauer und unermesslicher Schmerz über den Verlust oder das Nichtvorhandensein einer innigen Beziehung zum eigenen Leben entstehen. Bei Durchsicht dieser Programme fällt auf, dass es sich hier in erster Linie um Gefühle handelt, die mit eigenen Mangelzuständen zu tun haben. Solche Mängel an Gefühlen, die wir uns selbst entgegenbringen, werden oft abgetan: «Das *muss eben so sein. Daran habe ich mich sowieso schon gewöhnt. Ich kann nicht alles haben. Das ist alles sowieso nicht so wichtig. Früheren Generationen ist es auch nicht besser gegangen. Das kann ich sowieso nicht ändern.»* Diese resignativen, sich selbst oft schön redenden Erklärungen helfen natürlich nicht bei der Heilung. Sie sind jedoch eine Möglichkeit, das Leben einigermaßen erträglich zu gestalten. Zweifelsohne jedoch haben die Gefühle, die wir uns gegenüber haben, die Haltung unseren eigenen Fähigkeiten und Ressourcen gegenüber, wesentliche Bedeutung. Das Gefühl, dass wir solche Haltungen uns selbst gegenüber ändern können, wenn wir dies wollen, dass wir Aktionen in uns selbst setzen können, die uns diesen Mangel ausgleichen lassen, darf in unser Bewusstsein dringen, um Lebensfreude, Glücklichsein und ausreichende Lebenskraft in uns zu erzeugen.

Selbstliebe spielt in unserem Leben eine besondere Rolle. Achtung und Wertschätzung für das eigene Wesen sind wichtige Grundhaltungen uns selbst gegenüber, die uns schützen, die uns einen Weg in die Lebensfreude erlauben, und die uns auch die nötige Kraft geben, zu einem inneren und auch äußeren Erfolg in unserem Leben zu kommen. Eine intensivere Besprechung von anderen stärkenden Haltungen wird später erfolgen.

Manche meinen, dass Unwissenheit eine Hauptursache von Krankheit und Leid darstellt. Unwissenheit meint in diesem Zusammenhang ein fehlendes Bewusstsein für das eigene wahre Selbst, ein mangelndes tiefes inneres Wissen für Bedeutung und Zusammenhänge, zum Beispiel zwischen Körper und Geist. Die Unwissenheit überdeckt das wahre Selbst, unser wahres, tiefes inneres Wissen, unsere innere Weisheit, und kreiert etwas, was einem inneren Programm entspricht, das uns tatsächlich wegführt von uns selbst, in eine Vorstellung von der wir glauben, dass wir tatsächlich getrennt sind von uns selbst. Dies führt zu einer falschen Identität, nämlich einer, die nur in unserer Vorstellung existiert und an der oft ängstlich festgehalten wird, weil sie Sicherheit vorspiegelt. Die Identifikation mit dieser falschen Identität wird dann für das tatsächliche ICH BIN gehalten.

Die Bewusstheit, dass das eigene Wesen komplex und multidimensional und mental nicht tatsächlich zu durchdringen ist, soll uns jedoch dazu bringen, unser eigenes tiefes inneres Wissen, unsere innere Weisheit anzusprechen, um von ihr entsprechende Informationen zu erhalten. Unsere tatsächliche Verbindung mit der inneren Weisheit lässt uns unser wahres Ich erkennen, das eben liebevoll, geduldig, tolerant und weise ist, kraftvoll und mutig, voll Freude, Phantasie und Dankbarkeit. Das tiefe innere Wissen um unsere wahre Identität lässt uns einen neuen Lebensweg beschreiten. Solange wir uns solcher Programme nicht bewusst sind, solcher Glaubensmuster wie: «*Ich bin schwach. Ich bin immer Opfer. Ich verliere immer. Ich schaffe nie etwas. Meine Ängstlichkeit lähmt mich. Ich traue mich nicht zu mir zu stehen.*», sind wir ihnen ausgeliefert und reagieren im Sinne dieser Muster. Nicht nur wir, sondern unser Körper reagiert auf die Energie dieser Programmierung durch eine solche Haltung, wie auf Abbildung 15 dargelegt. Unsere Körperphysiologie drückt dann dieses Programm aus und ändert sich entsprechend diesem Programm, was letztendlich zu einer Krankheitsgefährdung führen kann.

HEILUNG

Mit diesen Überlegungen sind wir schon mitten in dem allgemeinen Thema «Heilung». **Mit der grundlegenden Frage: «Welche Rolle kann ich als Betroffener bei meiner Heilung, bei meinem Gesundwerden spielen? Kann ich meine Selbstheilungskräfte selbst spüren? Bin ich in der Lage, sie so zu aktivieren, dass gemeinsam mit entsprechenden schulmedizinischen Handlungen, mit Therapieformen unterschiedlicher Art, tatsächliche Heilung geschieht? Wenn ich verstehe, dass mich die Art meines Lebens gefährdet hat, krank zu werden, wie soll oder muss ich mein Leben ändern, um Heilung zu erzielen?»** Heilung zum Beispiel von einer körperlichen Erkrankung hat zwei Komponenten. Erstens physische Heilung, zweitens integrativer Teil der Heilung. Der physische Teil ist Domäne der Schulmedizin, der integrative Anteil ist Domäne des Patienten selbst. Im integrativen Heilweg werden die physisch orientierten, auf schulmedizinischen Erkenntnissen basierenden Therapieformen mit Maßnahmen kombiniert, die die Betroffene an sich selbst geschehen lässt. Die Betroffene wird damit beschäftigt sein, mögliche Zusammenhänge des Problems mit dem eigenen Leben, mit der eigenen Persönlichkeit zu finden, mögliche Ursachen für das Gesundheitsproblem an sich selbst aufzudecken und Maßnahmen zur inneren Gesundung zu setzen. Dafür ist integral notwendig, dass der Betroffene die Absicht hat, im therapeutischen Prozess eine wesentliche Rolle zu spielen, jedoch auch dass im schulmedizinischen Kontext die Rolle des Betroffenen akzeptiert, berücksichtigt und auch unterstützt wird. Dabei handelt es sich für beide

Seiten um eine Win-Win-Situation. Der Betroffene unterstützt schulmedizinische Maßnahmen, die Schulmedizin unterstützt den Betroffenen bei seinen integrativen energetischen Maßnahmen zur ganzheitlichen Heilung.

Es wurde vorher betont, dass es der Geist ist, die Energie, die den Körper maßgeblich beeinflusst, sowohl im Wege des Entstehens einer Erkrankung, als auch im Zuge der Heilung. Der physische Körper kann auf eigene heilsame Impulse reagieren und diese umsetzen. Dies ist ein entscheidender Punkt, der deutlich ins Bewusstsein gerückt werden soll. *«Ich kann etwas Heilsames tun für mich. Ich kann mich schützen. Meine heilsamen Aspekte sind wirkungsvoll. Ich bin nicht nur angewiesen auf andere, sondern ich kann mich selbst erkennen und meinen Heilweg beeinflussen.»*

Geheilt werden ist eine Frage der inneren Erkenntnis, der inneren Einstellung, die uns erlaubt, den Sinn in der Krankheit zu finden, was dann zum Wiedererstarken der Beziehung zu unserem Leben führt, zur Beziehung zu anderen Menschen, zum Wahrnehmen neuer, bisher nicht gekannter Möglichkeiten und Fähigkeiten, und zur Verbindung mit unserem eigenen tiefen Bewusstsein. Innere Heilung in dieser ganzheitlichen Sicht ist also ein Weg der Entwicklung unseres Bewusstseins. Diese Entwicklung besteht darin, dass wir die Ebenen unseres Seins im Ganzen wahrnehmen, dass wir lernen, wie auch schon zuvor angedeutet, durch Selbstbeobachtung nicht nur unseren Körper zu spüren, sondern unsere Gedanken zu beobachten, unsere Gefühle wahrzunehmen, unsere Emotionen zu deuten, unsere Lebenskraft zu spüren, unsere Beziehung zu Mutter Erde, zum Kosmos, zu unserem Schöpfungsgedanken, zum Schöpfer wahrzunehmen und unser eigenes Licht zu spüren. Wird uns nun im Rahmen dieser Selbstbeobachtung, die im Wachbewusstsein oder auch in Meditation erfolgen kann, klar, wo unsere Mangelzustände, unsere Blockaden, unsere Traumata liegen, so können innere Heilschritte gesetzt werden, die – auch gemeinsam mit professioneller Unterstützung – Aspekte unseres Lebens ändern, die sich mit Traumaauflösung auseinandersetzen. Wir können eigene Heilungskompetenz dadurch erkennen, dass Ressourcen hinsichtlich der eigenen Schöpferkraft aktiviert werden, sodass Versöhnung, Friede und Liebe zu sich selbst und zu anderen entstehen kann.

Im Zuge der Auseinandersetzung mit dem eigenen Wesen kann nun ein klares Bild über das wahre Sein und den Sinn der physischen oder psychischen Erkrankung entstehen. Bewusst wird nun das Gesamtbild erkannt und auch begonnen, Kommunikation mit der Erkrankung aufzunehmen, und diese Information in Heilung umgesetzt. Tumore, entstanden durch energetischen Impuls, besitzen Energie, speichern bestimmte Energien und geben diese Information auch frei. Tumore können als Teil unseres Lebens, unseres Wesens, erkannt werden. Sie sind in uns entstanden und sprechen daher unsere innere Sprache. Ja, das mag für manche utopisch oder sogar irreführend klingen. Es mag auch falsche Hoffnungen nähren, und dennoch gehen viele einen solchen Weg des Erkennens bewusst, um ein klares Bild über ihre eigene Situation zu erhalten. Ablehnung und Widerstand stören eine solche Kommunikation. Dankbarkeit, Mitgefühl, Wille zur Erkenntnis, liebevolle Zuwendung zur eigenen Schöpfung, zum eigenen Sein sind Zugänge, die es ermöglichen, dem eigenen Wesen so nahe zu kommen, dass die Information über Aspekte, die mit dem Krankwerden zusammenhängen, bewusst wird und Heilung erfolgen kann.

Voraussetzungen für innere Heilung ist, dass wir uns selbst die Erlaubnis zur Heilung geben, Erlaubnis zum Aussteigen aus Gedankenmustern, aus emotionalen Verstrickungen, aus Abhängigkeiten, aus toxischen Lebenssituationen, aus belastenden Erfahrungen in der Vergangenheit und im Augenblick. Die

Sinnhaftigkeit des Erlebens einer Erkrankung ist in wertfreier Betrachtung möglich. Viele Betroffene fühlen sich manchmal aus dem Heilweg fast wie ausgeschlossen. Sie wollen zwar an ihrer eigenen Heilung teilhaben, haben aber oft keine Vorstellung, wie sie dies anstellen können. Als erster Schritt spielt, wie gesagt, Selbstbeobachtung eine wichtige Rolle. Der Gewinn einer wertfreien Betrachtung heißt in diesem Zusammenhang, Krankheit nicht als böse zu konnotieren, sondern als Erfahrung, als Information, als bedeutende Botschaft, die aus uns und unserem Leben kommt, und die uns solche Fragen stellen und auch beantworten lässt: «Warum erlebe ich diese Erkrankung? Welcher tiefe Sinn liegt in dieser Erfahrung? Will ich aussteigen aus der Projektion der Beschuldigung anderer? Kann und will ich mich so sehen wie ich bin, und einen inneren Bezug zu der Erfahrung einer Krankheit herstellen? Bin ich bereit, mich auszusöhnen mit allem was ich erlebt habe? Bin ich willens Frieden zu schließen mit mir, mit meinem Leben? Will ich mich aus der Trennung von Aspekten meines Lebens erneut in die Verbindung begeben? Will ich mein Leben mit allen Facetten, mit allen Ressourcen, die ich besitze, tatsächlich durchdringen und erfassen und bis an die Grenzen meiner Möglichkeiten vordringen? Lasse ich mich von meinem Weg auch nicht durch Zweifel, Ignoranz, Besserwissen abbringen? Erkenne ich, dass dieser Weg nur durch mich selbst gegangen werden kann, und dass mir diesen Weg niemand abnehmen kann?»

Die Heilung einer physischen Erkrankung beginnt bei der Kommunikation mit unserem Körper. Wenn wir in einen Dialog mit dem betroffenen Organ oder mit der betroffenen Stelle eintreten, in liebevoller Annäherung, so werden informative Gefühle, Botschaften oder Emotionen in uns entstehen, die uns mit dieser Stelle verbinden, und die ein bestimmtes Bewusstsein in uns schaffen: hineinhorchen, hineinfühlen. Solche Schritte der

Kommunikation mit unserem körperlichen Wesen haben wir oft nicht gelernt. Sie sind uns verloren gegangen, oder wurden durch Verwendung hochtechnisierter Diagnoseschritte als unnötig erachtet. Die Informationen, die wir durch die Verbindung mit unserem ganzheitlichen Körper bekommen, sind wesentlich für das Verständnis und die Erkenntnis, die daraus entsteht, und die wir schrittweise aufbauen. Unser Wesen ist, wie vorher gesagt, ein multidimensionales Wunder. Dieser Körper-Geist-Komplex hat unendliche Möglichkeiten, wunderbare Eigenschaften, effektive Heilungsmöglichkeiten, wenn wir uns nur dessen bewusst sind, und sie tatsächlich auch benützen. Um das geschehen zu lassen, müssen wir in eine tiefe Verbindung eintreten. Körper und Geist sind eben eine untrennbare Einheit und daher nur ganzheitlich zu betrachten. Massive Traumata welcher Art auch immer werden uns am und im Körper dargestellt, und uns durch ein bestimmtes körperliches Symptom bewusst gemacht. Heilung einer physischen Erkrankung beginnt bei der tiefen Verbindung unseres Bewusstseins mit dem Krankheitsbild. Dies ist NICHT GEGEN DIE SCHULMEDIZIN GERICHTET, sondern erlaubt uns, das große Bild, den Zusammenhang zu erfassen. Dadurch ist es möglich, die Aktivierung der Selbstheilungskräfte in Gang zu bringen.

Um an der eigenen Heilung teilzunehmen, muss der unbedingte Wille gegeben sein. Die Tätigkeit unserer Selbstheilung muss unser zentrales Lebensanliegen sein, dem auch entsprechende zeitliche Ressourcen gewidmet werden sollen (1 bis 2 Stunden täglich!). Eine physische Krankheit führt uns also zu uns selbst und fordert uns auf, uns für uns selbst zu engagieren, und zwar in einem Ausmaß, in dem wir uns tatsächlich auf allen unseren Ebenen durchdrungen fühlen, uns dieser Aufgabe zu stellen. Heilungsgedanken, Heilungsgefühle zur Traumalösung gelingen umso besser, je näher wir in Verbindung mit unserem

Wesen treten. In uns allen liegt eine mystische Heilkraft, liegen Selbstheilungskräfte, die sich dann entwickeln, wenn wir die Aufmerksamkeit auf uns selbst lenken. Der innere Heiler wird dann seine Heilkraft umsetzen, wenn der innere Informator, der innere Botschafter, auf dem Wege der Erkenntnis informative Botschaften an unser Bewusstsein sendet.

Heilung von Traumen benötigt Bewegung und Änderung. Krankmachende Erfahrungen werden wahrgenommen, anerkannt und im Zuge der vollkommenen Aussöhnung durchschritten. Ja, sich aus Belastendem zu befreien hat einen mystischen Aspekt. Ganzheitliche integrative Heilung ist ein energetischer Vorgang, der unsere gesamte Aufmerksamkeit benötigt. Traumatische Erfahrungen in der Vergangenheit sollen nicht zur Identifikation mit dieser Erfahrung führen, sondern in Versöhnung so leicht wie möglich durchschritten werden. Mit jedem Heilungsschritt, und hier sind in erster Linie Heilungen aus emotionalen Zuständen wie Zorn, Hass, Eifersucht, Gier, Aggression

► Liebe zu sich
► Achtung vor der eigenen Schöpfung
► Demut, Einfachheit
► Mut
► Bereitschaft zur Öffnung
► Vertrauen, Glauben
► Sorgfalt
► Achtsamkeit
► Dankbarkeit
► Mitgefühl
► Friede

Abbildung 16:
Haltungen, die das wahre Selbst ausdrücken und Heilung unterstützen

zu nennen, nähern wir uns unserer wahren Identität. Dies führt schließlich dazu, dass eine Wiederherstellung von Selbstliebe, Wohlbefinden, Schöpferkraft, Kreativität, Freude, Gelassenheit, Integrität, Selbstakzeptanz in uns selbst entsteht. Das ist Weg und Ziel zugleich.

Zur beglückenden Arbeit, durch Vervollkommnung des eigenen Wesens Heilschritte zu gehen, sind bestimmte Grundhaltungen notwendig, wie sie auf Abbildung 16 dargestellt sind. Die Liebe zu sich, Wertschätzung und Anerkennung des eigenen Wesens in der Achtung vor der eigenen Schöpfung sind zentral. Traumata, die im Zuge des Lebens entstanden sind, führen häufig zu einer Verminderung von Selbstliebe und Eigenermächtigung. Das eigene Wesen wird kleingeredet, die eigene Bedeutung als solche nicht erkannt. Die Umsetzung von Schritten, die für eine Transformation der traumatisierten Bereiche nötig wären, ist in einem Zustand fehlender Selbstliebe nicht möglich. Innere Heilung gelingt oft nur in einem Zustand von Demut und innerer Einfachheit. Es wird nötig sein, sich selbst möglichst einfache Lösungsvorschläge vorzustellen, wenn nötig Hilfestellungen, die das eigene Wesen uns mitteilt, anzunehmen und dem eigenen Wesen auch zu vertrauen und mutig genug sein, dies auch umzusetzen. Ja, wir werden eine Bereitschaft benötigen, uns für uns selbst zu öffnen, wahr und ehrlich mit uns selbst umzugehen, und liebevoll und vertrauensvoll, ohne Schuldzuweisung an das eigene Wesen, die nötigen Schritte zu gehen. Der Weg der mitfühlenden Achtsamkeit mit allem Erlebten, ja sogar der dankbare Weg der mitfühlenden Achtsamkeit, weil die Heilung des Erlebten uns in der Entwicklung unseres Wesens und unseres Bewusstseins stärkt, sind durchaus herausfordernde Schritte, um in den heilsamen Frieden mit sich selbst und mit allem Erlebten zu kommen.

Unser Körper besitzt ein zelluläres Gedächtnis. Unser ganzheitlicher Körper besitzt die innere Weisheit zur Heilung. Das erlebte Trauma reduziert das wahre Potenzial der körperlichen Ebene. Der Körper besitzt in sich selbst Heilungsstrategien, die auch schulmedizinisch gut bekannt sind, wie das Herausschneiden und Ersetzen bestimmter Gendefekte, und anderes mehr. Die Zuwendung zu unserer körperlichen Ebene mit dem vorher angesprochenen Dialog kann durch solche und ähnliche Affirmationen unterstützt werden (Abbildung 17).

> Ich liebe meinen Körper.
> Mein Körper reagiert auf mich.
> Ich kann meinen Körper beeinflussen.
> Ich will meinen Körper umsorgen.
> Mein Körper empfängt Liebe.
> Mein Körper will umsorgt sein.
> Ich fühle meinen Körper.
> Mein Körper trennt sich von allem Trauma.
> Mein Körper weiß was ihm guttut.
> Ich erfülle die Bedürfnisse meines Körpers.
> Mein Körper hat tiefe Weisheit.
> Ich und mein Körper sind eins.
> Mein Körper ist nicht verantwortlich für das Trauma, das ich erlebt habe.
> Mein Körper lässt die Identifikation mit dem Trauma los.
> Mein Körper fühlt richtig und passend.
> Mein Körper kann meine Liebe und Sorge für ihn annehmen.
> Ich kann dem Körper das geben was er benötigt.

Abbildung 17: **Affirmationen – Heilung des Körpers**

TEIL 2

SPEZIELLER TEIL

EINLEITUNG

Ich möchte damit beginnen, dass ich es für notwendig erachte, den allgemeinen Teil so genau wie möglich zu studieren und zu integrieren, um das Folgende, in dem es nun um spezifische Kriterien im Zusammenhang mit Erkrankungen der weiblichen Brust geht, tatsächlich auch nachvollziehen zu können. Es muss ein Grundverständnis für die mögliche Entstehung von Krankheiten gegeben sein, um sich mit individuellen Aspekten eines Organs auseinandersetzen zu können, um bestimmte Muster – wenn die Krankheit einmal eingetreten ist – an sich selbst wahrnehmen zu können, oder auch um gefährdende Aspekte, die auf eine mögliche spätere Erkrankung hindeuten können, zu erkennen und so präventiv einer Heilung zuführen zu können.

Der folgende Teil dieses Buches beschäftigt sich mit spezifischen Codierungen für die weibliche Brust, die sich aus ihrer Physiologie und ihrer Funktion unschwer ableiten lassen. Unter energetischer Kodierung von Organen kann man geistige Aspekte verstehen, die mit der Funktion, mit Aufgaben, mit mentalen, gefühlsmäßigen oder spirituellen Inhalten dieser Organe verbunden sind. «**Wofür steht ein Organ? Welche Funktion füllt es aus? Welche gedankliche Verbindung entsteht in mir? Welche gefühlsmäßige Ausprägung hat dieses Organ für mich? Welchen tiefen spirituellen Sinn hat dieses Organ für mich?**»

Hier steht in Teil A die Brust als nährendes Organ im Vordergrund, also Milch produzierend und Milch spendend. Dieser Bereich umfasst Mutterschaft, Mütterlichkeit, Leben spenden, Nahrung, Ernähren, Sorgen für sich und andere, sich kümmern,

Verantwortung tragen, Geborgenheit, Sicherheit, Schutz. Hier wird auch auf die Bedeutung von innerer Fülle, Erfüllung und Geborgenheit eingegangen.

Teil B des Manuskripts beschäftigt sich mit heranwachsender und voll entwickelter Weiblichkeit, mit Sexualität, Körperlichkeit, Ganzheit, Kreativität, Mystik und Weisheit. (Abbildung 19) Teil C hat durch die energetische Verbindung der weiblichen Brust zum Herzen und zum Herzraum als zentralen Aspekt die Liebe in allen möglichen Ausprägungen wie Liebe, Selbstwert, Eigenermächtigung, Lebensfreude, Wärme, Licht, Toleranz, Versöhnung, Verbindung und Beziehung zum Inhalt. (Abbildung 20) In all diesen verschiedenen Aspekten dieser drei Bereiche können nun Traumatisierungen entweder aus der Vererbung übernommen werden, oder es können Verwundungen in diesem Leben stattgefunden haben, die zu energetischen Blockaden führen können.

Das Energiezentrum, mit dem die weibliche Brust innig verbunden ist, ist der Herzraum, das Herzzentrum oder auch Herzchakra genannt. Das physische Herz ist nicht nur ein Organ, das das Blut durch den Organismus pumpt, sondern auch ein Impulsgenerator, der mit dem Elektrokardiogramm sichtbar gemacht werden kann. Das Herz ist energetischer Kommunikator zwischen unseren mentalen und spirituellen Aspekten. Es ist das Zentrum unseres Gefühlslebens, hat starke magnetische Kräfte und beinhaltet eine große Zahl von Nervenzellen. Im Herzchakra selbst sind alle unendlich vielen Gefühle in allen möglichen Ausprägungen angelegt. Diese können nun in Abhängigkeit von der eigenen Persönlichkeit völlig unterschiedlich gelebt werden. Bestimmte Bereiche können dabei betont werden, andere, in denen Traumatisierungen stattgefunden haben, können teilweise oder gänzlich blockiert sein. Je nach der Prägung, die wir in unser Leben bringen, und unserer Bereitschaft für innere gefühls-

Herz-chakra

mäßige Heilung werden wir Gefühle unterschiedlich leben können, unseren Gefühlen unterschiedliche Gewichtung geben, und ein energetisch offenes oder teilweise oder manches Mal leider ganz verschlossenes Herz haben. Unsere Entscheidungen werden dadurch gefühlsmäßig entsprechend gefärbt.

Da wir ganzheitliche Menschen sind, haben Gefühle, die ja Energien sind und daher nicht direkt messbar, eine unendlich große Bedeutung. Sie sind ein Teil unseres Energiekörpers, der in der Qualität unseres Lebens eine ganz besonders bedeutende Rolle spielt. Der Zauber unseres Lebens spielt sich wesentlich in unserem Gefühlsleben ab. Aus der eigenen Erfahrung mit vielen Patientinnen mit ernsten Brusterkrankungen liegen bevorzugt energetische Blockaden in diesem Bereich vor. Solche Blockaden können häufig in mehreren Gefühlsbereichen, die vorher genannt worden sind, bestehen. Ohne dies schließlich wissenschaftlich belegen zu können, besteht ein deutlicher Eindruck dafür, dass Traumatisierungen in diesem Bereich besonders häufig bei Patientinnen mit bösartigen Brusterkrankungen vorliegen. In den im Folgenden beschriebenen Berichten von Erfahrungen mit Patientinnen wird dies deutlich erkennbar.

Alle diese Faktoren in Teil A, B und C sind, wenn sie gelebt werden, schützende Aspekte für die Brust und auch schützende Aspekte, letztendlich könnte man sagen, für jede Frau. Eine Gewichtung dieser Faktoren ist nicht angestrebt, da offenbar die Stärke eines Traumas und die Dauer der Exposition eine große Rolle spielen. Während es sich zum Beispiel in Abbildung 11 um allgemeine Eigenschaften handelt, die zur Gesunderhaltung des eigenen Wesens beitragen, so handelt es sich im nun Dargelegten um Aspekte der weiblichen Brust, die wenn sie gelebt werden, eben eine Schutzfunktion für die weibliche Brust ausüben, und wenn sie, aus welchen Gründen auch immer, eine Blockade aufweisen, für die Gesunderhaltung der weiblichen Brust gefährdend sein können.

In diesem Zusammenhang seien noch einige Worte von allgemeiner Bedeutung gesagt. Wir sind in einer Gesellschaft, in der die Schulmedizin sich mit allen möglichen personellen und technischen Voraussetzungen zum Ziel gesetzt hat, einen Erkrankten auf körperlicher Ebene wieder gesund zu machen. Der überwiegende Teil der monetären Mittel, die im Gesundheitssektor zur Verfügung stehen, wird zur Behandlung von erkrankten Menschen aufgewendet, wogegen die Prävention von Erkrankungen eine weitestgehend untergeordnete Rolle spielt. Natürlich werden allgemeine Gesundheitsregeln, wie bestimmtes Ernährungsverhalten oder Bewegung, häufiger als früher in der Öffentlichkeit besprochen und deren Bedeutung damit betont. Spezifische Empfehlungen für die mögliche Gesunderhaltung bestimmter Organe fehlen in diesem Zusammenhang.

Die Gesunderhaltung des eigenen Körpers, der eigenen Gedanken und Gefühle, letztendlich die Verbindung mit der eigenen Seele kann nur individuell erfolgen. Sie ist offensichtlich ein spirituell-philosophisches Problem, und nicht so sehr ein ärztliches. Die Gesunderhaltung liegt in der Verantwortung jedes einzelnen von uns. Genau dies ist der Anspruch, den dieses Buch erfüllen will, nämlich einen großen Blick auf die ganzheitliche Betrachtung der weiblichen Brust zu lenken, und Möglichkeiten aufzuzeigen, wie gedanklich, gefühlsmäßig, emotionell und spirituell bestimmte Verhaltensmuster zur Gesunderhaltung der weiblichen Brust beitragen können.

Ich verstehe natürlich Widerstände gegen ein Konzept, das wissenschaftlich nicht ausreichend belegt ist, weil dies ein neues Feld von Überlegungen und auch ein neues Feld der Medizin ist (Ganzheitsmedizin, integrative Medizin). Aufklärungsarbeit wird in verstärktem Maße nötig sein, um die Bedeutung der Erkrankten im Heilungsprozess klarer zu definieren und auch wissenschaftlich zu untersuchen. Zusammenhänge zwischen eigenen Haltungen, Mustern und Programmen zu erkennen, sich zu unterstützen bei innerer Heilung, sich kennenzulernen, wo unheilsame Wesenszüge Platz gegriffen haben und zu entsprechenden Konsequenzen geführt haben, ist eine Frage des eigenen Bewusstseins. Bewusstheitsentwicklung geschieht, wie schon mehrmals betont, dann, wenn eine kontinuierliche Auseinandersetzung in Selbstbeobachtung und Selbstverwirklichung des eigenen Wesens erfolgt, die ein hohes Maß an Selbstreflexion und an Ehrlichkeit voraussetzt. Die Kenntnis der Plastizität unseres Wesens, nicht nur der neuronalen kortikalen Plastizität, also der Veränderbarkeit und der Beeinflussbarkeit der mentalen Regelkreise des Gehirns durch uns selbst, sondern auch der Veränderbarkeit unserer physischen Strukturen durch unsere Psyche, wird neue Möglichkeiten in dieser Richtung substanziell erweitern.

Im Folgenden wird auf die einzelnen Punkte innerhalb der drei Hauptthemen im Detail eingegangen werden, wobei, wie bereits im Kapitel «Meditation» ausführlich dargelegt, das Lesen mit einer kontinuierlichen Selbstreflexion verbunden sein sollte, nämlich: **«Wie ist dies für mich? Wie spüre ich es? Was ist für mich ein Punkt der von Bedeutung ist? Wie spürt sich diese Emotion oder dieser Gedanke für mich selbst an? Wo merke ich in mir einen Mangel, ein Defizit? Bin ich bereit, in diesen Mangel und in dieses Defizit mit meiner Aufmerksamkeit einzudringen und eine schrittweise liebevolle Änderung meines Wesens vorzunehmen? Wo fühle ich Bestätigung in meinem Wesen? In welchen Bereichen bin ich ganz glücklich mit mir?»** Bestätigung und Änderung, Behalten und Loslassen kann nur durch intensive Kontemplation erfolgen, und ist letztendlich eine Frage unseres Willens, unseres Wollens.

Wir dürfen nicht vergessen: Es gibt bei geistiger Arbeit kein Richtig und kein Falsch, sondern die Erkenntnisse aus unserem

Inneren sind immer individuell. Wenn wir ehrlich mit uns selbst umgehen, dann werden wir eine spezifische authentische Antwort auf eine Frage, die wir an unser Wesen richten, bekommen, und diese Antwort ist gültig. Auf diese Antwort können wir uns im Augenblick auch verlassen. Nicht so wie wir es vielleicht erwarten, und nicht so wie wir glauben sein zu müssen, sondern so WIE WIR TATSÄCHLICH SIND, wird uns dann dadurch bewusst. Was wir tatsächlich fühlen und empfinden, das ist unsere Wahrheit, und mit dieser Wahrheit sollen wir im Folgenden liebevoll und sorgsam umgehen und uns selbst großes Vertrauen darin entgegenbringen.

Besonders die Affirmationen auf Abbildung 15 können in diesem Zusammenhang herangezogen werden, auch die Aspekte, die auf den Abbildungen 16 und 17 dargelegt sind. Wir dürfen nicht vergessen, dass eine Änderung in unserem Wesen nicht augenblicklich geschehen kann, sondern dass bestimmte Muster oft seit vielen Jahren oder Jahrzehnten bestehen. Diese Muster sind in das eigene Wesen dann so integriert, dass wir zum Beispiel unheilsame Muster als solche gar nicht mehr erkennen, sondern glauben so sein und bleiben zu müssen, wie wir sind. Erst wenn das Leben nach dem Muster in die Freudlosigkeit, in die Kraftlosigkeit oder in einen anderen Mangelzustand führt, oder sogar in eine Erkrankung, und wir die Zusammenhänge in unserem Wesen erkennen, werden wir feststellen können: «*Ich kann mich ja ändern. Ich kann mein Wesen ändern. Ich muss diesem Muster nicht gehorchen. Dieses Muster ist nur eine energetische Abspeicherung, die ich aber wie jede Energie in meinem Wesen ändern kann. Ich kann diese Abspeicherungen ja aus meinem Energiekörper herauslösen und mich mit der auslösenden Ursache versöhnen. Ich erkenne, was mich geprägt hat, damit dieses Muster entstehen konnte. Ich will mich mit der Prägung, wann auch immer sie entstand, wer auch immer sie in mir ausgelöst hat, aussöhnen.*»

Immer wieder sollten wir die Augen schließen und das eben Gelesene an uns wirken lassen, um einen individuellen Eindruck über die Bedeutung und den Sinn an uns selbst wahrzunehmen. So gelangen wir für uns selbst zu einer Schlussfolgerung. Das Wesen dieses Buches ist eben ein Lernbuch, in dem wir lernen, uns selbst kennen zu lernen. Das Buch macht keine Vorgaben, sondern es will zur Selbstauseinandersetzung und zur Selbsterkennung beitragen, und ermuntern, Schritte zu unternehmen, die zu unserer inneren Erkenntnis, zu unserer inneren Heilung führen. Nur durch einen solchen inneren Vorgang ist es möglich, das eigene Wesen substanziell zu ändern. Die Auseinandersetzung mit unserem Sein kann uns niemand ersparen – kein Heiler, kein Guru, kein selbsternannter Meister – der Weg geht nicht über andere, der Weg geht nur über uns selbst.

Nach grundlegenden Überlegungen im allgemeinen Teil über den Zusammenhang zwischen Körper und Geist, Ursache und Wirkung, wertfreier Selbsterkenntnis und Selbstbeobachtung, Meditation, Gesundheit, Kraftquellen und Schutzfaktoren, Krankheiten, Aspekten der Krankheitsgefährdung und schließlich Heilung soll nun im speziellen Teil auf spezifisch heilsame Aspekte im Zusammenhang mit der Gesunderhaltung der weiblichen Brust eingegangen werden. Die Kenntnis von schützenden, für die Gesunderhaltung wesentlichen Aspekten erlaubt im Rahmen der Selbstreflexion, Mangelzustände von solchen Aspekten zu erkennen, wie sie nach eigener langjähriger Erfahrung bevorzugt bei Frauen mit ernsten Brusterkrankungen vorkommen können. Wie schon angedeutet, sind die Basis für diese Erkenntnisse Kodierungen, also Zuschreibungen, die der weiblichen Brust zukommen, die mit ihrer Physiologie verbunden sind, mit ihrer biologischen Funktion, ihrer gefühlsmäßigen und emotionalen Bedeutung und ihrem spirituellen Ausdruck. Die Überlegungen in diesem Zusammenhang sind eigentlich immer ganz einfache, wie Einfachheit ganz generell eine Haltung in unserem Leben ist, die uns viele Erkenntnisse offenbart, die nachhaltig und zielführend sind.

Heilsame, schützende Kodes sind Haltungen, Wesensmerkmale die Resilienz erzeugen, die uns Sicherheit und Vertrauen schenken, uns gesund erhalten oder uns wieder gesund werden lassen. Heilsame Grundzüge unseres Lebens erhöhen die Energieschwingungen und deren Kraft in unseren Organen. Diese kehren dadurch in ihre tatsächliche Eigenschwingung zurück und können ihre ursprüngliche Aufgabe makellos erfüllen. Die Aktivierung schützender Kodes greift regulativ in unser gesamtes Wesen ein, macht uns in herausfordernden Situationen widerstandsfähig, gibt Selbstsicherheit und Klarheit in unseren Entscheidungen, lässt uns wichtige Zusammenhänge zwischen Körper und Geist, zwischen Wesenszügen und Erfahrungen im Leben erkennen, und erlaubt uns Korrekturen. Wieder sei hier auf die Plastizität, also die Veränderbarkeit, Beeinflussbarkeit aller Ebenen unseres Wesens DURCH UNS SELBST hingewiesen.

Die Aufdeckung von Mangelzuständen an nährenden und schützenden Haltungen unseres Wesens durch Eigenbeobachtung lässt uns tief in die Auseinandersetzung mit den Ursachen für solche Mangelzustände eintreten. Wie in dem Abschnitt «Ursache und Wirkung» dargelegt, genügt es ja nicht, Wirkungen zu erkennen, zum Beispiel Angst, Enttäuschung oder Trauer an sich wahrzunehmen, sondern entscheidend ist, die Ursachen für solche Emotionen in sich selbst aufzudecken und zu heilen. Erkennung und Akzeptanz ist nur ein Schritt im Wege zur Heilung, ist jedoch mit innerer Heilung nicht gleichzusetzen.

Jedes Organ, und so auch die weibliche Brust, hat einen bestimmten Ausdruck, wofür es steht. Ein solcher Ausdruck umfasst immer mehrere Kodierungen, und diese hängen von der Grundfunktion und dem Grundausdruck des Organs ab. Ein

Organ schwingt nun in einer Grundschwingung, die der Funktion dieses Organs entspricht, und die ausdrückt, wofür dieses Organ steht. Steht nun der körperliche Ausdruck mit den geistigen Aspekten, die diesem Ausdruck entsprechen, im Einklang, besteht eine Übereinstimmung, besteht Harmonie zwischen der körperlichen Ebene und der geistigen Ebene, so wird dieses Organ üblicherweise gesund bleiben.

Die Grundschwingung, das heißt die Grundenergie, die zum Ausdruck bringt, wofür dieses Organ steht, drückt nun viele unterschiedliche geistige Aspekte aus, und wenn ich geistig sage, so ist gedanklich, gefühlsmäßig, emotional und spirituell gemeint. Eine Harmonie zwischen dem Ausdruck des Organs und dem tatsächlichen Erleben bedeutet in hohem Maße körperliches Wohlbefinden, gute Funktionalität auf allen Ebenen. Die Harmonie kann auch als Ausgeglichenheit der geistigen Aspekte erkannt und bekräftigt werden. Im Gegensatz dazu können Mängel oder Überfunktion ebenfalls wahrgenommen und geheilt werden. Das Zuviel oder Zuwenig, das Überbewegte und die Blockade können uns zu Bewusstsein kommen und durch geeignete Maßnahmen im Rahmen von innerer Heilung in Ausgleich gebracht werden.

Körperliche Gesundheit ist also kein Zufall. Organe können dann erkranken, wenn der geistige Ausdruck, der diesem Organ zugeschrieben wird, nicht erkannt wird oder traumatisiert ist, und daher, aus welchen Gründen auch immer, nicht gelebt werden kann. Dann fehlt eine Energie, die dem Organ entspricht und die dieses Organ gesund erhält, oder diese Energie ist überproportional ausgeprägt. Wie wir alle wissen, kann letztendlich jedes Organ in uns erkranken, sei es durch Unterfunktion, sodass das Organ seine Aufgabe nicht mehr erfüllen kann, sei es durch Entzündung, sei es durch Tumore, sei es durch Überfunktion. Es ist nach wie vor ein Rätsel für viele, warum bei einem bestimmten Menschen das eine Organ erkrankt, bei anderen jedoch ein anderes, oder warum manche Menschen überhaupt erkranken, und andere gesund bleiben. Krankheit entsteht nach meiner Vorstellung, weil der Körper auf nicht Geheiltes im eigenen Inneren SPEZIFISCH reagiert und im Rahmen der Spiegelfunktion dem Betroffenen die eigene Reaktion auf Traumatisierungen dadurch bewusst werden soll.

In diesem Zusammenhang werden die grundlegenden Kodierungen, wofür die weibliche Brust steht, im Folgenden detailliert beschrieben. Es wird auf Möglichkeiten der Gesunderhaltung hingewiesen, die durch ein Leben nach diesen Kodierungen erreicht werden kann. Ein Leben in Harmonie lernt. Ein Leben in Harmonie stellt Fragen. Es erkennt die Botschaften, die uns das Leben spiegelt, bringt diese Botschaften mit dem natürlichen Organausdruck verschiedener Organe in Einklang und Abgleichung, und kann so ein Höchstmaß an körperlicher Gesundung erreichen. Es ist der Geist, der den Körper regiert, der ihn leitet, der ihn beeinflusst. Es ist natürlich auch der Körper, der in seinem ausgeglichenen Wohlbefinden den Geist beruhigen kann. Der Geist jedoch setzt im Ausdruck der Erkrankung emotionale Reaktionen, die spezifisch unterschiedliche Auswirkungen auf die individuelle Persönlichkeit haben. Eine heilsame Reaktion des Wesens des Betroffenen auf eine körperliche Erkrankung besteht in dem Erkennen von Zusammenhängen, in der Botschaft eines in seiner Funktion oder in seinem Ausdruck gestörten Organs, und im harmonisierenden bewussten Ausgleich, in bewusster innerer Heilung dessen, was das Organ ausdrücken möchte, wofür das Organ steht. Die Botschaften eines Organs sind oft vielfältig und benötigen eine intensive Zuwendung in Erkenntnis mit der wahrnehmenden Klärung vieler möglicher Aspekte. Immer wieder sollten wir dann fragen: «Entspricht mir dies? Trifft dies auf mich zu? Ist dieser Punkt etwas, was ich nicht wahrhaben will? Kann ich hier ehrlich und aufrichtig zu mir sein? Will ich etwas vor mir verbergen? Bin ich auf der Flucht vor mir? Erkenne ich die Botschaft? Will ich mich mit mir auseinandersetzen? Will ich mir für mich Zeit nehmen?»

Erst wenn wir tief genug in das Geheimnis unseres Wesens eindringen, tief genug die Botschaft des Körpers zu entschlüsseln suchen, wird uns die Erklärung auch offenbar. Wie schon mehrmals angedeutet, sind das Offenbarwerden und das Erkennen erst der Beginn, vielleicht auch Voraussetzung. Die tatsächliche Heilung besteht immer in der heilsamen Änderung des eigenen Wesens. Dies stellt zusätzlich zu segensreichen Handlungen der Schulmedizin die Aufgabe der Betroffenen dar. Die heilsamen Therapien der klassischen Medizin können mit der Aktivierung der Selbstheilungskraft volle Wirkung entfalten, und die Schulmedizin ist gut beraten, die Betroffenen in ihren Heilweg mit einzubeziehen.

Teil A

> ▶ Mutterschaft, Mütterlichkeit
> ▶ Leben spenden, Lebenskraft spenden
> ▶ Nahrung, ernähren
> ▶ Sorge tragen für, sich kümmern
> ▶ Verantwortung tragen
> ▶ Fülle, Überfluss, Erfüllung
> ▶ Geborgenheit, Sicherheit, Schutz

Abbildung 18: **Der nährende Aspekt der weiblichen Brust**

Mutterschaft, Mütterlichkeit

Im Leben einer Frau ist Mutterschaft ein besonderer Aspekt. Es gibt jedoch Frauen, die eine Mutterschaft für sich selbst ausschließen und dennoch ihre volle Weiblichkeit leben. Es gibt Frauen, die sich über ihre Mutterschaft definieren. Leben ist individuell, Leben kann und soll individuell gelebt werden, und die Bedürfnisse und Sehnsüchte verschiedener Menschen sind unterschiedlich. Frauen, die sich nach Mutterschaft sehnen und deren Mutterschaft sich nicht erfüllt, können durch diese Erfahrung traumatisiert sein und unternehmen oft beträchtliche Anstrengungen, eine Mutterschaft zum Beispiel durch In-Vitro-Fertilisation, also künstliche Befruchtung, zu erreichen. Oft tritt trotz dieser Bemühungen keine Mutterschaft ein. Die Adoption eines Kindes kann in einer solchen Situation sehr segensreich sein, indem Mutterschaft sehr wohl für ein nicht leibliches Kind übernommen wird. Dieses Kind entspricht dann nicht einem Wesen, das im eigenen Körper groß geworden ist. Dennoch kann es das Leben einer Frau außerordentlich bereichern, mütterliche Gefühle für andere Kinder zu besitzen und auszuleben. Ob es sich nun um das eigene Kind handelt, ein Kind das durch Fertilisation entstanden ist, oder auch ein nicht blutsverwandtes Kind, erscheint für manche nicht sehr bedeutend zu sein.

Meditation *Kind*

Schließen wir die Augen und gehen wir einmal in der Vorstellung in eine Situation, in der ein Kind Hilfe benötigt. Haben wir eine spezielle Situation vor Augen. Nur dieses «um Hilfe bitten» stellen wir uns vor, und unsere eigene Reaktion: «Erkennen wir, wie dieses Ansuchen unser Herz öffnet, wie in uns langsam das Gefühl entsteht, wie wir diesem Kind Hilfe angedeihen lassen können, vielleicht weil wir eine Situation lösen, oder weil sich das Kind etwas wünscht, und wir diesen Wunsch erfüllen können?» Es geht hier nicht um Großes. Es geht um unsere Haltung, dass wir einem Kind – und Kinder sind oft wehrlos, oft die Schwächsten in unserer Gesellschaft –mit Hilfe und Anteilnahme entgegenkommen, und dieser Bitte um Hilfe liebevoll entsprechen.

Spüren wir in uns hinein, was diese Haltung einem Kind gegenüber mit uns macht. Vergleichen wir damit eine Haltung, in der wir achtlos und ohne Anteilnahme unsere Augen und unsere Ohren und schließlich unser Herz verschließen, und so tun, als ob wir nichts gehört hätten, und damit entschuldigen, dass das Kind ja nicht unseres ist, und dass uns die ganze Sache eigentlich nichts angeht. «**Was macht das mit mir?**» Und nun fragen wir uns, wie wir üblicherweise reagieren, nicht in unserer Vorstellung, sondern in unserem täglichen Leben: «**Wie bin ich? Wie verhalte ich mich?**» Gestatten wir uns, diesem Gefühl der Mütterlichkeit nachzugeben, es in uns wirken zu lassen. «**Wie war denn meine Erfahrung mit meiner eigenen Mutter?**»

Es kann natürlich sein, dass uns in diesem Leben als Frau eine Mutterschaft nicht gewährt wurde. Aber durch eine Mutter sind wir auf die Welt gekommen. In einer Mutter sind wir neun Monate gewachsen und durch unsere Mutter wurden wir geboren. «**Welche Situationen erinnern mich an meine Kindheit, erlebt mit meiner Mutter? War sie fürsorglich, hilfreich, liebevoll, achtsam, aufmerksam, verständnisvoll? Oder hat all dies vielleicht nicht zugetroffen, weil ich ihr in meinem Werden und mit meiner Geburt und mit meinem Dasein in ihrer Lebensplanung im Wege gestanden bin? Zu welcher Reaktion hat dies in mir geführt, dass ich gespürt habe, dass ich eigentlich gar nicht erwünscht war, dass Mutterschaft etwas war im Leben meiner Mutter, was nicht dem entsprochen hat, was sie wollte?**»

Für alle Leserinnen, die eine liebevolle, achtsame, mitfühlende, friedvolle, verständnisvolle Mutter gehabt haben oder noch haben: Denken wir zurück an viele Situationen, die wir mit ihr erlebt haben. Erlauben wir uns mit geschlossenen Augen ein tiefes Gefühl unserer Dankbarkeit zu spüren. Fühlen wir, was diese Haltung der Mutterschaft unserer Mutter in uns bewirkt hat, wie sie uns geformt hat, wie Aspekte unseres Wesens dadurch beeinflusst wurden, wie diese Haltungen, die die Mutter zu uns hatte, unser Leben geprägt und unsere Verbindung zu anderen Menschen nachhaltig beeinflusst hat. «*Ich bin dankbar für Deine Liebe und Dein Verständnis. Ich spüre noch heute Deine Fürsorge. Deine Wertschätzung hat mir gutgetan. Ich fühle Deine Wärme.*

*Ich spüre, was Du für mich getan hast. Ich nehme noch heute Deine
Sorge für mich wahr. Ich danke Dir für all Deine Tränen der Freude
mit mir und die Tränen Deines Schmerzes mit mir.*»

Für alle die, deren Mutter nicht das in ihrer Mutterschaft erfüllen konnte, was wir uns gewünscht hätten, vielleicht wovon
wir geträumt hätten: Halten wir unsere Augen geschlossen. Lassen wir das Gefühl der Versöhnung in uns aufsteigen. Überlegen
wir vielleicht einmal, wie es unserer Mutter mit ihrer Mutter
gegangen ist. Wie sehr haben sich oft diese Bilder geglichen, dass
eine Mutter, die uns selbst die Liebe nicht schenken konnte, Liebe von ihrer eigenen Mutter auch nicht erhalten hat. Das, was
wir oft selbst nicht erlebt haben, das hat unser Wesen auch nicht
geprägt, und kann durch uns oft auch nicht weitergelebt werden.

Stellen wir uns auch Situationen vor, in der unsere Mutter
mit dem Vater wie so oft uneins war, Situationen in denen kein
liebevolles Wort zwischen den beiden gefallen ist, in der unsere
Mutter oft ganz allein in ihrem Leben dagestanden ist, ohne Liebe und ohne Fürsorge, und sie in dieser Situation uns das nicht
geben konnte, wonach wir uns gesehnt haben. Lassen wir all dies
mit geschlossenen Augen auf uns wirken. Lassen wir langsam
dieses tiefe Verständnis für unsere Mutter in uns aufsteigen, und
dann ein tiefes Gefühl der Versöhnung.

Spüren wir den Traumen nach, den Verwundungen, die in uns
durch nicht erhaltene Liebe und Aufmerksamkeit entstanden
sind. Spüren wir, was es in uns bewirkt hat, dass sich andere
Mütter und Väter unserer Schulkameraden ganz anders, nämlich liebevoll, natürlich und hilfsbereit, ihren eigenen Kindern
gegenüber verhalten haben, und wie wir vielleicht sprachlos dagestanden sind und es ganz einfach weh tat, den Unterschied
zu spüren, zu sehen, was andere erleben, und zu spüren, was
uns selbst gefehlt hat. Lassen wir dieses Gefühl des Schmerzes, der Enttäuschung, der Vernachlässigung ganz einfach los.

Spüren wir den Schmerz in unserem Herzraum und nehmen wir diesen Schmerz in unserem Herzen wahr, indem wir tief in unser Herz hineingehen, in diesen Energieraum, der unserem energetischen Herzen entspricht. Finden wir im Herzraum, was wir an Schmerzhaftem mit unserer Mutter erlebt haben. Dann lassen wir in diesem Herzraum dieses Gefühl, von dem vorher gesprochen wurde, das Gefühl des Verständnisses, das Gefühl der liebevollen Erkenntnis des Wesens der Mutter aufsteigen und da sein. Sie hat dasselbe, was wir mit unserer Mutter erlebt haben, vielleicht auch mit ihrer eigenen Mutter erlebt. Sie war selbst nicht von Liebe umgeben. Sie konnte Liebe nicht spenden, weil sie Liebe auch nicht empfangen hat. Lassen wir diese Erfahrung ganz einfach ziehen. Gehen wir durch diese Erfahrung durch. Lassen wir diese Erfahrung los, weil wir es wollen, weil wir es uns ganz einfach wert sind, Frieden zu schließen.

Betrachten wir nun uns selbst in unserer Mutterschaft unseren Kindern gegenüber. «**Was habe ich von meiner Mutter übernommen? Habe ich mich in einer ähnlichen Weise entwickelt wie sie? Habe ich aus dem Schmerz, den ich mit meiner Mutter erlebt habe, die Erkenntnis gewonnen, meine eigenen Kinder ganz anders behandeln zu wollen, als ich selbst behandelt wurde? Konnte ich mich in den letzten Jahren weiterentwickeln im Verständnis meiner eigenen Kinder?**» Schauen wir uns mit offenen, ehrlichen Augen in unserem Inneren an. Erkennen wir uns in diesem Aspekt, wie wir tatsächlich sind, wie wir unsere Mutterschaft tatsächlich erlebt haben, und kommen wir dann langsam und achtsam in unser Wachbewusstsein zurück.

Ende Meditation

Lebensgeschichte I

Ich bin 54 Jahre. Ich war an einer Krebsvorstufe im Bereich
der rechten Brust erkrankt. Ich war ein ungeliebtes Kind.
Meine Mutter hat mich nie in die Arme genommen, sie
war depressiv. Ich wurde nicht gestillt, ich wurde nicht wahrgenommen. Mein Vater war jähzornig und autoritär. Er
war oft weg und wenig präsent. Für meinen Vater war alles
falsch, was ich getan habe, und er hat gesagt: «Sobald du die
Füße unter meinen Tisch stellst, hast du dich nach mir zu
richten.» Ich fühlte mich von den Eltern nicht getragen und
konnte keinerlei Vertrauen zu ihnen aufbauen.
Ich hatte jedoch eine Bezugsperson, das war die Mutter meines Vaters. Die ist leider gestorben, als ich acht Jahre war.
Das hat mir sehr weh getan. In der Kindheit habe ich nur
Schein und Fassade erlebt. Ich musste nur funktionieren,
und bin sehr schnell erwachsen geworden. Ich musste ganz
stark im Kopf werden, weil ich Leistung erbringen wollte,
um Anerkennung vom Vater und vielleicht Liebe von der
Mutter zu bekommen. Beides ist mir nicht geglückt.
Ich habe später Anerkennung durch andere, durch Männer bekommen. Ich habe die Bestätigung sehr gebraucht. Ich
wollte immer noch unbedingt den strengen Vorstellungen
meines Vaters gerecht werden. Ich musste jedoch dafür sehr
viel hinunterschlucken und war über sein Verhalten innerlich sehr wütend. Ich habe dann einen Mann geheiratet,
der meinem Vater sehr ähnlich war, und ich wurde sehr
unglücklich mit ihm. Beruflich wurde ich sehr erfolgreich,
das war das was ich durch meinen Vater erlernt habe. Die
Liebe, das Mitgefühl und die Wertschätzung für mich habe

ich jedoch in meinem Leben nicht gelernt. Ich bin sehr hart zu mir und kompromisslos, wenn ich beruflich vor Herausforderungen gestellt werde.

Selbsterkannte Lebensthemen:
Fehlendes Vertrauen in den eigenen Körper. Stress, Zeitdruck, Burnout. Ich glaube alles hinunterschlucken zu müssen, kann es jedoch nicht verdauen. Ich suche Anerkennung besonders durch Männer. Ich will viel leisten und glaube viel leisten zu müssen, bin zu viel im Tun und zu wenig im Sein. Ich hatte keine Kindheit, bin zu schnell erwachsen geworden. Es fehlt mir das Urvertrauen. Ich kann schlecht annehmen. Ich habe große Härte und Strenge gegen mich. Ich habe eine große Erwartungshaltung mir gegenüber. Ich bin mir gegenüber stark mental orientiert, jedoch nicht in einer liebevollen Verbindung.

Eigenerfahrung bei der angeleiteten meditativen Arbeit:
Bei der Vorstellung, als Embryo in meiner Mutter zu sein, fühle ich keine Beziehung zu ihr, keine Wärme, keine Freude, kein Angenommensein. Ich spüre Enge, Begrenzung, und sage mir: «Das muss ich durchstehen.» Ich bin nicht sicher, ob ich zur Welt kommen will.
Meine Arbeit mit meinem inneren Kind mit drei Monaten zeigt das Alleinsein, Mangel an Nähe, Geborgenheit und Schutz. Ich stille dann mein eigenes Kind und gebe ihm Geborgenheit. Das innere Kind mit einem Jahr lebt noch sehr im Mangel, beginnt langsam sich selbst anzuerkennen, sich Zuneigung zu schenken. Langsam wird es selbständig, hat keine Sehnsucht, sondern sagt immer: «Das schaffe ich

Vielleicht war es aber auch ganz anders, dass wir nicht vernachlässigt wurden, sondern dass wir eine Mutter hatten, die
tatkräftig war, die uns liebte auf ihre eigene Art und Weise, die
glaubte zu wissen, was gut für uns ist, die uns vorgelebt hat, wie
etwas zu geschehen hat, und die auch von uns einforderte, ihr
zu gehorchen, weil sie es ja besser wisse. Hatten wir eine Mutter,
die uns oft die Luft zum Atmen genommen hat? Eine Mutter,
die uns 20 oder 30 Jahre nach unserer Geburt noch sagte, wie
wir uns zu verhalten hätten, die unser Leben mit beeinflussen
wollte bis ins Detail und die uns die Möglichkeit und die Kraft
zur eigenen Entwicklung genommen hat? Eine Mutter, die vielleicht heute noch im Augenblick zu wissen glaubt, was für uns
gut ist, die nach wie vor bei persönlichen Treffen oder am Telefon Angst in uns erzeugt, nicht gut genug zu sein, ihr nicht
gerecht zu werden, uns nicht gegen sie wehren zu können, weil
wir wehrlos sind, fast ohnmächtig der Mutter gegenüber? Haben wir das erlebt?

Oder haben wir eine schwache Mutter erlebt, die uns zwar geliebt hat, die jedoch nicht in der Lage war, ihr eigenes Leben in die Hand zu nehmen, vielleicht weil sie sich leidend fühlte oder weil unser Vater dominant war, weil sie selbst in ihrer Persönlichkeit weder strukturiert noch tatkräftig war, die uns vielleicht ganz früh mit ihren eigenen Eheproblemen konfrontiert hat oder die uns in jungen Jahren, oft mit fünf oder sechs, bereits in eine Mutterrolle gedrängt hat, wo wir ihre Mutter waren, die uns Verantwortung auferlegt hatte, vielleicht auch für jüngere Geschwister? So war es für uns nicht möglich, unsere Kindheit als Kind zu leben, sondern wir wurden in eine Verpflichtung gedrängt, die nicht altersgemäß war, wo Spielen nicht an der Tagesordnung stand, sondern eine frühe Aufgabe, wo wir vielleicht sehr früh in einem Geschäft oder auf dem Bauernhof arbeiten mussten, ohne die Möglichkeit, das lustige und leichte und freie Kinderleben genießen zu können.

Solche und andere Erfahrungen können manche der Leserinnen in ihrem eigenen Leben erlebt und erfahren haben. Die liebevolle Erfahrung hat uns zu dem Menschen gemacht, der wir sind. Die Erfahrung als ungeliebtes Kind, auch die Erfahrung nicht das Eigene leben zu dürfen, sondern den Willen der Mutter zu leben, hat uns eine freie gefühlsmäßige Entwicklung und die Kraft zur Selbstentscheidung nicht erleben lassen, und hat so unser Leben geformt. Auch das allzu frühe Übernehmen von Verantwortung, die Übernahme der Mutterschaft für die Mutter in frühen Jahren, in der die eigene Aufmerksamkeit eben der Mutter gegolten hat, oder die allzu frühe Arbeitsverpflichtung, ohne dass wir uns selbst ausreichend Aufmerksamkeit schenken konnten, hat uns geprägt. Manches was wir an Wunderbarem erlebt haben, hat uns gesund erhalten, und manches andere hat uns vielleicht krank gemacht oder zur Krankheitsentstehung beigetragen. Und das was uns krank gemacht hat, oder das was droht uns krank zu machen, und vielleicht noch immer in uns arbeitet und uns traurig oder wütend macht nach all den vielen Jahren, BENÖTIGT INNERE HEILUNG. Es benötigt die Aufarbeitung, die energetische Arbeit in unserem Herzraum, die wertfreie Betrachtung ohne Schuldzuweisung, die liebevolle Aussöhnung mit allem was erlebt wurde. Es gilt uns loszulösen aus dem allzu starken Einfluss der Eltern, um das eigene wahre Wesen leben zu können, um Entscheidungen treffen zu können, die nicht von den Prägungen durch andere gesteuert sind, sondern die unserem wahren Selbst entsprechen.

Nun stellt sich die Frage: «Wie verhalte ich mich als Frau zu mir selbst? Kann und will ich liebevolle, hilfreiche, verständnisvolle Haltung mir selber gegenüber leben? Wie lebe ich meine eigene Mütterlichkeit mir gegenüber?» Dies mag in manchen Ohren ein wenig merkwürdig klingen oder in manchen Augen ein wenig übertrieben scheinen. Doch wenn wir von unserer Mutter nicht das erhalten haben, wonach wir uns gesehnt haben: Ist dann nicht eine Lösung und Heilung dieses Aspektes, dass wir all das, was wir nicht bekommen haben, UNS SELBST GEBEN? In unserer Vorstellung, in unserer Aufmerksamkeit und in Liebe zu uns? Als Affirmation ausgedrückt: *«Ich will mir das geben, was meine Mutter mir nicht geben konnte. Ich will mir diese Aufmerksamkeit selbst schenken, die ich so schmerzlich vermisst habe. Ich bringe mir Verständnis entgegen für alles, was ich in meinem Leben erlebt habe, was an Wunderbarem durch mich entstanden ist, und was ich auch hätte anders machen können. Ich will die Zusammenhänge mit dem, was ich mit meiner Mutter erlebt habe, und die Auswirkungen, die es auf mein eigenes Wesen hatte, ergründen. Ich will die Traumen, die mir zugefügt wurden, in Verständnis für alle und alles an mir selbst heilen. Ich will Versöhnung aus tiefstem Herzen mit meiner Mutter herstellen. Ich will mit all dem was ich erlebt habe, in den Frieden kommen. Ich will mein ganzes Leben,*

*das ich mit meiner Mutter erlebt habe, durchleuchten, und mir selbst
vor mein inneres Auge führen und Klarheit bekommen. Ich will
mir Mutter sein, in jedem Aspekt.»* Verbinden wir uns doch tief
und innig oftmals mit diesen Mantren, bis unser Wesen damit
verbunden ist, ohne zu denken, nur im Fühlen.

Leben spenden, Lebenskraft spenden

Fassen wir nun die auf Abbildung 18 angeführten Punkte zusammen, und bringen wir diese in eine geistige Verbindung
miteinander, so haben sie alle ein gemeinsames verbindendes
Element, und dieses ist: «Sie spenden Leben». Sie spenden also
Nahrung für das Leben, Sicherheit, Geborgenheit, Verantwortung für das Leben, Fülle im Leben, und führen zur Durchdringung des Lebens mit Kreativität, Mut, Optimismus und Kraft.
Die weibliche Brust als Leben spendend zu sehen, haben wir mit
dem Bild des Neugeborenen begonnen, dem durch das Stillen
durch die weibliche Brust Leben, Nahrung gespendet wird. So
kann die weibliche Brust als Symbol dafür betrachtet werden,
wie wesentlich für uns alle diese Bereitschaft ist, lebensspendend
in vielen Aspekten, auf allen Ebenen für uns zu sein und unser
Leben so aktiv und kreativ zu gestalten. Achten wir darauf, nicht
durch die Schnelligkeit des Lebens gelebt zu werden. So kann
eine Änderung in der Lebenshaltung, Lebensausrichtung eintreten. **«Bin ich lebensspendend, mir Freude spendend in meinem Leben? Ermögliche ich mir, durch die Verwendung meiner
Werkzeuge und meiner Ressourcen tatsächlich lebendig zu sein,
kreativ, inspirativ, phantasievoll, meine eigenen Träume, meine
Sehnsüchte, meine inneren Bedürfnisse zu erkennen und tatsächlich zu erfüllen?»**

Schließen wir einmal die Augen und lassen wir dies auf uns wirken in den Fragen: «Erlaube ich mir in meinem Leben lebensspendend zu sein, indem ich alles an mir heile, was mich am tatsächlichen Leben, am Erleben des Lebens in Fülle hindert? Nehme ich diese tragende Rolle des ICH BIN im Leben tatsächlich wahr? Erlaube ich Lebensaspekten, anderen Menschen, alten Prägungen, mein Leben so zu beeinflussen, dass ich nicht mehr frei in meiner Entscheidung bin? Habe ich mich in Abhängigkeiten begeben, die mein Leben dirigieren, sodass Programme, Muster und Haltungen mich in Unfreiheit halten? Nehme ich wahr, dass ich die Rolle, die ich in meinem Leben spiele, tatsächlich ändern kann? Will ich mich intensiv, kreativ und phantasievoll mit dem, was mich unter Umständen krank gemacht hat, auseinandersetzen? Kreiere ich einen Raum für mich, in dem ich lebe, der mir vielleicht ein neues Leben, neue Kraft spendet? Habe ich ein Bild von mir, das mich hindert, mein gesamtes Potenzial zu leben? Kann ich auf der Basis dessen, was bisher gesagt wurde, mir selbst gütig, liebevoll, nachsichtig, vertrauensvoll, still und klar, demütig begegnen? Bin ich es mir wert, Zeit, Aufmerksamkeit, Kreativität zu verwenden, um meinem Leben Änderung zu geben? Bin ich mir bewusst, dass nur eine Änderung meiner Lebenshaltung mich aus dem Mangel an Lebenskraft, Optimismus und Mut herausholen kann? Bin ich mir bewusst, dass nur Transformationsschritte in meinem eigenen Leben und in meinem eigenen Wesen zu einer Aufbruchsstimmung in mir führen können, die mich gesund erhält oder gesund werden lässt?» Ja. *«Ich will mir selbst spenden, was ich für all diese Schritte benötige. Ich will all das achtsam erkennen und klaren Blickes mich und mein Leben wahrnehmen. Ich will die innere Überzeugung leben, dass mein Potenzial bereits in mir ist und nur von mir aktiviert, geöffnet, freigeschalten werden muss. Ich will mir neues Leben, neue Geburt, neue Kraft spenden.»*

Dies ist ein großes Geheimnis unseres Lebens, das nicht oft genug wiederholt werden kann. Unser Potenzial ist immer vorhanden, es kann zur Verwendung offen bereitliegen oder blockiert sein. Jedoch ist es nicht verloren. Wenn wir aus der Hirnforschung lernen, dass die Funktionen zum Beispiel durch Schlaganfall abgestorbener Hirnareale durch andere, gesund gebliebene übernommen werden können, so zeigt das einmal mehr, wie reaktiv, selbstheilend, lösungsorientiert die Schöpfung Mensch tatsächlich ist. Vertrauen wir doch darauf, dass gesorgt ist für uns, doch dass die entscheidenden Schritte immer wieder durch uns selbst erfolgen müssen.

Alle diese Gedanken, die nun kommen, wenn wir die Augen geschlossen haben, können nur dann zu einer wesentlichen Änderung unseres Seins führen, wenn wir uns diese Änderung auch tatsächlich zutrauen. Es wird sich so lange an unserer Lebenssituation nichts ändern, solange wir in der Haltung eines Menschen sind, der glaubt, an sich selbst und an seinem Leben nichts ändern zu können, der meint von außen so gesteuert zu sein und von außen, von anderen Menschen oder von Lebensgegebenheiten so abhängig zu sein, dass keine Änderung eintreten kann. Erst wenn wir offene klare Haltung für uns selbst entwickeln, und so Schmerzhaftes, Trauer und Angst-Machendes, Enttäuschungen, Kränkungen an uns wahrnehmen, jedoch Mut und Bereitschaft haben, all dies einer inneren Heilung zuzuführen, dann wird sich tatsächlich unser Leben ändern. Wenn wir dies einmal probiert haben, und wenn wir uns aus einer schmerzhaften Situation durch innere Heilschritte selbst gelöst und befreit haben, so wird Freude in unser Leben kommen. Wir werden Vertrauen zu unserer eigenen Heilkraft und zu unserem eigenen

Sinn des Lebens bekommen, und werden diesen Weg fortsetzen, weil wir gesehen und gefühlt haben, wie freudvoll solche inneren Heilschritte für uns selbst sind.

Das ist mit lebensspendend gemeint. Lebensspendend heißt, der Macht der inneren Heilschritte zu vertrauen, diese tatsächlich mit oder ohne therapeutische Hilfe zu gehen, sich ausreichend Zeit für sich selbst zu geben und konsequent und diszipliniert, jedoch auch liebevoll, leicht, frei und freudig mit sich selbst umzugehen, ja, es heißt, sich selbst neues Leben zu spenden. Das wird uns gesund erhalten oder wieder gesund machen. Es ist in unserer Hand, in unserem Herzen. Spüren wir all das, prüfen wir uns. Seien wir ehrlich mit uns selbst. Bleiben wir lange in diesem Gefühl der tiefen Verbindung mit uns selbst, und kommen wir dann langsam zurück.

Ende Meditation

Vieles benötigt Änderung. Es braucht Aufbruch und Bewegung aus dem Statischen in das Dynamische, aus dem Blockierten in das frei Fließende, aus dem Programm in die Intuition und Inspiration, aus der Erwartungshaltung und den Wünschen in die Freiheit der Entscheidung, aus der Projektion in die Hinwendung zum eigenen Wesen, das sich sicher ist, dass Heilung ausschließlich durch es selbst erfolgen kann. Mit jedem Heilschritt werden wir kräftiger, mit jedem Heilschritt wächst unsere Lebenskraft, es wächst die Freude und die Bereitschaft, lebensspendend für uns selbst zu sein. Es wächst auch das Vertrauen und die Zuversicht, dass wir eigenverantwortlich und eigengestaltend sind. Und es stellt sich die Frage: «**Habe ich dazu eine Alternative? Habe ich einen tatsächlich erfolgversprechenden Plan B?**»

Jeder Mensch muss dies wohl für sich selbst beantworten. Jede, die diese Zeilen liest, darf sich entscheiden, wie viel sie sich wert ist, wie groß ihre Liebe zum eigenen Wesen ist, wie groß die Bereitschaft ist, sich selbst mit aller Aufmerksamkeit zuzuwenden und aktiv für sich selbst einzutreten, wie tief ihr Vertrauen in ihre eigene Kraft, in ihre Überzeugungskraft ist.

Nähren, Nahrung spenden

Körperliche und geistige Nahrung ist in unserem Leben etwas Wesentliches. Ohne Nahrung können wir nicht leben. Viele Säuglinge hätten kaum überleben können, wenn sie nicht ihre Mutter an die Brust genommen hätte. Natürlich ist es offensichtlich, dass es von Beginn des Lebens an auch mit anderer Nahrung eine kindliche Entwicklung geben kann. Trotzdem ist die Muttermilch in vielerlei Hinsicht etwas ganz Besonderes. Die mütterliche Milch enthält alle wichtigen Bestandteile, die die körperliche Entwicklung eines Kindes wesentlich beeinflussen, nicht nur bezogen auf die Nahrungsinhaltsstoffe, sondern auch auf Bestandteile, die eng mit der Abwehrlage des Säuglings verbunden sind, eng verbunden mit allem was der Säugling gerade benötigt. Abgesehen von der Physiologie der Milch selbst geht es natürlich, wie uns allen bewusst ist, um die Art und Weise, wie ein Neugeborenes seine Nahrung zu sich nimmt und in welcher Absicht diese Nahrung gespendet wird.

Ein Bild, das möglicherweise jeden Menschen berührt, ist wohl das eines Säuglings, der an der Mutterbrust trinkt, ein Bild, das uns innehalten und das Wunder der Natur der menschlichen Schöpfung bestaunen lässt. Die weibliche Brust als nahrungsspendend ist sowohl für den Menschen als auch in großen Bereichen des Tierreiches ein Ausdruck von allumfassender Liebe, von selbstlosem Schenken, von der Ermöglichung des Lebens, unabhängig davon, ob wir dies selbst bei unserer Mutter für einige Wochen oder auch für viel längere Zeit erleben durften.

Meditation *Nähren, Nahrung spenden*

Schließen wir einmal die Augen und lassen wir diese Vorstellung kommen. Wir fühlen eine warme, weiche angenehme Haut und finden instinktiv die Brustwarze, an der wir neu geboren saugen. Wir fühlen dass aus dieser Brustwarze Nahrung kommt. Lassen wir dieses Gefühl des Genährtwerdens zu, ohne etwas dafür geben zu müssen, also des natürlichen Genährtwerdens, unabhängig davon, ob wir dies tatsächlich erlebt haben oder nicht. Fühlen wir Wärme und Geborgenheit, Quelle des Lebens, Quelle des Überlebens, Quelle aus der unendliche Zärtlichkeit kommt, Quelle von Nahrung, die uns erlaubt zu leben. Lassen wir dies ganz einfach auf uns wirken. Verbinden wir uns mit dieser Vorstellung so stark, dass uns diese Vorstellung völlig einnimmt. Lassen wir dieses Gefühl durch unser Wesen fließen, unendliche Sicherheit, großes Vertrauen, Gefühl der Heilung: *«Nichts kann mir gefährlich werden. Ich bin geschützt, geborgen.»* Dann transponieren wir dieses Gefühl des Genährtwerdens auf unsere augenblickliche Lebenssituation. **«Fühle ich, dass in mir und um mich Energien herrschen, die mich nähren wollen? Fühle ich die Geborgenheit durch die Allmacht Gottes? Fühle ich den unendlichen Reichtum der Natur mit seiner Schönheit, die in ihrer Vielfalt mein ganzes Wesen nähren kann? Kann ich in diesem Augenblick Dankbarkeit dafür fühlen, dass ich von vielen Aspekten in mir und um mich genährt werden kann, wenn ich** mich dafür öffne, wenn ich in Aufmerksamkeit für mich selbst da sein will und kann?» Blicken wir in uns hinein, wie vieles in unserem Leben vorhanden ist, was uns tatsächlich nährt, was uns stärkt, was uns entwickeln lässt, was uns kräftigt. «Lebe ich für mich Nährendes, Schönes, Wohltuendes, Befreiendes, Erhellendes? Lebe ich Aspekte die dem tiefsten Grund meines Wesens entsprechen? Welche Änderung meines Lebens ist erforderlich, um all das tatsächlich zu leben?»

Erinnern wir uns noch einmal an unsere Mutter, die uns ihre Brust gab, die wir so oft auch in der Nacht aufgeweckt haben, wenn wir hungrig waren, Sehnsucht nach Nahrung hatten, und die voll Liebe und Wärme und Zärtlichkeit für uns da war in jedem Augenblick. Lassen wir dieses Gefühl der Dankbarkeit zu ihr strömen. Und dann blicken wir wieder auf unser Leben. «Wofür bin ich dankbar? Bin ich Gott dankbar für die göttliche Schöpfung, die ich zum Ausdruck bringen darf? Bin ich Menschen die um mich sind dankbar, die mich mit ihrem Wesen nähren, die mir auch manchmal durch ihre Spiegelfunktion zeigen, wie ich tatsächlich bin, als Ansporn, mich selbst intensiv zu erkennen und zu ändern? Bin ich dankbar der unendlichen Schöpfung der Natur und bewahre ich sie in meinem Bereich? Bin ich dankbar dem Tier, das mich mit seiner Liebe umgibt? Bin ich dankbar dem Tier, das mir als Nahrung dient, wenn ich glaube, dies zu brauchen?»

Und nun gehen wir einen Schritt weiter. «Hatte ich eine Mutter, die mir die Nahrung, die aus ihr hätte kommen können, nicht gespendet hat, weil sie nicht wollte, oder weil sie nicht konnte? Gehöre ich zu den Menschen, die nicht gestillt wurden, die nicht die Gnade hatten, diese mütterliche Nahrung in sich aufzunehmen?» Halten wir die Augen weiterhin geschlossen und gehen wir in diese Situation zurück, wenn wir sie erlebt haben, oder stellen wir uns diese Situation vor, obwohl es für uns in unserem Leben vielleicht ganz anders war. «**Was bedeutet es, von der eigenen Mutter nicht genährt zu werden? Was macht diese Vorstellung mit mir? Bin ich enttäuscht, traurig, fühle ich Schmerz? Bin ich zornig auf meine Mutter?**»

Wie immer entsteht die Heilung dieser so verständlichen Emotionen in der Vergebung und in der Versöhnung. Söhnen wir uns aus mit dem Gefühl des nicht genährt Seins, indem wir uns selbst diese Art von Nahrung geben, die wir benötigen. Führen wir uns selbst Nahrung zu: Nahrung auf allen Ebenen, Nahrung im Körper, in der bewussten Aufnahme unserer Nahrungsmittel. Segnen wir unsere Nahrungsmittel, seien wir dankbar dafür.

Führen wir uns geistige Nahrung zu, indem wir Interesse an uns selbst haben, indem wir Aufmerksamkeit auf uns selbst lenken. Haben wir Phantasie und Überlegung und Lösungsorientierung, uns mit vielen Aspekten des Lebens geistig auseinanderzusetzen. Sind wir gedanklich präsent, um uns so zu erlauben, uns geistig zu nähren. Finden wir das in uns abgespeicherte innere Wissen. Suchen wir so lange, bis wir es finden, und lernen wir staunen, welch geistiger Schatz in uns ruht und nur darauf wartet, geborgen zu werden.

Spüren wir in uns hinein, was unser Herz nährt. «**Welche Gefühle nähren mein Wesen?**» Wenn wir nun tief in uns spüren, so werden wir merken, dass all das, was uns Freude bereitet, uns auch nährt. Es stellt sich die Frage: «**Wie viel Freude bereite ich mir selbst? Was bereitet mir Freude?**» Und lassen wir einmal die Freude, die von außen kommt, ganz beiseite, sondern bleiben wir nur bei uns. «**Bin ich in der Lage, mir selbst Freude zu bereiten? Durch mein Wesen? Dadurch dass ich mir Gutes tue? Dass ich friedvoll, nachsichtig, gütig und milde mit mir selbst umgehe? Immer auch mit dem Blick auf mein Wesen gerichtet: Erkenne ich, dass ich mir auch Gutes tue, wenn ich bestimmte Aspekte** meines Seins ändere?» Sich Gutes tun beinhaltet wohl auch, für die eigene Entwicklung da zu sein, da zu sein für die Heilung von Aspekten, die uns nicht gut tun, die uns nicht dienen. «**Was nährt mich, gibt mir Kraft?**»

Wenn wir uns auf Herzebene, auf gefühlsmäßiger Ebene nicht nähren, nicht imstande sind, durch die Art wie wir leben, in die Lebensfreude zu kommen, und durch diese Lebensfreude uns selbst wieder nähren zu lassen, wie können wir dann mit Herausforderungen unseres Lebens friedvoll, ruhig und kraftvoll umgehen? Unser Wesen auf gefühlsmäßiger Ebene zu nähren bedeutet auch, alles was uns von unserem wahren Wesen trennt, zu heilen; schmerzhafte Gefühle wie eben zum Beispiel das Gefühl, von unserer Mutter nicht an die Brust genommen worden zu sein, an uns selbst zu heilen. Die Enttäuschung und die Trauer darüber loszulassen, dass unsere Mutter in diesen Momenten, in denen sich die körperliche Beziehung zu anderen entwickeln hätte können, nicht für uns vorhanden war. «**Kann ich fühlen, dass ich diese Prägung in mein Leben hineingenommen habe, dass es mich geprägt hat? Weiß ich, dass ich mich aus dieser Prägung lösen kann?**» «*Ja, ich weiß.*» Lassen wir dieses Wissen an uns wirken und kommen wir langsam wieder zurück.

Ende Meditation

Lebensgeschichte II

Ich bin 44 Jahre. Ich war mit einer Krebsvorstufe in Form von Mikroverkalkung in der rechten Brust erkrankt und später an einem gutartigen Tumor links. Meine Mutter war, solange ich mich erinnern kann, sehr stark beruflich beschäftigt. Sie war zeitweise vollkommen ausgebrannt und war außerordentlich diszipliniert. Bei uns zu Hause war Disziplin groß geschrieben. Ich wurde streng behandelt. Strukturiertheit und gute Versorgung ohne persönliche Nähe habe ich erlebt. Es war kühl und streng. Mein Vater war streng und unnahbar. Von beiden Eltern habe ich Streicheln oder körperliche Zuwendung nicht erlebt. So waren die Eltern auch zueinander. Die Erfüllung der täglichen Arbeit war entscheidend, das Tun. Persönliche Nähe war nicht vorhanden. Wenn ich etwas Neues beginnen wollte, so hatte ich große Angst davor. Ich musste folgen und habe nicht gelernt, eigenständig aus mir mein Leben zu gestalten. Das hat mein Leben und mein Wesen bestimmt.

Ich habe später die Schule abgebrochen und eine Ausbildung begonnen. Ich wollte gerne studieren, aber hatte keine Kraft, meinem Vater zu widersprechen, der gesagt hat: «Entweder du gehst in die Bedienung oder putzt, oder du erlernst einen Beruf.» Als ich mit meiner Berufsausbildung schon fertig war und teilweise noch zu Hause oder mit meinem ersten Partner lebte, standen Disziplin und Korrektheit noch immer im Vordergrund. Dies war lebensbestimmend. Ohne Differenzierung, ohne in die Tiefe zu gehen. Korrektheit ohne Liebe und Interesse an anderen. Jede weiche, liebevolle Zuwendung fehlte.

Mit 17 Jahren habe ich dann eine Magersucht durchgemacht. Ich war geprägt von der Angst, die Erwartungen der Eltern zu erfüllen, Erfolg zu haben und die Pflicht zu erledigen. Ich wurde hart zu mir und streng, um das zu erfüllen, was nach dem Willen meiner Eltern war. Ich möchte selbst keine Kinder haben. Ich bin nicht mit mir verbunden, komme jedoch im Außen mit meinem Leben gut zurecht.
Ich habe dann später erfahren, wie liebevoll sich meine Eltern um das Kind einer Bekannten kümmern in genau diesem Ausmaß, wie ich es mir immer gewünscht hatte. Es tut mir so weh, dass ich in den Augen der Eltern keinen Wert besitze. Es gibt in mir einen Raum, in dem ich mich ausschließlich nur um andere gekümmert habe, nicht aber um mich.

Selbsterkannte Lebensthemen:
Trauer, Enttäuschung, Starre. Ich habe meine Herzebene zugemacht. Ich bin von Angst beherrscht, die Erwartungen meiner Eltern zu erfüllen. Pflicht steht im Vordergrund. Ich leide sehr unter der Zurückweisung durch meine Eltern. Härte und Strenge mir gegenüber. Ich bin nicht verbunden mit mir.

Eigenerfahrung bei der angeleiteten meditativen Arbeit:
In der Arbeit mit meinem inneren Kind spüre ich Mangel an Wertschätzung, an Nährendem. Meine Herzenergie, meine Fühlebene sind nur ganz schwach wahrnehmbar. Ich sehne mich nach Weichheit, nach liebevoller Zuwendung. Ich habe keine Nähe erlebt.
Bei der Arbeit im Herzraum ist es dunkel und feucht. Ich habe Angst vor dem Unbekannten. Ich fühle mich verloren.

Es geht in einem Labyrinth steil nach unten und ich bekomme Zugang zu einem zweiten hellen Bereich mit Bühne. Dort fühle ich mich wohl und kann mir Aufmerksamkeit, Achtsamkeit, Zuwendung und Nähe schenken.

Therapieansatz:
Heilung des Herzens. Aussöhnung mit Mutter und Vater und Lösung aus ihrer dominanten Energie. Selbstliebe. Heilung des inneren Kindes. Verbindung mit dem eigenen Leben.

Körperliche Beziehung ist etwas, was wir in diesen ersten Lebensmonaten erlernen und erleben können. Urvertrauen wird durch die intensive liebevolle Zuwendung von zumindest einem Menschen in den ersten Lebensmonaten erlebt und damit verankert. Wenn wir es nicht erlebt haben, so können wir uns bewusst machen, dass wir all das, was wir nicht erlebt haben, auch in unserer Vorstellung erleben und damit nachholen können. Egal in welcher Lebensphase wir uns gerade befinden: Wir können es nachholen, indem wir unsere Vorstellung sehr stark, ganz intensiv in uns wirken lassen. Unser Wesen kann bei ausreichend starker Vorstellung nicht mehr unterscheiden, ob wir dies tatsächlich erlebt haben, oder nur in unserer Vorstellung. Es können neuronale Bahnungen und Netzwerke in jeder Lebensphase entstehen, die zu einer Änderung unseres Bewusstseins führen können, was eben durch die Plastizität unseres Wesens nachweislich möglich ist. Begeben wir uns nicht auf diese geistige Ebene, die meint, alles was wir einmal nicht erlebt haben, können wir auch nicht in uns selbst erschaffen. Wir können letztendlich alles in uns erschaffen, und tun dies auch unbewusst kontinuierlich. Wir erschaffen durch Erlebnis und Erfahrung und Prägung so oft Mangelzustände in uns, von denen wir glauben, dass sie tatsächlich in uns existieren. Dabei sind diese Mangelzustände nur in unserer Vorstellung so existent, sodass wir glauben, sie sind Wirklichkeit. **«Warum soll die Macht der Vorstellung sich nicht auch in mir in Fülle umsetzen? Warum sollte es mir nicht gelingen, bewusst stärkende, überzeugende, heilsame Aspekte in mir zu manifestieren?»** Wenn wir Bewusstsein dafür entwickeln, welche Mangelzustände wir selbst aufweisen, werden wir erkennen, dass wir in der Lage sind, diese Mangelzustände auch tatsächlich auszugleichen.

Nun gehen wir auf die Ebene der spirituellen Nahrung. **«Was nährt meine Seele? Was nährt meine Verbindung zu Gott?»** Ein nährender Aspekt ist wohl die Sinnhaftigkeit von allem, was wir in unserem Leben erleben. Wieder geht es hier nicht um das Leben im Außen, sondern um unser eigenes Leben im Innen. **«Was in meinem Leben nährt mich auf spiritueller Ebene? Ist mein Leben erfüllend? Ist es erklärend und erhellend in den wesentlichen Fragen des Lebens?»** Das nährende spirituelle Leben einmal nur auf sich selbst gerichtet gibt uns wieder all die Kraft, all die spirituelle Überzeugung und Sicherheit, unseren Lebensweg zu gehen, wie er für uns gut und sinnhaft ist. Spirituelle Überzeugung, spirituelle Kraft lässt uns unsere Lebensaufgabe erfüllen, lässt uns erkennen: **«Wohin in meinem Leben soll ich mich wenden? Was soll durch mich an mir selbst geschehen? Wie können Transformationsschritte meines eigenen Wesens auf spiritueller Ebene geschehen? Kann ich aus meinem Leben so viel spirituelle Kraft schöpfen, dass ich das wofür ich hier bin, auch tatsächlich erfülle?»** Nährende Spiritualität bedeutet, die Frage nach dem Sinn des Lebens, nach den Aufgaben des Lebens ernst zu nehmen. Es nährt uns, uns mit den wesentlichen Themen unseres Lebens fruchtbringend auseinanderzusetzen.

Spirituelle Erklärungen über Zusammenhänge, über die Möglichkeiten persönlicher Entwicklungen, über die Notwendigkeit der eigenen Transformation, über die Art der inneren Heilung, nähren unser Wesen. Ethische Grundhaltungen, friedvolles, gewaltfreies Agieren, Gutes tun stärkt uns, befruchtet unser Sein und lässt uns unser eigenes Licht erkennen und lieben. Jeder Schritt in Richtung der Erleuchtung festigt und stärkt das eigene ICH BIN. Dies gibt uns auch die Kraft und die Einsicht und die Klarheit, die Zusammenhänge der Entstehung von Krankheiten zu erfassen, und diese zu heilen. Nur wenn wir solche Grundhaltungen besitzen, sind wir geschützt vor großen Katastrophen unseres Lebens, so gut wir es eben vermögen.

Die Beantwortung solcher Fragen ist also von wesentlicher Bedeutung: **«Fühle ich mich von mir genährt? Steht das Sich-selbst-Nähren im eigenen Leben im Vordergrund? Gebe ich dem Sich-selbst-Nähren ausreichend Bedeutung, und schenke ich diesem Aspekt ausreichend Aufmerksamkeit? Auf welchen Ebenen habe ich ausreichend Energie? Wo habe ich Handlungsbedarf an mir?»** Möglicherweise meinen manche, die diese Sätze lesen, dass sie, wenn sie dies tun, in einen Egoismus verfallen, und könnten vielleicht die Frage so beantworten: *«Das Sich-selbst-Nähren ist eigentlich nicht so wichtig. Es ist doch viel wichtiger sich um den anderen zu kümmern, andere zu nähren, auf andere zu schauen.»* Ja, das sind natürlich wichtige Gedanken, und gerade dieser Gedanke soll nun weiter verfolgt werden.

Wahrscheinlich ist allen von uns das Yin und das Yang bekannt: Darunter ist zu verstehen, dass alles in unserem Leben zwei Pole hat und dass diese Pole gemeinsam ein Ganzes ergeben und in Harmonie sein müssen. Sie sollten gleichbedeutend, ausgeglichen in unserem Leben sein, damit wir selbst ausgeglichen sind. Wir geben dann dem eigenen Selbst dieselbe Bedeutung, wie dem Selbst des anderen. Das Yin in Zusammenhang mit

Nähren haben wir bisher besprochen. Das Yin heißt das Eigene, das Selbst, zu nähren, im Yin die Aufmerksamkeit und die Bedeutung auf sich selbst zu lenken. Dieses Yin soll nun in diesem Zusammenhang mit dem Yang ausgeglichen sein, nämlich: «Schenke ich dem Aspekt, Andere zu nähren, auf körperlicher, geistiger, gefühlsmäßiger und spiritueller Ebene Bedeutung? Bin ich in der Lage, um mich einen Raum zu schaffen, der für andere nährend, nahrhaft ist? Schenke ich dem körperlichen Nähren anderer Menschen Betrachtung, indem ich ihnen meine Hände reiche, indem ich ihnen über die Haare streiche, indem ich dem Körper anderer Menschen liebevolle Bedeutung zuwende, auch vielleicht indem ich ausreichend finanziell spende für Menschen, die hungrig sind, oder an einer der möglichen Stellen für andere Menschen Essen zubereite?»

Lebensgeschichte III

Ich bin 60 Jahre. Ich hatte ein rechtsseitiges Mammakarzinom, und bin Linkshänderin. Ich hatte eine Mutter, die völlig autoritär war. Wenn sie nicht ihren Willen durchsetzen konnte, so reagierte sie mir gegenüber mit Liebesentzug. Meine Mutter war wie ich selbst ebenfalls ein uneheliches Kind, deren Vater im Krieg gefallen war. Meine Mutter hat einen sehr starken Groll auf ihren leiblichen Vater, der sich gar nicht um sie gekümmert hat. Auch ich sehe meinen leiblichen Vater nur hin und wieder und will gar nicht mit ihm sprechen. Ich hatte noch zwei andere Geschwister. Unsere Mutter hat uns in einen goldenen Käfig gesetzt. Sie wollte immer etwas sein, was sie nicht ist. Ich selbst hätte ein Bub werden sollen und habe mich sehr lange noch geweigert, ein

Mädchen zu sein. In meinem Leben verstehe ich mich auch
viel besser mit Männern als mit Frauen.
In meiner Kindheit hatte ich gar keine Freiheit, ich hatte
gar keine Kindheit. Meine Mutter hat Angst gehabt, uns
Kinder loszulassen. Meine Mutter war kränklich. Sie hat
mit Krankheit und Selbstmord gedroht, und hat oft gesagt:
«Ich laufe davon.» Und als ich fünf Jahre alt war, kann ich
mich erinnern, dass ich an ihrem Bett gesessen bin, und
immer gesagt habe: «Mama bleib da.»
Meine Mutter hat uns oft geschlagen. Sie hatte sich emo-
tional gar nicht im Griff. Nach außen hin waren wir eine
perfekte Familie, zu Hause hat sie mit dem Kochlöffel zu-
geschlagen. Es hat ihr dann immer sehr leid getan, dass sie
sich nicht beherrschen konnte. Zu mir hat sie immer gesagt:
«Nimm dich nicht so wichtig.» Und wenn ich geweint habe,
hat sie gesagt: «Deine Tränen kannst du dir sparen.» Ich
hatte das Gefühl, ich konnte mich mit dieser Mutter nicht
entwickeln. Es hat ein so starker Druck auf mir gelastet,
dass ich das heute noch spüre. Das Drohen mit Selbstmord
hat mich in eine Lage versetzt, dass ich mich eigentlich gar
nicht um mich selbst kümmern konnte, sondern dass ich
vor lauter Angst meine ganze Aufmerksamkeit auf meine
Mutter gerichtet habe.
Ich bin mit einem Mann verheiratet, in den ich schon im
Kindergarten verliebt war. Die Eltern meines Mannes ha-
ben, als sie geheiratet haben, an das Haus der Großmutter
angebaut. Mein Mann ist selbst von dieser Großmutter auf-
gezogen worden, und sie war zu ihm wie seine eigene Mutter.
Meine Schwiegermutter hat mich auch wie meine Mutter
schlecht behandelt, und niemand in der Familie, auch ihre

eigene Mutter, hat sich getraut, gegen meine Schwiegermutter aufzutreten. Mein Mann ist ein eher schwacher Mann. Nach außen ist er hart und kalt, und ich habe einen ähnlich schwachen Mann geheiratet wie mein eigener Vater. Ich habe zwei Kinder bekommen, die ich sehr liebe.

Selbsterkannte Lebensthemen:
Ich glaube ich habe ein Helfersyndrom. Ich kümmere mich in erster Linie um andere Menschen. Es ist mir viel wichtiger, wie es anderen geht, als wie ich mich dabei fühle. Ich bin hart zu mir und streng. Mein Leben besteht nur aus Disziplin. Ich habe Freiheit nicht erlebt, der goldene Käfig verfolgt mich noch heute. Ich bin oft verzweifelt. Ich habe meine Kindheit nicht erlebt. Meine überwertige schlagende Mutter ist nach wie vor dominant in mir. Ich habe einen starken Groll auf meinen leiblichen Vater, der sich gar nicht um mich gekümmert hat.

Eigenerfahrung bei der angeleiteten meditativen Arbeit:
Bei der Verbindung mit dem Herzraum ist mein Herz leer, kühl, feucht und dunkel. Ich kann schwer den Zugang zu mir selbst finden. Meine Aufmerksamkeit ist nach außen gerichtet. Ich suche Schutz im Außen. Bei der Arbeit mit dem inneren Kind sehne ich mich nach Wärme, dass es angenehm ist, und dass ich gesehen werde.

Therapieansatz:
Lösen aus der Härte gegen sich selbst. Selbstliebe, Versöhnung mit Mutter und Vater, Heilung des Herzraumes.

Das gedankliche Nähren anderer kann in Form guter Gespräche stattfinden, in nährenden Gesprächen, in hilfreichen Gesprächen, in denen andere Menschen mit der eigenen Erfahrung konfrontiert werden. Indem sie einen Raum haben, können sie neue Aspekte ihres Lebens erlernen und dann betonen. Das gemeinsame Lesen von heiligen Schriften, von Schriften die inspirierend sind, kann Anlass dafür sein, neue Wege zu finden, die Aspekte eröffnen, mit denen sich andere vielleicht in diesem Ausmaß noch nicht beschäftigen konnten. Besondere Bedeutung besitzt hier die völlige Gewaltfreiheit in der gemeinsamen Diskussion. Argumente anderer werden ernst genommen, indem die Räume des Zuhörens und des Selbstsprechens einander entsprechen.

Das nährende Gefühl des eigenen Herzens auf andere Menschen zu übertragen, im Frieden zu sein, in der Aussöhnung, im liebevollen, nachsichtigen und friedvollen Miteinander, ist in unserem Leben eine große Aufgabe. Menschen die in schwierigen Lebenssituationen sind, werden mit liebevoller Hilfe begleitet, wieder die passende Richtung im eigenen Lebensweg zu erreichen. Altruistisch und empathisch auf andere zugehen, im Mitgefühl nährend zu wirken, kann dann eher geschehen, wenn Mitgefühl auch für sich selbst besteht. Um es nochmals zu betonen, dieses Mitgefühl für andere und das Mitgefühl für sich selbst in Harmonie zu haben, ist das Ziel. So wie es in der Bibel steht: «Liebe Deinen Nächsten wie Dich selbst», so könnte man hier sagen: «*Nähre Deinen Nächsten wie Dich selbst. Lerne Dich selbst zu nähren und lehre andere, wie sie sich selbst nähren können, um in die Sicherheit in ihrem Leben zu kommen.*»

Dies leitet über zu dem Aspekt der nährenden spirituellen Unterstützung anderer Menschen, zum gemeinsamen Erleben von spiritueller nährender Entwicklung, um mit anderen die Freude der nährenden spirituellen Entwicklung teilen zu können: ohne Druck und ohne Besserwissen. Nährende Spiritualität mit anderen zu erleben, geistige Nahrung mit anderen zu teilen ist wohl nur dann möglich, wenn wir selbst für uns geistige Nahrung als hilfreich und heilsam erkannt haben, wenn wir selbst die eigene Entwicklung beobachtend gehen, und diese Erfahrung mit anderen Menschen teilen: dies ist das Yang. Das Yin ist für uns, das Yang für die Welt: Sich nähren auf allen Ebenen und andere bei ihrer Nahrung, bei ihrer geistigen und körperlichen Nahrung unterstützen. Ist dies, das Sich-Nähren und Andere-Nähren in Harmonie – geheilt– und hat dies eine ausreichende Aufmerksamkeit in unserem Leben, so stellt dies einen schützenden Faktor für die weibliche Brust dar. Ist es in diesem Leben nicht möglich gewesen, zu einer Mutterschaft zu kommen, ist es daher nicht möglich gewesen, das eigene Kind mit der eigenen Brust zu stillen, so gilt es, diesen Mangel an sich selbst zu heilen, wenn er als solcher ein Trauma darstellt. Haben wir in diesem Leben nicht die Möglichkeit gehabt, an der Mutterbrust zu trinken und so diese ersten vertrauensvollen, Sicherheit gebenden Erfahrungen zu machen, so gilt es diese Erfahrung an sich selbst zu heilen, und uns entweder mit der nicht erfolgten Mutterschaft oder mit der nicht möglichen Erfahrung, von unserer Mutterbrust direkt ernährt zu werden, auszusöhnen. Nahrung für Körper, Geist, Gefühl und Seele in Dankbarkeit zu leben mit sich und mit anderen bedeuten schützende Aspekte für die Gesunderhaltung der weiblichen Brust.

Sorgen für sich und die Welt, sich kümmern

Diese Grundhaltung sich und anderen Menschen gegenüber schließt an die vorigen Aspekte an: «*Ich kümmere mich um mich und um Dich. Ich sorge für mich und für Dich.*» Das erscheint eigentlich ganz einfach und normal. Richten wir die Aufmerksamkeit auf uns, so sollte es zu den ganz natürlichen Grundhaltungen uns gegenüber gehören, für uns zu sorgen und uns um uns selbst zu kümmern. Doch stellen wir uns selbst einmal diesen beiden Aspekten in unserem täglichen Leben. Beginnend mit uns selbst als Zentrum unseres Lebens: «Kümmere ich mich tatsächlich ausreichend um mich selbst? Verwende ich täglich eine Zeitspanne von vielleicht 30 bis 60 Minuten für mich allein, nach meinen eigenen Vorstellungen? Bin ich mir bewusst, dass ein Mangel an Kümmern um mich zum Verkümmern führt? Kümmere ich mich und sorge ich für mich auf allen Ebenen? Gilt meine Aufmerksamkeit meiner physischen Gesunderhaltung, der Erhaltung der Fitness und der Beweglichkeit meines eigenen Körpers? Wie viel Zeit verwende ich tatsächlich, um diese beiden Aspekte auf körperlicher Ebene in meinem Leben zu erfüllen? Sorge ich für meine geistige Entwicklung? Kümmere ich mich um die eigene Fortbildung auf geistiger Ebene, in Neugierde und Phantasie in der Beantwortung der Frage: ,Wo will ich denn geistig hin in meinem Leben?' Sorge ich für die Reinheit meiner eigenen Gefühle? Gehe ich aufmerksam mit den gefühlsmäßigen Haltungen mir gegenüber um, indem Liebe, Frieden, Gelassenheit, Achtsamkeit, Mitgefühl und vieles mehr zu meinen zentralen gefühlsmäßigen Haltungen gehört? Sorge ich für mich, indem ich all das, was mich von diesen Haltungen trennt, der inneren Heilung zuführe?» Wir machen uns dann etwas vor, wenn wir vielleicht vorschnell auf die Frage nach der eigenen Pflege und der Sorge für uns antworten: *«Ich kümmere mich ja um mich.»* Wir machen uns damit etwas vor, indem wir auf der seichten Oberfläche gehen, aber an den zentralen tiefen Aspekten unseres Lebens vorbeileben.

Überlegen wir, wie sich eine Mutter um ihr Kind kümmern sollte. Wie ein Vater sich um sein Kind kümmern sollte. Überlegen wir uns, wie wir uns um einen kleinen Hund kümmern, oder um eine kleine Katze, die nach einigen Lebenswochen bei ihrer Mutter zu uns kommt. Beginnen wir doch einmal, auf uns so zu schauen wie auf das höchste Gut, das uns in unserem Leben anvertraut wurde, und das sind wir selbst.

Überlegen wir einmal, was dies tatsächlich bedeutet: *«Ich bin das höchste Gut in meinem Leben. Ich bin diejenige, auf die es ankommt. Was nicht in mir durch mich geschieht, entsteht nicht, ist nicht erkennbar und umsetzbar. Ich habe eine Aufgabe an mir. Ich kann und soll an mir gestalten. Ich will meine Zeit und meine Talente nicht vergeuden. Ich muss meine Aufmerksamkeit auf mich richten.»*

Nochmals: Kümmern wir uns nicht um uns selbst, so verkümmern wir. **«Ist nicht sehr naheliegend, dass wenn wir uns nicht um uns selbst kümmern, wir dadurch auch krank werden können?»** Eben deshalb, weil die Aufmerksamkeit nicht oder zu wenig auf uns selbst gerichtet ist, und damit zu wenig Energie, Lebenskraft für unser eigenes Wesen vorhanden ist. Ursache dafür ist häufig, weil das liebevolle Umhegen und Umpflegen des eigenen Lebens von uns nicht erlernt wurde, weil wir vielleicht selbst nicht umhegt und umsorgt wurden. Liegt nicht deshalb die Aufmerksamkeit und das Interesse in unserem Leben auf ganz anderen, nämlich zum Beispiel auf materiellen Gütern? Fokussieren wir nicht häufig deshalb auf äußere Aspekte, weil wir hoffen, mit diesen unseren inneren Mangel auszugleichen? Wissen wir denn nicht, dass wir einen inneren Mangel nicht mit noch so viel Gütern im Außen ausgleichen können? Erst wenn wir uns bewusst sind, welche tiefe bedeutende Rolle wir selbst in unserem Leben für uns selbst spielen, werden wir auch wahrnehmen können, ob wir uns ausreichend um uns selbst kümmern, ob wir ausreichend für uns sorgen, oder nicht.

Wir kümmern uns dann ausreichend um uns, wir sorgen dann ausreichend für uns, wenn wir unsere tiefen inneren Bedürfnisse wahrnehmen und auch erfüllen, wenn wir die Zusammenhänge unseres Lebens erfassen, wenn wir erkennen, wohin der Weg unseres Lebens gehen soll, wenn wir uns auseinandersetzen mit der Fragestellung: «Was brauche ich denn von mir selbst? Wo habe ich denn Handlungsbedarf, tatsächlichen tiefen Handlungsbedarf an mir? Warum bin ich denn nicht in der Lage, mich intensiver, liebevoller, ja besser um mich zu kümmern? Vielleicht deswegen, weil ich es mir selbst gar nicht wert bin, Zeit und Aufmerksamkeit auf mich zu lenken? Warum erkenne ich meinen eigenen Wert nicht? Warum durchdringt mich die Liebe zu mir selbst nicht? Wie ist der Zusammenhang zwischen Erlebtem und dem Sein meines Wesens?»

Nehmen wir unsere spirituelle Entwicklung, die Beobachtung unserer spirituellen Grundhaltungen, vielleicht noch anders ausgedrückt, die Wahrnehmung unserer ethischen und moralischen Haltungen her. Sagen wir: «*Ich bin so wie ich bin, und ich kann mich sowieso nicht ändern. Ich bin so geboren. Ich habe es nicht gelernt, für mich zu sorgen, mich um mich zu kümmern.*», dann sehen wir in unserem Leben kein Änderungspotenzial, dann haben wir uns aufgegeben und werden mit dieser Aufgabe in unserem Leben vielleicht schmerzhaft konfrontiert werden. Oder sagen wir uns: «*Ich muss nicht so bleiben. Ich muss in dieser Haltung mir gegenüber nicht so verharren, sondern ich kann mich entwickeln. Ich kann mich ändern. Ich will dynamisch an mir selbst arbeiten. Ich will das an meinen Haltungen, wovon ich bei entsprechender Selbstbetrachtung fühle, dass ich Bedarf zur Änderung habe, auch tatsächlich ändern.*» «Will ich so bleiben in diesem bewegungslosen Zustand festgefahrener Haltungen, in dem oft die gesamte Aufmerksamkeit nach außen, also in das Yang, gerichtet ist? Will ich mein gesamtes Leben im Tun verbringen, ohne meinem Sein entsprechende Betrachtung zu schenken?» Oder sage ich mir: «*Ich erkenne mich. Ich gehe oft in Stille in mein Inneres. Ich kon-*

frontiere mich in Liebe mit mir selbst. Ich nehme die Zusammenhänge wahr, warum ich so bin, wie ich bin. Ich laufe nicht vor mir davon, bin nicht kontinuierlich auf der Flucht vor mir, lasse mich nicht andauernd von der für mich so faszinierenden Welt im Außen ablenken. Ich kenne die Punkte, in denen ich mich ändern will. Ich will mich ändern. Ich will anders werden. Denn ich erkenne: Das was ich nicht in mir habe, was in mir nicht geheilt ist, das kann ich auch anderen nicht schenken. Der Weg der Änderung, der Weg der Heilung ist ein Weg in mein Inneres.»

Wir müssen uns bewusst sein, dass wir Haltungen an unsere Nachkommenschaft weitergeben. **«Will ich, dass sich meine Kinder ebenso wenig um sich kümmern, wie ich mich um mich selbst? Können sie es dann lernen, wenn ich es ihnen nicht vorlebe?»**

Und nun wechseln wir den Bezugspunkt. Wechseln wir die Bezugsperson und fragen wir uns: **«Kümmere ich mich ausreichend um andere? Sorge ich ausreichend für andere? Was bedeutet es: Ich kümmere mich um Dich, ich will für Dich sorgen? Muss ich das nicht nur tun, wenn Du nicht in der Lage bist oder nicht erkennst, dass Du nicht ausreichend Dich um Dich selbst kümmerst, Du nicht selbst für Dich sorgst?»** Ja, da steckt schon Wahrheit darin. Auch in vielen Partnerschaften: **«Du kümmerst Dich ja selbst nicht um Dich, warum soll ich mich um Dich kümmern? Du sorgst ja nicht für Dich, warum soll ich für Dich sorgen?»** Es muss uns bewusst sein, dass wir andere Menschen nicht zu einer solchen Haltung, für sich zu sorgen, sich um sich zu kümmern, zwingen können. Wir können diese Haltung an uns selbst vorleben als Beispiel, wir können ausdrücken, dass es mir gut geht, weil ich mich um mich selbst kümmere, und wir können ausdrücken: *«Ich bin auch bereit, mich um Dich zu kümmern, doch eigentlich würde ich mir wünschen, dass Du diesen Teil, den Du für Dich selbst tun kannst, auch tatsächlich selbst erfüllst.»* Welche Rolle können wir also für andere Menschen spielen?

Wir können als Vorbild dienen. Wir können unsere Meinung sagen. Wir sollten zurückhaltend mit Ratschlägen sein, und doch sollten wir in Maßen andere Menschen unterstützen und sie fördern, besonders wenn sie in der Entwicklung sind, und wenn sie ehrlich nach Unterstützung fragen. Wir sollten ihnen ihren freien Willen lassen, und ja nicht unsere Unterstützung zu einer Abhängigkeit werden lassen. Wir müssen uns bewusst sein, wenn wir andere Menschen unterstützen, dann kann dies auch dazu führen, dass sie sich sagen: *«Ich bekomme diese Unterstützung sowieso, ich brauche mich nicht um mich selbst kümmern, weil die Hilfe von außen kommt.»* Lernen diese Menschen dann, für sich selbst zu sorgen, und sich um sich selbst zu kümmern?

Wie immer liegt die Wahrheit in der Harmonie. In der Yin-Haltung sorge ich für mich, und kümmere ich mich um mich, und verwende ausreichend Zeit und Aufmerksamkeit dies zu tun. Im Yang kümmere ich mich um Dich, und sorge für Dich, solange Dir meine Unterstützung nicht Deine Selbständigkeit und Deine Selbstverantwortung raubt und diese in Frage stellt.

Es bekommt dann das sich Kümmern und Sorgen für andere eine besondere Bedeutung, wenn diese in Notsituationen sind: in einem Krankheitsfall, in einer finanziellen Katastrophe, in einer persönlichen Krise. Dann ist es ein Ausdruck unserer spirituellen Haltung, anderen bei der Bewältigung ihrer Krise beizustehen, sich vielleicht auch unauffällig oder zurückhaltend, jedoch tatkräftig um andere zu kümmern, für sie zu sorgen, ihnen Hilfe und Unterstützung angedeihen zu lassen. Wieder sollte das geschehen in einer Art und Weise, dass beide das Gefühl der Freiwilligkeit und der Freiheit tatsächlich spüren. *«Ich tue etwas für Dich, und tue es freiwillig und will nichts dafür, und Du bist frei es anzunehmen, oder ganz allein mit dieser Situation fertig zu werden, weil Du der Meinung bist, dass eine Herausforderung ein Zeichen Deines Lebens ist, und dass die Bewältigung der Herausforderung*

Dich stärkt und kräftiger macht.» Diese Haltung setzt natürlich eine entsprechende Entwicklung voraus. In jeder Herausforderung immer wieder auch die Chance der Erkenntnis und die Notwendigkeit der Änderung zu sehen, ist oft der Schlüssel der tatsächlichen Bewältigung, Lösung und Heilung.

Je selbständiger wir auf allen Ebenen werden, umso weniger benötigen wir Unterstützung durch andere Menschen, für uns Sorge zu tragen. Wenn wir erkennen, dass ein Teil des Blickwinkels unseres Lebens auf uns selbst gerichtet ist, wenn wir erkennen dass die Sorge für uns, das Kümmern um unser körperliches und geistiges Wohl uns resilient und stark macht, uns die Möglichkeiten gibt, mit herausfordernden Situationen umzugehen, uns ermöglicht zu verstehen, warum wir in diese Situation kommen, und wie wir herausfordernde Situationen in Zukunft tunlichst verhindern können, dann wird uns schrittweise klar, wie wichtig es ist, für uns Sorge zu tragen. Wieder, sich kümmern und sorgen ist ein Aspekt, der sich auch durch die weibliche Brust ausdrückt. Wenn wir diese Aspekte gesund erhalten, wenn wir diese Aspekte an uns tatsächlich leben, dann dürfen wir uns vorstellen, dass das zur Gesunderhaltung unseres Wesens und im Besonderen zur Gesunderhaltung der weiblichen Brust wesentlich beiträgt.

Und vielleicht zum Abschluss dieses Themas: Natürlich ist es ein wunderschönes Gefühl, dass sich andere um uns kümmern, dass andere auch für uns sorgen, für uns einstehen und uns unterstützen. Wir dürfen auch dankbar sein und diese Dankbarkeit im klaren Bewusstsein ausdrücken, weil wir soziale Wesen sind. Wir benötigen einander, wir leben auch energetisch und besonders gefühlsmäßig davon, dass wir Sympathie für andere Menschen, ja Liebe für andere Menschen empfinden, und diese Liebe anderer auch spüren dürfen. Wir können vieles durch uns selbst erreichen und manches darf uns von anderen gespendet werden. In diesem Zusammenhang seien auch noch letzte Fragen erlaubt: «Kann ich annehmen, dass mich jemand anderer unterstützt? Ertrage ich es, dass andere Menschen für mich sorgen, dass sie sich um mich kümmern? Kann ich mich beschenken lassen? Ertrage ich es, wenn ich gefeiert werde, oder habe ich damit Probleme? Kann ich mich vielleicht deshalb nicht um mich kümmern, weil ich meinen eigenen Wert nicht erkenne und nicht achte? Kümmere ich mich selbst um mich in geringem Maße, weil ich mich in meiner inneren und äußeren Schönheit gar nicht sehe? Glaube ich, nicht liebenswert zu sein, und kümmere ich mich vielleicht deshalb nicht um mich? Bin ich mir bewusst, wie gefährlich es für mich ist, mich nicht wertvoll zu fühlen, mir nicht meines Wesens tatsächlich bewusst zu sein? Glaube ich, mich um das, was nicht wertvoll ist und von mir als nicht wertvoll erachtet wird, auch nicht kümmern zu müssen? Glaube ich, dass ich achtlos mit mir selbst und mit meinem Leben umgehen kann? Habe ich keine Chance?» Und es ist doch jedem von uns bewusst, dass dies eine Haltung ist, die in unserem Leben gefährlich ist, und die uns letztendlich auch krank machen kann.

Verantwortung tragen

«*Dafür trage ich Verantwortung. Dafür übernehme ich Verantwortung.*» Ja, das ist ein wohl wesentlicher und entscheidender Aspekt in unserem Leben. Verantwortung kann von mehreren Richtungen her betrachtet werden. Sich selbst Antwort auf die Fragen des Lebens geben, sich der offenen Punkte, der nicht gelösten Aspekte des eigenen Seins bewusst zu werden, sie anzusehen und sie zu lösen, sich Antwort geben auf das, was das Leben hervorbringt, ist wesentlich. Auf der anderen Seite beantwortet das Leben und gibt das Leben Antwort auf die Art unseres Wesens, auf die Art wie wir denken und fühlen, wie wir handeln und entscheiden. Und gerade hier wollen wir einen Augenblick innehalten und uns die Frage stellen: «Was erlebe ich eigentlich in meinem Leben?» Wir erleben, wie schon früher ausgedrückt, das was wir bewirken. Was wir bewirken, entsteht dadurch dass wir etwas manifestieren. Wir setzen es in unserem Leben um, wir entscheiden, wir gestalten, und wir gestalten nach unserem Wesen, und die Wirkung dessen, was wir gestalten, wie wir gestalten, wie wir entscheiden, erleben wir. Ich meine: Wir erleben nichts, was nicht für unser Leben sinnhaft ist, was keine Bedeutung hat, was uns keine Aussage zukommen lässt. Wir müssen uns bewusst sein, dass das, was wir erleben, zutiefst unserem ICH BIN entspricht. Dieses ICH BIN, die Art unseres Wesens ist entscheidend dafür, was wir in unserem Leben erleben. Wir manifestieren kontinuierlich. Wir sind uns dessen oft nicht bewusst, dass wir manifestieren, und lassen es automatisch geschehen, oftmals ohne zu denken. Kreativität in unserem Leben, manifestieren zu können, ist ein wesentliches Geschenk im Rahmen unserer Schöpfung. Für diese Art unseres Wesens haben wir Verantwortung zu tragen, weil wir unser Wesen im Zuge unserer inneren Heilung kontinuierlich ändern können.

Verantwortung hat nun gar nichts mit schuldhaftem Verhalten zu tun, wenn etwas durch uns entsteht, was schmerzhaft ist für uns oder für andere. Wie vorher gesagt, erleben wir das was unserem Wesen entspricht. Unser Wesen kann nicht perfekt sein, weil wir uns in einem kontinuierlichen Lernprozess befinden. Indem wir uns hinterfragen, indem wir unsere Handlungen beobachten, indem wir erkennen und wahrnehmen, was durch uns entsteht, bekommen wir eine Information darüber, wie wir sind. Und das wie wir sind, soll einer kontinuierlichen Änderung unterzogen werden, dass nur in erster Linie Lichtvolles und Liebevolles, Gütiges und Friedvolles, Achtsames und Mitfühlendes durch uns entsteht.

Eine Mutter hat volle Verantwortung für ihr neugeborenes Kind. Sie nährt es und kümmert sich darum, intensiv mit diesem Kind, wie in den vorigen Abschnitten dargelegt. Sie gibt Geborgenheit und Sicherheit, damit dieses Kind nicht nur überlebt, sondern dass es sich auch mental und gefühlsmäßig, ja auch spirituell, entwickeln kann, dass es körperlich gepflegt ist, dass es bekommt, was es braucht. Das was dieses Kind durch seine liebevollen Eltern bewusst und unbewusst in sich erlebt, wird nun im Wesen des Kindes verankert und manifestiert. Dieses Gefühl in dem heranwachsenden Kind, dass die Eltern Verantwortung für das Wohlergehen dieses Kindes übernehmen, hat eine tiefe Bedeutung für die Entwicklung dieses Kindes. Verantwortung für ein Kind zu übernehmen bedeutet körperliche und geistige Präsenz mit dem Kind zu leben, aufmerksam die Entwicklung des Kindes zu begleiten, kleine Aufgaben dem Kind zu stellen und schrittwese altersangepasst eigene Entscheidungen treffen zu lassen. Das Kind beginnt zu lernen, Schritt für Schritt Verantwortung für sich zu übernehmen, Gefahren zu erkennen, und mit diesen möglichen drohenden Gefahren umzugehen. Und später, beim weiteren Heranwachsen, lernt die Jugendliche nun, fast völlige Verantwortung für sich zu übernehmen und Verantwortung zu tragen, ohne wesentliche Aufsicht oder Kontrolle, im eigenen Bewusstsein der Unterscheidung, was gut und passend für das eigene Leben ist, und was sich als unheilsam herausstellt. Je mehr wir einen bestimmten Aspekt in unserem Leben wertschätzen, umso mehr und umso inniger werden wir auf diesen Aspekt aufpassen und diesen bewahren.

Dieser Entwicklungsprozess, letztendlich vollkommene Verantwortung für sich selbst zu übernehmen, wird wesentlich von der Art des Wesens unserer Eltern bestimmt. Nehmen wir als

Beispiel einen überwertigen, dominanten Elternteil, Vater oder Mutter, der das heranwachsende Kind bevormunden will, indem er kontinuierlich sagt, was es zu tun hat. Es wird alles für das Kind gerichtet, dem Kind werden keine Entscheidungen abverlangt, sondern Eigenentscheidungen bekämpft. Es wächst wie in einem goldenen Käfig auf, ohne zu lernen, selbst zu entscheiden, zu unterscheiden. Das Kind wird in eine Situation hineingezwungen, die Eigenverantwortung nicht lehrt, sondern verhindert.

Der natürliche Prozess, im Zuge des jugendlichen Heranwachsens frei zu werden, sich zu befreien, sich von der Vorbildfunktion der Eltern loszulösen, ohne mit den Eltern zu brechen, sondern schrittweise zu lernen, eigene Wege zu gehen, das eigene Wesen zu entwickeln, und eben lernen zu unterscheiden, was heilsam und was unheilsam für das eigene Wesen ist, dies ist eine wesentliche Herausforderung, ja eine wesentliche Aufgabe der Pubertät. Den Eltern in Liebe und Dankbarkeit verbunden sein und trotzdem die eigene individuelle Entwicklung zu machen, erlaubt uns in späteren Jahren auch, völlige Verantwortung für sich zu haben und Verantwortung zum Beispiel für eigene Kinder oder für andere, die sich uns anvertrauen, zu übernehmen.

Gehen wir nun diesen entscheidenden Entwicklungsschritt, in die Eigenverantwortung zu kommen, nicht oder haben wir nicht gelernt, uns aus dem intensiven Einfluss eines sehr bestimmenden Elternteils zu lösen, so werden wir völlige Eigenverantwortung für das eigene Leben nicht leben können. Es muss uns in diesem Zusammenhang bewusst sein, dass WIR es sind, die unser Leben gestalten. Wir haben Einfluss auf die Art dessen, was wir erleben. Wir besitzen große Gestaltungsmöglichkeiten unseres Wesens und damit unseres Lebens, und ausreichende Ressourcen für Änderung und Transformation, wenn wir sie nur wahrnehmen.

Wir tragen also Verantwortung für unser Wesen. Wenn wir mit Aspekten unseres Charakters, unserer Lebensführung nicht zufrieden sind, werden wir in unserem Leben vieles erleben, was mit Unfrieden zu tun hat. Es ziehen also Aspekte unseres Inneren entsprechende Aspekte, Erlebnisse im Außen an. Ändern wir den Unfrieden mit uns selbst, indem wir die Gründe dafür aufdecken und sie innerer Heilung zuführen, so wird der Unfrieden im Außen verschwinden. So tragen wir Verantwortung für unser Wesen, wir erzeugen unsere Realität, unsere Wahrheit, unsere Wirklichkeit mit unserer Schöpferkraft, mit der wir im Innen und Außen manifestieren: «*Ich trage Verantwortung für das, was ich ausstrahle. Ich trage Verantwortung dafür wie ich bin. Ich trage Verantwortung dafür wie ich mich und andere behandle, wie ich meinen Beruf ausübe, in welcher Art ich mich um mich und mein Umfeld kümmere. Ich trage Verantwortung für meine Gesundheit, für meine Entwicklung und Entfaltung, für meine kontinuierliche innere Reinigung und Heilung. Ich trage Verantwortung für den Stellenwert von Ethik, Ehrlichkeit, Empathie in mir.*»

Nach diesen Affirmationen können wir uns fragen, wie sieht es denn in Wirklichkeit mit uns aus. Mit unserem Inneren. «**Habe ich mich dem Einflussbereich meiner Eltern in einem gesunden und friedvollen und liebevollen Maß entzogen? Blicke ich noch immer angstvoll auf sie, wie sie die eine oder andere meiner Entscheidungen kommentieren werden? Bin ich mit ihnen in einem Abhängigkeitsverhältnis in welcher Art und Weise auch immer? Bin ich in einem vertrauensvollen, liebevollen Zusammensein, das ihre Erfahrung berücksichtigt, mir jedoch meine Entscheidungsfreiheit belässt? Traue ich mir das zu?**»

Die Abgabe der Selbstverantwortung bedeutet Selbstvernachlässigung. Sie bedeutet Vernachlässigung des Vertrauens in sich selbst, des Mutes eigene Entscheidungen zu treffen, Vernachlässigung der Wertschätzung für sich, für die eigenen Talente und

Fähigkeiten. Dies bringt uns auch in eine Situation, in der wir dann in einer herausfordernden Situation Krisen, mit denen wir selbst heilsam umgehen müssten, ganz einfach nicht bewältigen können, weil wir dies nicht gelernt haben. Wir haben in vielen Situationen angstvoll auf unsere Eltern geblickt, was sie dazu sagen und was sie dazu meinen, und welchen Rat sie uns geben. Jedoch haben wir unter diesen Umständen nicht gelernt zu uns zu stehen, Schritte, die nur durch uns selbst erfolgen können, auch tatsächlich zu gehen.

Wie schon im letzten Kapitel angedeutet ist Harmonie auch hier eine Lösung. Sich anhören, wie andere Menschen eine Situation kommentieren, von der Erfahrung anderer lernen, Wohlmeinendes in uns wirken zu lassen, Liebevolles zu integrieren, das alles sind hilfreiche und unterstützende Haltungen. Jedoch muss die Entscheidungsfreiheit bei uns selbst liegen. Diese müssen wir uns selbst zugestehen. Das ist schützend für uns. *«Ich habe es gelernt, dass ich mir zutraue, Verantwortung für mich zu übernehmen. Ich stehe in herausfordernden Situationen zu mir. Ich habe gelernt, in Ruhe, in Überlegung, in Verbindung mit meinem Herzen verantwortungsvoll zu agieren und zu reagieren.»*

Lebensgeschichte IV

Ich bin 60 Jahre. Ich hatte ein rechtsseitiges Mammakarzinom. Ich war ein nicht geplantes, unerwünschtes Kind. Als meine Mutter im fünften Monat schwanger war und es nicht wusste, dachten die Ärzte, dass sie einen Tumor hatte und haben sie operiert. Ich war dieser «Tumor». Mein Vater war Alkoholiker. In der Familie zwischen den Eltern gab es sehr viel Streit, den ich schon als kleines Kind mitbekommen habe. Meine Mutter hatte außereheliche Beziehungen, sodass ich gar nicht recht weiß, wer mein Vater ist.

Meine Mutter hat mich als Besitz angesehen. Sie hat mich Zeit ihres Lebens nicht losgelassen, und sagte immer: «Du bleibst bei mir.» Sie hat alles abgeladen. Sie ist außerordentlich besitzergreifend, sie hat mich zur Schule gebracht und abgeholt bis zu einem Lebensalter von zwölf bis 13 Jahren. Es kam mir so vor, als ob ich damals gar keine Luft zum Atmen gehabt hätte. Bis zu meinem 15. Lebensjahr habe ich zwischen den Eltern im Bett geschlafen, um meine Mutter vor ihrem Mann, meinem Vater, zu beschützen. Ich war völlig abhängig von meiner Mutter. Als ich 14 Jahre alt war, ist meine Tante an einem Mammakarzinom gestorben. Als ich 15 Jahre war, hatte meine Mutter eine Operation wegen Mammakarzinom, und als ich 16 Jahre war, ist sie bettlägerig geworden, und als ich 17 war, ist sie dann gestorben.

Selbsterkannte Lebensthemen:

Mangel an Selbstwert und Urvertrauen. Ich habe kein Vertrauen in mich. Ich fühle mich sehr belastet. Ich habe sehr starke Angst vor dem Alleinsein. Ich fühle mich wie auf einem schnell laufenden Rad. Ich habe sehr früh für meine Mutter die schützende Mutterfunktion übernommen. Ich leide mit anderen Menschen. Ich will mit allen anderen gut auskommen. Die Meinung anderer ist mir wichtig. Ich selbst bin mir nicht wichtig. Ich habe keine innere Sicherheit, und fühle zu mir keine Selbstliebe.

Eigenerfahrung bei der angeleiteten meditativen Arbeit:
Ich fühlte mich in meiner Mutter gar nicht wohl und war nach neun Monaten sehr froh, dass ich aus dieser Enge herauskam. Ich freute mich, ans Licht zu kommen. Es war für mich eine große Befreiung, den Geburtsvorgang nochmals zu simulieren. Ich konnte dabei richtig meine Kraft spüren. Das innere Kind fühlt Enge und Kraftlosigkeit. Der Druck der Mutter ist sehr stark. Ich kann mich selbst nicht schützen, bin schutzlos und hilflos. Ich kann schwer die Aufmerksamkeit auf mich richten. Die Energie der rechten Brust ist Angst. Es brennt in meinem Sonnengeflecht kein Feuer.
Bei der Arbeit mit dem inneren Kind mit sechs Monaten fühle ich die Enge und die Kraftlosigkeit, und dass mich mein Bruder beschützt.

Therapieansatz:
Lösung von dem mütterlichen Aspekt. Lösung aus der Dominanz der Mutter. Lösung aus dem Mitleid mit anderen. Heilung der starken Verantwortlichkeit für andere. Stärkung von Selbstliebe. Aussöhnung mit der väterlichen Energie. Lösung von dem Gefühl, für die Mutter verantwortlich zu sein. Aufmerksamkeit auf Selbstbewusstsein und Lebenskraft lenken. Heilung davon, allen alles recht machen zu wollen.

Meditation *Verantwortung*

Schließen wir die Augen und kommen wir einmal in unsere Kindheitsphase zurück, vielleicht in ein Alter von vier oder fünf oder sechs Jahren. Schwingen wir uns auf diese Zeit ein. Lernen wir so unser inneres Kind kennen, wie es uns gegangen ist in dieser Lebensphase, die so prägend und so wichtig ist, in der wir die vorher beschriebene Entwicklung in ein wenig mehr Eigenständigkeit, mehr Selbstbefreiung, mehr schrittweise Verantwortung, gerade gehen.

Alles Erlebte ist in uns abgespeichert. Unsere gesamte Geschichte ist in uns aufgeschrieben. Atmen wir ruhig, ohne Angst oder Hast. Dann gehen wir zurück in dieses Lebensalter. Lassen wir uns Zeit, lassen wir Stille und Ruhe zu, lassen wir das Außen verschwinden und das Innen auf uns wirken. Sehen wir vielleicht ein Bild, wie wir damals waren, oder betrachten wir im Geist ein Bild, das uns in diesem Lebensalter zeigt. Wie es mir damals ging, geht es heute meinem inneren Kind in meinem Herzen, in meinem Solarplexus. «Was ist noch aus dieser Zeit in mir abgespeichert? Durfte ich frei sein? Durfte ich spielen? Durfte ich mein Leben und meine Träume leben? Durfte ich mein Ich entwickeln, mein Ich auch mit Ecken und Kanten, wie es meinem Alter zustand? Konnte ich mich anlehnen, konnte ich Schutz finden, wurde ich liebevoll vor kleine Aufgaben gestellt, die ich erfüllen konnte oder durfte? Wie fühlte sich mein Körper damals an? Spüre ich dies noch heute? Welche Aspekte in meinem inneren Kind benötigen Heilung? In welchen Aspekten empfinde ich heute einen Mangel? Was darf ich mir heute geben, um diesen Mangel, den ich vielleicht seit damals in mir trage, auszugleichen? Wurden meine Bedürfnisse berücksichtigt? Konnte ich mich aussprechen? Durfte ich mich ausdrücken? Nochmals, durfte ich Ich sein?»

Und wenn dies ein Mangel war, gestatten wir es uns heute: Entwickeln wir heute jetzt im Augenblick eine Persönlichkeit, die individuell ist, die die eigenen Bedürfnisse sieht. Treten wir nicht hinter das Bedürfnis zurück, sondern leben wir es sinnhaft und friedvoll, und gütig zu uns.

Und nun richten wir unsere Aufmerksamkeit auf unser Herz, in dem Augenblick, in dem wir gerade sind. Lassen wir zu, dass sich unser Herzraum erweitert, dass er groß wird, sodass wir mit unserer Aufmerksamkeit in unseren Herzraum gehen können, und uns die Informationen, die dort abgespeichert sind, bewusst werden können. Nun blicken wir uns in diesem Herzen mit unserer Aufmerksamkeit um. «Gehört dieser Herzraum mir? Wie fühlt sich liebevolle Verantwortung für mich an? Wie stark ist mein Verantwortungsgefühl, mich um mich in Liebe und Frieden zu kümmern? Ist meine Aufmerksamkeit bei mir, oder habe ich vielleicht aus Angst, die Liebe von Vater oder Mutter nicht zu erhalten, diese beiden energetisch in mein Herz hereingeholt? Sind beide oder einer von beiden so stark in meinem Herzen präsent, dass sie die Liebe zu mir behindern? Verhindern sie durch ihre Präsenz, dadurch dass ich sie in mein Herz hineingezogen habe und ihnen einen großen Raum in meinem Herzen überlassen habe, dass Selbstliebe zu mir entsteht? Wie soll ich mit dieser Wahrnehmung, mit dieser Erkenntnis umgehen?»

Holen wir nun, wenn diese Situation vorhanden ist, dass Vater oder Mutter oder beide einen wesentlichen Teil unseres Herzraumes eingenommen haben, diese Energien und erlösen wir uns davon. Spüren wir, dass diese Vater- oder Mutterenergie oder andere Energien, denen wir einen überwertigen Platz in unserem Herzen gegeben haben, uns verlassen dürfen. Tun wir dies nach freier eigener Entscheidung und nach freiem eigenem

Entschluss, weil wir zutiefst davon überzeugt sind, dass dies ein Schritt ist, der uns auf Herzebene gesunden lässt. Ein solcher Schritt ist ein Akt der Befreiung von überwertiger Energie in unserem Energiekörper. Lassen wir einen solchen Schritt in vollkommener Wertfreiheit und Achtung und Wertschätzung vor unseren Eltern geschehen.

Nun gehen wir einen Schritt weiter und fokussieren wir uns auf das Solarplexuschakra. Richten wir unsere Aufmerksamkeit auf diesen Energieraum und lassen ihn wieder expandieren, bis er groß wird und bis wir mit unserer Aufmerksamkeit diesen Raum betreten können. Wie wir bereits wissen, ist dies der Raum unserer inneren Sonne, der Raum unseres Willens, unserer Entscheidungen, des tatkräftigen Einstehens für unser Leben. Und betrachten wir mit unserer Aufmerksamkeit, mit unseren Sinnen diesen Raum und spüren wir in ihn hinein. «Spüre ich meine Kraft, meine verantwortungsvolle Willenskraft in diesem Raum? Nehme ich wahr, dass dort in diesem Solarplexusraum das geschieht, was ich selbst für mein Leben bestimme, meine Lebensvision? Oder bestimmen Erfahrungen oder Erlebnisse oder Energien der Eltern oder anderer, was in diesem Solarplexusraum geschieht? Kann ich in diesem Solarplexusraum spüren, wie wichtig und wie bedeutend es ist, dass ich Verantwortung für mein eigenes Leben trage, für meine Entscheidungen, für meine Richtungsänderungen, für die wesentlichen Aspekte meines Lebens? Kann ich in diesem energetischen Raum die Stimme meiner Mutter oder meines Vaters hören, die mir zuflüstert: ‹Ich weiß es besser als Du, lass mich nur tun, ich weiß was gut ist für Dein Leben. Du musst es nicht selbst tun›?» Wenn dies der Fall ist, so leben wir nicht eigenbestimmt, sondern fremdbestimmt. So können wir uns gegen Herausforderungen unseres Lebens nicht resilient wehren. Wir können keine resilienten Entscheidungen treffen, sondern wir sind abhängig von der Kraft anderer in unserem Solarplexus. Ist diese Erkenntnis tatsächlich unsere innere Wahrheit, so können wir vor der Frage stehen: «Soll ich dies so belassen, oder will ich mein eigenes Leben leben? Will ich meine Tatkraft für mich spüren? Will ich meine Verantwortung für mein Leben übernehmen?» Und dann gilt es, diese Energien, die uns die Verantwortung für uns selbst rauben, denen wir auch erlaubt haben, diese Präsenz in unserem Solarplexus auszuüben, zu entlassen. Wir müssen sie aus uns herausholen. Wir müssen sie aus uns lösen. Wir müssen sie gehen und ziehen lassen, um frei zu werden, und tatsächlich kraftvolle Verantwortung für uns in unserem Leben übernehmen zu können. Was auch immer unserer inneren Wahrheit entspricht, folgen wir ihr. Es ist unsere Entscheidung, es ist maßgeblich, wie wir entscheiden. So werden wir auch weiterleben. Alles was wir energetisch an uns geschehen lassen, erfolgt liebevoll, voll Verständnis für alle Beteiligten. Bleiben wir lange in dieser Solarplexusenergie und kommen wir langsam zurück.

Ende Meditation

Hier schließt sich wieder so ein Kreis zwischen Kindsein und Muttersein, ja auch Vatersein, nur ist dies nicht so sehr das Thema dieses Buches, was keinerlei Wertung über Mutterschaft oder Vaterschaft erlaubt. Das Thema dieses Buches ist nur ein anderes.

«Fühlte ich mich in meiner Kindheit wohl? Was an Belastendem, Schmerzvollem, vielleicht sogar Verstörendem hallt denn aus dieser Zeit in den jetzigen Augenblick nach? Gab es Aspekte, von denen ich meine, dass sie mich krank gemacht haben? Gibt es Aspekte, fühle ich Aspekte, die damals entstanden sind, die die Gefährdung der Gesundheit meiner Brust beeinflussen?»

Vieles an unseren Haltungen, die wir als Erwachsene haben, rührt aus Erfahrungen aus der Kindheit her. Deshalb ist es oft erhellend und heilsam, in die Zeit der Kindheit in Ruhe meditativ zurück zu gehen und sich das, was noch in uns abgespeichert ist, bewusst zu machen, und zwar in allen Aspekten, in den Aspekten, die für uns wunderschön und friedvoll und einfühlsam und heilsam waren, und in den Aspekten, die ganz einfach dem nicht entsprochen haben. An den einen erfreuen wir uns, und das andere führen wir innerer Heilung zu, damit wir nicht unser ganzes Leben durch die schmerzhaften Erfahrungen in unserer Kindheit geprägt sind. Dies bedeutet Selbstverantwortung, dies kann zum Gesundbleiben oder Krankwerden beitragen. Auch dadurch zeigt sich Selbstverantwortung, dass wir eben nicht passiv und statisch in bestimmten Verhaltensmustern und Programmen glauben verharren zu müssen, sondern aus diesen durch innere Heilung aussteigen können.

Haben wir nun gelernt, mit uns selbst verantwortungsvoll umzugehen, Verantwortung für uns in jeder Lebenssituation zu übernehmen, so können wir auch in verantwortungsvoller Art und Weise anderen Menschen begegnen, die eigene Erfahrung mit anderen Menschen teilen, die eigenen Gedanken anderen zu Gehör bringen, die eigene Meinung zu bestimmten Situationen, die andere Menschen betreffen, in einfühlsamer und liebevoller Art und Weise kundtun, eben verantwortungsvoll. So werden wir spüren, welche eigenen Gedanken anderen zumutbar sind. Wir werden in uns wahrnehmen, was anderen hilft, was ihnen vielleicht schadet, was vielleicht besser auch einmal nicht gesagt werden soll.

Es ist so entscheidend, dass wir eben verantwortungsvoll unsere eigene Meinung in der Beratung kundtun, und andere nicht von der eigenen Meinung überzeugen wollen. Es sei nochmals darauf hingewiesen, dass in all solchen verantwortungsvollen Gesprächen die gewaltfreie Bewahrung der Freiheit der Meinung des anderen oberstes Prinzip ist. Eine klare Haltung einzunehmen, ohne dem anderen die Entscheidungsfreiheit zu nehmen, erzeugt ein Kommunikationsklima, das vertrauensvoll und liebevoll und friedvoll zu einer Lösung führt, die der Situation auch gerecht wird.

Fülle, Überfluss und Erfüllung

Viele Themen kommen wie von selbst und wollen beschrieben und besprochen werden im Kontext der weiblichen Brust als Organ des Nährens.

So kommen wir jetzt zum Thema Fülle, Lebensfülle, Empfangen, Genießen, Überfluss, Erfüllung. Die weibliche Brust symbolisiert in besonderer Weise dieses Gefühl des Mutterseins und des Frauseins. In der Pubertät wird beobachtet, wie die Brust wächst, manches Mal auch schnell und überraschend, für manche Mädchen auch beängstigend. Und dann kommt dieser Augenblick und diese Zeitspanne des Annehmens, dieses Überganges vom Mädchen zur jungen Frau. Dies ist eine Zeitspanne, die auch für manche eine besondere Herausforderung darstellt, manchmal noch Kind oder Mädchen sein zu wollen, und doch diese körperliche Veränderung an sich zu merken, eine Entwicklungszeit, die auch von sehr unterschiedlichen gefühlsmäßigen Zuständen begleitet ist, eben mit dieser oft als erstaunlich wahrgenommenen Änderung des körperlichen Seins verbunden.

Die Reaktionen auf diese körperlichen Veränderungen können ganz unterschiedlich sein. Bei manchen steht die Freude, nun «Frau zu sein», im Vordergrund. Bei anderen beginnt diese Phase auch oft mit der Ablehnung dieses körperlichen Ausdruckes. Dies erfolgt aus ganz unterschiedlichen Gründen und basiert auf einer unterschiedlichen persönlichen Prägung. Natürlich ändert sich die gesamte Körperlichkeit im Zuge der Pubertät. Doch die augenscheinlichste körperliche Veränderung erfolgt an der weiblichen Brust. Die Thematik der beginnenden Sexualität mit dem Erleben von Berührung und den dadurch ausgelösten Gefühlen ändern das Wesen und lassen die Symbolik der weiblichen Brust eine besondere Bedeutung bekommen. Das beginnende Erleben der Sehnsucht anderer, die eigene Brust zu berühren, die Freude über die Empfindung bei der Berührung sind kostbare Momente, wenn sie in gegenseitigem Respekt, in Liebe und Zärtlichkeit gelebt werden. Oft stehen Scheu und Sehnsucht einander im eigenen Wesen gegenüber, und die ersten Momente dieser Erfahrung lösen oft Staunen über die persönliche Entwicklung aus. «Warum sprechen meine Eltern nicht mit mir darüber? Warum nur die beste Freundin?» sind oft Fragen, die gestellt werden im Inneren. Oft wird von Eltern darüber nicht gesprochen, weil deren eigene Sexualität vielleicht traumatisiert ist, und sie deshalb nicht in der Lage sind, frei und natürlich über dieses Thema zu sprechen. Dabei kann Aufklärung oft ein so verbindendes Thema sein.

Die weibliche Brust als Symbol von Weiblichkeit und als Symbol von Nahrung, wie bereits vorher beschrieben, kann nun energetisch und gefühlsmäßig mit Fülle und Erfüllung und Überfluss recht gut dargestellt werden. Es stellt sich nun in diesem Zusammenhang die Frage: «Erlaube ich mir, Fülle zu leben, ich für mich? Was bedeutet Fülle in meinem Leben? Kann ich die Gaben, die das Leben für mich bereitet, annehmen? Bin ich in der Lage, Fülle in mir selbst und Genießen tatsächlich zu empfinden? Bin ich mir bewusst, dass das Gegenteil von Fülle Leere ist? Lebe ich Leere? Was führte zu meiner Leere? Erkenne ich, dass Leere das Fehlen von Inhalt bedeutet? Was ist in mir leer und will, dass es befüllt wird?»

Wenn wir uns nun bewusst sind, dass die weibliche Brust für diese Aspekte konnotiert, also diese Aspekte ausdrückt, so stellt sich die Frage: «Sind diese Aspekte in mir geheilt? Kann ich auch inneren Überfluss auf allen Ebenen leben in der Kunst, in Musik, in Poesie, in der Natur, in den eigenen Gedanken, in den Gefühlen, in meiner persönlichen Entwicklung? Ist diese Fülle in mir, die ich mir zugestehen möchte, tatsächlich vorhanden? Besteht hier ein Trauma der mangelnden eigenen Wertschätzung, ein Trauma in Beziehung auf Anerkennung des eigenen Wesens, ein Mangel an Liebe und Zuwendung für sich selbst?» Diese Fülle, die wir uns erlauben können, führt zu innerem Reichtum, zu innerem Reichtum in vielen unterschiedlichen Aspekten: Reichtum an Freude, an Farben, an Tönen, an Ausstrahlung. Erlauben wir uns doch innere Vielfalt in vielfältigem, phantasievollem, gefühlsmäßigem Ausdruck. Gestalten wir diesen Reichtum im Innen. Wagen wir uns auf Ebenen vor, die wir nicht rational nachvollziehen können müssen, weil sie eben rational nicht erfahrbar oder erlebbar sind. Kaum ein anderes Organ symbolisiert diese Fülle, dieses Überfließen, diesen Überfluss in einer ähnlichen Weise, wie dies die weibliche Brust darstellt.

Meditation *Erfüllung*

Schließen wir die Augen, und stellen wir uns ein Kind vor, das an der Mutterbrust trinkt. Stellen wir uns vor, wie die Milch an beiden Mundwinkeln des Neugeborenen hinunter rinnt, weil es gar nicht so viel schlucken kann. Spüren wir dieses Gefühl jetzt, im Augenblick. Spüren wir es ganz tief und lassen wir dieses Empfinden in uns entstehen, dass Fülle, Überfluss uns geschenkt wurde, und in jedem Augenblick erfahren werden kann.

Es wird jedoch nur erfahren, wenn Resonanz in uns vorhanden ist, und diese Resonanz kann, wenn nicht schon vorhanden, durch diese Vorstellung entstehen. Diese Fülle, diese Erfüllung kann intensiv erlebt werden in der Natur, im Überfluss der Formen, der Farben in Pflanzen- und Tierwelt. Lassen wir es da sein. Betrachten wir mit dem inneren Auge der Vorstellung all diesen unendlichen Reichtum. «Bin ich bereit, diesen Reichtum zu empfangen? Habe ich die Sensibilität, diesem Reichtum in der rechten Art zu begegnen? Bin ich mir meiner Verantwortung, diesen Reichtum zu erhalten, bewusst? Kann ich diesen Reichtum in mir sehen? Erlaube ich mir, mich mit dieser Fülle zu verbinden? Kann ich in meiner Vorstellung in all die Tiere und Pflanzen schlüpfen? Habe ich meiner Phantasie Grenzen gesetzt?»

Das am Beginn der Meditation gezeichnete Bild kann das eigene Leben darstellen, ein Leben voll des möglichen Überflusses, dass wir diesen Überfluss an wunderbaren Erfahrungen oft gar nicht aufnehmen können. Oder sind wir in einer anderen Lebenssituation – dass die Fülle zwar vorhanden, aber Erfüllung nicht angenommen werden kann?

Die Erfüllung, die wir erleben, die wir in Demut und in Dankbarkeit erleben sollen, führt uns auch meditativ gelebt zu einer immer wieder neu erlebten Entwicklung. *«Ich will mein Leben anfüllen mit wundervollen Erfahrungen. Ich will mein Wesen so gestalten, dass ich wundervolle Erfahrungen erlebe. Ich will mir bewusst werden, dass mein Wesen im Überfluss gestaltet ist. Ich will erkennen, dass in mir Fähigkeiten, Talente, Möglichkeiten im Überfluss angelegt sind. Sie sind da, ich will und muss sie nur heben, leben wollen, und im Leben dieses Überflusses in mir, dieser Unendlichkeit, wird Überfluss an Freude und Erfüllung entstehen. Ich bin es mir wert, mich genau in diese Richtung zu entwickeln.»* Genießen wir dieses Gefühl in Demut und Klarheit und lassen wir dieses Gefühl in all unser Wesen – in unseren Körper und in alle geistigen

Ebenen – fließen und halten wir es dort und lassen es fließen und kreisen, so lange bis wir wieder zurück kommen wollen.

Ende Meditation

Immer wieder muss jedoch darauf hingewiesen werden, dass Vergeudung und Missachtung der Fülle, ohne Wertschätzung, ohne das Geschenk anzuerkennen, uns aus der Harmonie, aus dem Fluss unseres Lebens, herausbringt. Wird Überfluss gelebt, sollte natürlich auf die Askese nicht vergessen werden. Solche, die sich kaum selbst etwas gönnen, sich selbst vielleicht in eine Opferhaltung begeben haben, sollten lernen, sich schrittweise wertvoll zu fühlen, sollten auch lernen, die Geschenke, die das Leben bringt, tatsächlich anzunehmen, auch Geschenke von anderen Menschen. Solche, die im Überfluss leben, viel mehr besitzen, als sie erleben können, mögen in der sinnvollen Begrenzung eine Möglichkeit ihrer eigenen Entwicklung sehen. Erfüllung hat oft einen so unterschiedlichen Ausdruck. Erfüllung hat viel damit zu tun, dass wir aus der Gleichgestaltigkeit und der Gleichmäßigkeit unserer Tage, unserer Meinungen, unserer Aktivitäten und Haltungen ausbrechen, dass wir in der geistigen Fülle phantasievoll viele unterschiedliche, uns selbst inspirierende, intuitive Haltungen an uns erlauben, und uns auch erlauben, diese zu leben. «*Ich will aus der Eintönigkeit meiner Tage ausbrechen. Ich erkenne einen Mangel an neuen Aktivitäten, an Innovationen in meinem Leben. Ich verwende meine Phantasie gar nicht für mich und mein Leben. Sie ist mir abhanden gekommen. Dieser tägliche Trott soll ein Ende haben. Ich erschaffe mir ein neues Programm.*»
Fülle zu leben zeigt auch die Nähe der weiblichen Brust zu unserem energetischen Herzen. Die Fülle unseres Herzens lässt

uns gefühlsmäßig berührende Augenblicke erleben, die uns auch die Tränen vor Freude über Erlebtes in die Augen treten lassen. Die Heilung des energetischen Herzens, die die Herzöffnung erlaubt für freies, angstloses Leben der inneren Gefühlswelt, ist für viele eine große Lebensaufgabe. Das harte, verschlossene, wie ein Märchen sagt, versteinerte Herz lässt die Fülle der eigenen Gefühle nicht zu. Erfahrungen haben das Herz so werden lassen, und Erkenntnis über die Zusammenhänge und schrittweises Loslassen belastender Erlebnisse erlauben Versöhnung und Friede mit allem, was ist.

In einem später folgenden Kapitel wird detailliert auf die Beziehung der weiblichen Brust mit dem energetischen Herzen eingegangen werden.

Und weil es der Geist ist, der den Körper formt, so drückt sich natürlich die Fülle der Weiblichkeit, die eine Frau empfindet, schon im Heranwachsen, in der Form ihres Körpers aus. Das Maß an Weiblichkeit, das in sich selbst empfunden wird, ist oft eng verbunden mit der Größe der Brust. Spielen andere Aspekte als die Weiblichkeit zum Ausdruck der eigenen Persönlichkeit eine bedeutende Rolle, wie Leistung, wie Zielorientierung, Rationalität, wie sportliche Aktivität, wie eher männliches Empfinden, so wird sich dies auch in der Form und der Größe der Brust widerspiegeln, was folgendes Beispiel illustrieren kann: Ein Vater wünscht sich einen Sohn, bekommt aber eine Tochter. Diese Haltung des Vaters ist seiner eigenen Emotionalität geschuldet. Der Vater bringt sein Wesen durch entsprechendes Verhalten, vielleicht auch verbal zum Ausdruck. Die Tochter sieht sich in ihrer eigenen Wesensart nicht bestätigt und möchte dem Wunsch des Vaters aus Sehnsucht nach Akzeptanz und Liebe entsprechen, und beginnt Aktivitäten zu ergreifen, die eher von Buben dieses Alters gelebt werden. Im entsprechenden Alter beginnt auch ihr Körper, sich eher knabenhaft, eher männlichen

Aspekten ähnlich, zu entwickeln, weil ja der Körper dem Geist folgt. Dies ist nun in keiner Weise ein Punkt der Wertung in irgendeiner Art und Weise, sondern unterschiedliche Körperformen sind Ausdruck unterschiedlicher innerer Haltungen und individueller Ausdrucksformen des eigenen Wesens.

Erst wenn nun bestimmte Haltungen als Mangel empfunden werden, der zu einem Zustand des Leidens und des Schmerzes im eigenen Wesen führt, sollen Betonungen der eigenen Weiblichkeit im Leben verstärkt gelebt werden. Änderungen der Lebensumstände können die Betroffene erkennen lassen, dass sie Aspekte ihres physischen Geschlechts gar nicht lebt. Ganzheitliche weibliche Haltungen werden nicht ausgelebt, weil sie energetisch nicht entsprechend angelegt sind. Es gibt ausreichend Aktivitäten, die lehren die eigene Weiblichkeit, die weibliche Körperlichkeit zu betonen: bestimmte Formen wie Yoga, zum Beispiel Kundaliniyoga, Bauchtanzen und andere Formen von Tanzen, Gesprächsrunden mit spezifisch konnotierten weiblichen Themen, Lösung aus der begrenzenden Erfahrung der weiblichen Ahnenreihe, Heilung von belastendem, persönlichem weiblichem Karma und Verständnis für eigenes Erleben.

Das Zulassen von Fülle in unserem Leben gestattet Lebensfreude und drückt Lebenskraft aus, bis zu einem Maß, in dem körperliche Fülle als Belastung empfunden wird. In diesem Zusammenhang stellt sich die Frage, welche inneren Mechanismen, welche Prägungen oder energetischen Programme dieser Überfülle zugrunde liegen. Manche glauben, große körperliche Fülle führt zu einer starken Verbindung mit Mutter Erde. Verbindung zu Mutter Erde ist ein rein energetischer Prozess, der auf gefühlsmäßiger Ebene und auf spiritueller Ebene gelebt werden will. Die Überfülle des eigenen Körpers drückt oft einen Mangel in dieser Beziehung aus, der eben kompensiert sein will. Auch andere Mangelzustände können zu einer Betonung der körperlichen Fülle führen. Abgespeicherte Erinnerungen an Hunger, an besondere Herausforderungen, an andere belastende Situationen können zu einer vermehrten Fülle rein hormonell führen, was oft nicht unbedingt mit vermehrter Nahrungsaufnahme zu tun haben muss. Die individuelle Abklärung von solcher als schmerzhaft oder auch sozial diskriminierenden Überfülle ist in jedem Fall empfehlenswert.

Wieder zeigt sich als Lösung die Harmonie. Besteht auf gefühlsmäßiger Ebene Ausgeglichenheit und Gelassenheit, Freude und Liebe zum eigenen Wesen, so wird weder eine Betonung auf zu wenig noch eine Betonung auf zu viel gegeben sein.

Sehen wir nun dieses Thema wie Fülle im Augenblick, wie es uns selbst individuell betrifft. Betrachten wir uns meditativ und kommen wir in unsere Stille.

Meditation *Fülle*

Kommen wir in gute Verbindung zu uns. Betrachten wir uns ganzheitlich, unvoreingenommen, abgesehen von modischer Begrenzung und Bewertung. «Wie fühle ich mich in mir, in meinem Körper? Welche Beziehung habe ich zu ihm? Spüre ich mich kraftvoll, so wie ich mich haben will? Bin ich zufrieden in meiner Beziehung zu mir? Wo fehlt es mir an Fülle? In welchen Bereichen bin ich übervoll, aus der Harmonie geglitten? Welche Bereiche in mir benötigen Zuwendung, Aufmerksamkeit?» Unser multidimensionales Wesen beinhaltet eine unendliche Vielfalt unterschiedlicher Aspekte auf unterschiedlichen Ebenen. Lassen wir uns nicht entmutigen, sondern freuen wir uns über die Vielfalt in uns, über unseren Reichtum, in dem alles in uns mit allem verbunden ist und nur erkannt, wahrgenommen und erlebt werden will. Betrachten wir uns liebevoll, mit großer Empathie, und wenn möglich mit ganz offenem Herzen, und gehen wir beharrlich ohne Spannung und Druck den Weg unserer inneren Entwicklung, um Erfüllung zu erleben. Spüren wir, wie sich innere Fülle anfühlt – in unserem Körper, den unterschiedlichen Organen, dem Bewegungsapparat. Glauben wir daran, dass wir mit entsprechend aktiver Haltung zu unserem Körper auch in die körperliche Erfüllung gelangen können.

Richten wir nun unsere Aufmerksamkeit auf die eigene Brust. Lassen wir dieses Gefühl der Fülle, die wir im ganzen Körper spüren, in der Brust ganz aufmerksam da sein. Lassen wir uns hineinziehen und aufgehen in diesen Gefühlen Fülle, Erfüllung, Empfangen, Genießen und werden wir ganz ruhig dabei. Sind wir es uns wert, Fülle zu empfangen und zu genießen. Spüren wir dabei vielleicht unseren Herzschlag. Bleiben wir lange so.

Dann fühlen wir in die Fülle unserer gedanklichen Aspekte hinein. «Will ich mich so in meinem Geist haben? Habe ich mich so in meiner Vorstellung gewollt? Kann ich es anders? Kann ich mich lösen aus Erwartung, Bewertung, Verurteilung?» Will ich gedanklich, geistig anders mit mir und der Welt umgehen, um in die Erfüllung zu gelangen, dann ist es an der Zeit, mich zu ändern. Spüren wir den Reichtum unseres Geistes. Lassen wir unsere Gedanken in unser Herz fließen, um das Denken und das Fühlen zu verbinden. Lassen wir die Gedanken auch jenseits dessen, was wir gewohnt sind, schweifen, damit sie Neuland betreten können in Phantasie und Neugierde. Lassen wir Erklärung kommen, Kontext, damit auf dieser Ebene Entwicklung in uns geschehen kann.

Bleiben wir in dieser Verbindung von Gedanken und Gefühlen und fragen wir uns: «Ist mein Herz erfüllt von Liebe zu mir, von Wertschätzung und Achtung vor mir und der Welt? Wie fühlt sich mein Herz jetzt an? Ist es erfüllt von Liebe und Frieden, und Mitgefühl und Achtsamkeit für mich und die Welt? Warum kann ich mir das nicht zum Geschenk machen?» *«Ich kann und ich will, und ich will Erfüllung leben und will meinen Weg in die eigene Spiritualität, in den Sinn, in die Transzendenz, in das Erleben meines göttlichen Funkens erleben.»* Halten wir inne. Spüren wir, was solche Festlegungen mit uns machen. Spüren wir, wie sich unsere Energiefrequenz hebt, wie wir uns langsam, wie in einem Lift, auf eine andere Ebene bewegen, in die Erfüllung.

Erlauben wir uns, diese innere Entfaltung zu leben, jetzt einmal in der meditativen Vorstellung und Festlegung. Dann in der Umsetzung im täglichen Leben. Bleiben wir in dieser heilsamen Stimmung klar und sehen und spüren wir das ganze Bild unseres Wesens. Lassen wir den Fokus auf der Brust und fühlen wir Resonanz. Freuen wir uns daran, so lange wir wollen, und kommen wir dann zurück.

Ende Meditation.

Geborgenheit, Sicherheit, Schutz

Und wieder können wir uns vorstellen, an der Brust unserer Mutter zu liegen und Geborgenheit zu spüren und Schutz und Sicherheit. Wir können dies im selben Augenblick in unseren aktuellen Moment bringen. **«Wie steht es mit diesen Aspekten in mir selbst? Wie sehr benötige ich andere, um Geborgenheit und Sicherheit zu fühlen, und wie sehr bin ich in der Lage, Selbstsicherheit und Selbstschutz, die ich einmal empfangen habe, und die in mir abgespeichert sind, mir selbst in meinem Leben zu schenken?»** Und wieder stellt sich die Frage: **«Habe ich es erlebt?**

Kann ich, wenn ich in mein Wesen spüre, dies abrufen, weil es in mir verankert ist, weil diese Aspekte von ganz klein an, von der Geburt an, einen Teil meiner Entwicklung darstellen? Wie klar und wie stark kann ich diese Aspekte in mir fühlen? Bin ich mir bewusst, dass dies in meinem Leben von besonderer Bedeutung ist, in meinen Entscheidungen, in meiner Haltung, in meinem Ausdruck, sich selbst in sich geborgen zu fühlen, sich selbst schützen zu können und sich sicher fühlen?» Es muss uns bewusst sein, dass dies wesentliche Aspekte unseres Lebens sind, Aspekte die in alle Lebensbereiche hineinspielen, Aspekte die unsere Haltungen und unsere Selbstdarstellung im besten Sinne des Wortes wesentlich beeinflussen. Und wieder, wie schon vorhin angedeutet: «Was kann ich tun, wenn ich es nicht erlebt habe? Wenn ich weder von Mutter noch von Vater das Gefühl erlebt habe, geborgen zu sein, mich sicher fühlen zu können und beschützt zu sein? Was kann ich tun, wenn dieses Gefühl ganz einfach nicht in mir abgespeichert ist, weil ich das in meiner frühesten Kindheit nicht erlebt habe, nicht gefühlt habe, weil es in mir nicht verankert ist?»

Mediation *Geborgenheit, Sicherheit, Schutz*

Atmen wir ruhig und erschaffen wir in uns einen Raum der inneren Heilung. Fühlen wir diesen Mangel an Geborgenheit, Sicherheit und Schutz in uns. «Ist er vorhanden? Will ich ihn mir selbst eingestehen? Will ich mir bewusst machen, dass dies ein Mangel ist, der in mir aus dem Grund, weil ich es nicht erlebt habe, entstanden ist?» Und dann gehen wir weiter in unserer Vorstellung. Wir gehen in die Vorstellung, dass Vater und Mutter für uns da waren, dass wir es gespürt haben, obwohl es vielleicht der tatsächlichen Realität gar nicht entspricht. Wir wollen trotzdem in Meditation in die Vorstellung von Geborgenheit, Sicherheit und Schutz gehen und diesen Raum für uns eröffnen, der diese Aspekte beinhaltet. Wir wollen lange in diesem Raum bleiben, und diese Aspekte, diese Energien in uns hochrufen, sie uns mit unserer ganzen Aufmerksamkeit vorstellen und unser Wesen damit erfüllen. Unser ganzes Wesen soll dann durchdrungen sein von diesen Aspekten, bis wir spüren, dass das in uns tatsächlich Realität, tatsächliche energetische Realität geworden ist. Das was dann entsteht, ist eine Art Neuprogrammierung, die für uns eine Möglichkeit, die für uns eine große Chance darstellt, weil unser Wesen Plastizität als Schöpfungsgedanken beinhaltet: eigenmächtiges, eigenverantwortliches, bewusstes Erschaffen. Vergessen wir nicht: Wir können das. Es geschieht bei der unbewussten Erschaffung unserer Realität kontinuierlich. Warum sollten wir in bewusster Absicht nicht auch zielorientiert erschaffen können? Lassen wir die Erfahrungen, die uns hindern, Geborgenheit, Sicherheit und Schutz zu spüren, ziehen. Gehen wir in die Versöhnung mit allen, die uns dies deshalb nicht gegeben haben, weil sie nicht anders konnten und damit, dass wir uns all diese Haltungen selbst spenden.

So können wir uns Erlebnisse in unserem Leben vor unser inneres Auge bringen und ins Bewusstsein führen, in denen wir Chancen verpasst haben, weil wir nicht selbstsicher genug aufgetreten sind. Wir haben Niederlagen, welcher Art auch immer, erlitten, weil wir Schutz und Geborgenheit, die uns Kraft gegeben hätten, in bestimmten Augenblicken nicht zur Verfügung hatten: Erkennen im Leben, wahrnehmen: «*Ich setze mich damit auseinander und heile mich. Ich mache aus mir einen Menschen, der sich in sich geborgen und sicher und geschützt fühlen kann, und dadurch in Harmonie kommen kann.*» Das ist die Lösung.

Verankern wir uns auf diesem Planeten, in unserem Leben, lassen wir Wurzeln aus unseren Fußsohlen wachsen, um uns dies als Bild vor unsere inneren Augen zu führen. Spüren wir dann, was das bedeutet, gefestigt sein, Halt in sich selber finden. Genießen wir dies und kommen langsam zurück.

Ende Meditation

Seien wir nicht der Meinung, dass, wenn wir etwas in unserer Kindheit nicht erlebt haben, es uns ein für alle Mal verborgen bleibt und verloren ist. Wir können uns ändern, wenn wir daran glauben, wenn wir zutiefst in uns selbst das Vertrauen entwickeln, aus unserem Bewusstsein heraus, weil es unsere Absicht ist, und weil wir daran glauben, dass wir dynamische Menschen sind, dass wir nicht in Situationen des Mangels stecken und stehen bleiben müssen, sondern dass wir diesen Mangel ausgleichen können. Natürlich benötigen solche Vorstellungen, die zu einer tatsächlichen Änderung unseres Lebens führen, zeitlich und energetisch eine besondere Aufmerksamkeit in Meditation. Wir haben ja Ursachen für Mangelzustände oft über einen langen Zeitraum erlebt, bis diese Haltung in uns entstanden ist. Solche Heilschritte benötigen daher intensivste Zuwendung, viel Lernen, viel Stille und Kontemplation, viel Optimismus und Überzeugungskraft für uns selbst, und vielleicht auch einen Therapeuten, der uns liebevoll zur Seite steht.

Lebensgeschichte V

Ich bin 58 Jahre. Ich war an einem linksseitigen Mammakarzinom erkrankt. Meine Mutter war bei meiner Geburt
25 Jahre. Meine Mutter war mächtig, hysterisch, streng, sie
hat mir keine Freiheit gelassen zu tun was ich wollte. Meine
Mutter wollte unbedingt ein Kind. Sie hat bei einer früheren
Schwangerschaft einen Schwangerschaftsabbruch vorgenommen. Mein Vater ist bei einem Unfall gestorben, als ich acht
Jahre alt war.
Als ich sieben Jahre alt war, hat meine Mutter einen neuen
Lebenspartner gefunden. Dieser Lebenspartner hat mich gar
nicht gesehen, er hat mich nicht einmal ignoriert, er hat mich
nicht geliebt und war nicht liebevoll zu mir.
Ich fühle mich von meiner Mutter mein ganzes Leben ausgenützt. Ich fühle mich sehr unsicher, weil ich mich nicht
geliebt fühlte, und weil ich auch keine Freiheit hatte. Sehr
selten hatte meine Mutter Zeit für mich. Sie hat mich praktisch nie umarmt oder geküsst. Ich war in ständiger Unruhe,
immer unsicher, habe mir immer Sorgen gemacht. Die ganze
Kindheit war von dieser Unruhe und von dieser mangelnden
Sicherheit geprägt. Ich habe damals so vieles versucht, um
Liebe von meiner Mutter zu bekommen. Ich habe ihr geholfen, ich habe in der Schule versucht, so gut wie möglich zu
lernen, ich hatte jedoch die Einstellung meiner Mutter nicht
geändert. Ihr Lebenspartner war ihr wichtig. Die Familie
war immer an zweiter Stelle.
Ich habe mit 20 Jahren geheiratet und bekam einen Sohn.
Nach der Heirat war mein Mann, in den ich verliebt war
und mit dem ich anfänglich glücklich war, vollkommen ver-

ändert, hat nicht gearbeitet und sich nicht für mich und unseren Sohn interessiert. Da ich keine weiteren Kinder mehr haben wollte, habe ich zweimal einen Schwangerschaftsabbruch vorgenommen. Ich habe mich schließlich mit 37 Jahren von meinem Mann scheiden lassen. Ich leide sehr darunter, dass ich derzeit in keiner Partnerschaft bin. Mit meinem Sohn bin ich sehr glücklich. Er ist verheiratet, und ich habe ein Enkelkind von ihm, das ich sehr liebe. Ich liebe auch meinen Beruf, der mir sehr viel Freude macht. Meine Weiblichkeit kann ich derzeit nicht leben, und fühle mich deshalb auch als Frau recht unglücklich.

Selbsterkannte Lebensthemen:
Unsicherheit. Ich habe mich nie geliebt gefühlt. Es ist große Unruhe in mir, und viele Sorgen. Ich bin leistungsorientiert, ich bin freudlos. Ich bin als Frau unglücklich. Ich habe keine echte Beziehung zu mir. Meine Aufmerksamkeit ist nach außen gerichtet. Ich habe mich zur Leistung erzogen, um Liebe zu bekommen, und habe die Liebe nicht bekommen.

Eigenerfahrung bei der angeleiteten meditativen Arbeit:
Ich spüre mich nicht, und ich kann keine liebevolle Aufmerksamkeit auf mich richten. Ich fühle Angst vor dem Leben. Ich kann mich als Frau nicht spüren. Im Sonnengeflecht ist meine Mutter sehr präsent und dominant und nimmt mir viel Kraft. Mein Herz ist voll von anderen Aspekten, auch von anderen Menschen, nur ich fehle darin.

Therapieansatz:
Versöhnung mit den Seelen der ungeborenen Kinder, die

> durch Schwangerschaftsabbruch nicht leben konnten. Heilung des Herzens. Heilung des ungeliebten inneren Kindes. Heilsame Lösung von der dominanten Mutter. Lösung aus der Beziehung von der Mutter im Sonnengeflecht.

Meditation *Sicherheit, Geborgenheit*

Lassen wir uns von Erlebnissen und Erfahrungen im Außen in diesen Haltungen bestärken. Gehen wir in einen tiefen Wald mit dicken hohen Bäumen. Lehnen wir uns an die Bäume, setzen wir uns nieder, ganz allein, oder in einer kleinen Gruppe Gleichgesinnter. Gehen wir in unsere Ruhe, in unsere Stille, und fühlen wir uns in dieser Anwesenheit dieser hohen, dicken, starken Bäume geborgen, beschützt, sicher. Atmen wir ruhig. Es macht keinen Unterschied, ob wir uns nun tatsächlich in die Mitte eines Waldes mit hohen dicken Bäumen begeben, oder ob wir in unserer Vorstellung uns darin befinden, oder vielleicht tatsächlich ein Bild mit einem Wald mit hohen dicken Bäumen ansehen und uns mit diesem Bild so stark verbinden, dass wir dann bei geschlossenen Augen diesen Wald tatsächlich spüren. Und dann lassen wir uns in diesen Wald und in die Geborgenheit und in den Schutz dieses Waldes, dieser hohen Bäume, die uns Sicherheit geben, hineinsinken. Nochmals, seien wir davon überzeugt, dass wir bestimmte Aspekte, die wir in unserem Leben noch nicht erlebt haben in einem solchen Ausmaß, an uns selbst entwickeln können. Glauben wir fest daran, vertrauen wir intensiv darauf, dass wir eine solche Änderung unseres Wesens tatsächlich erreichen können. Und nun spüren wir die Sicherheit und die Geborgenheit, die die Bäume ausstrahlen, in uns selbst. Nehmen wir ihre Kraft wahr, und fühlen wir, wie uns diese Kraft durchströmt. Lassen wir unseren Körper durchströmen, lassen wir diese Kraft vielleicht in eine Blockade fließen. Lassen wir Sicherheit und Geborgenheit in unsere Gedanken fließen, und in unsere Fußsohlen als Verbindung mit der Erde. Spüren wir diese Kraft in unserem Herzen und spüren wir das: *«Ich bin da für mich.»*

Spüren wir die Heilsamkeit des Waldes. Atmen wir seinen Duft. Sehen wir die Vielfalt, die Fülle an Pflanzen, die Farne, die Gräser und die hohen, starken, mächtigen Bäume. Suchen wir einen aus und lehnen wir uns an und spüren wir. Sagen wir uns: *«Ich will es spüren. Ich will mir Kraft, Sicherheit und Geborgenheit holen und will sie in mir manifestieren, dass ich sie in meinem Leben leben kann.»* Ruhen wir im Wald, geben wir uns ganz hin und freuen wir uns über das Geschenk, das wir uns machen.

Ende Meditation

Wir müssen uns bewusst sein, dass der einzige Schutz, die einzige Sicherheit in unserem Leben unsere eigene Kraft und unsere Überzeugung ist. Unter «Kraft» verstehe ich Lebenskraft in allen verschiedenen Ausprägungen, von der Körperkraft über die Kraft der Gedanken, die Kraft der Gefühle, letztendlich die Kraft unserer Seele. Diese Kraft gibt uns die Möglichkeit, resilient zu sein, widerstandsfähig, uns wehren zu können. Kraft zur Überlegung, Kraft zur Vollendung. Ganzheitliche Kraft in uns zu spüren, macht uns sicher, und Sicherheit gibt uns Kraft. Wie so oft spielen diese verschiedenen Aspekte zusammen. Das eine ergibt das andere, und wenn das andere stark geworden ist, dann erzeugt es wieder eine Aktivierung des einen.

Indem wir Geborgenheit, Schutz und Sicherheit durch unsere Eltern erfahren haben – hoffentlich erfahren haben – ist es zu einem natürlichen Erleben dieser Aspekte in uns gekommen. Diese Aspekte wurden in uns verankert und wir konnten es als vollkommen natürlich betrachten, dass wir uns in uns selbst geborgen und sicher fühlen. Die Art, wie wir leben, die Art unseres Lebens, unser Lebensstil, spielt dabei eine besondere Rolle. **«Umgebe ich mich mit Aspekten, die mir Geborgenheit und Sicherheit schenken? Überfordere ich mich chronisch, dass mir die Geborgenheit und Sicherheit abhanden kommen?»** Vernachlässigen wir unser Wesen und unsere Entwicklung, indem wir unsere Aufmerksamkeit nur auf andere Aspekte gerichtet haben, so wird diese Geborgenheit und diese Sicherheit in uns verloren gehen. **«Bin ich in der Lage, in die Stille, in die Ruhe, in die Kontemplation zu gehen? Nehme ich mir Zeit für mich und für meine Anliegen? Gehe ich in Selbsterkenntnis, um das was mich von Geborgenheit und innerer Sicherheit trennt, auch tatsächlich zu entdecken?»**

Wenn wir ein Kind in den Armen von Mutter oder Vater ruhen sehen, strahlt dies ein Bild vollkommener Harmonie aus. **«Lasse ich mich, wenn ich dies sehe, davon inspirieren? Spüre ich meine eigene schützende Hand wie die Hand von Mutter oder Vater in meiner Hand? Führe ich mich so durch mein Leben, als ob ich mir selbst die Hand geben würde?»** Dies ist eine Frage der Einstellung zu unserem eigenen Leben, zu unserem eigenen Wesen. Wenn wir unser Wesen als solches anerkennen und lieben, so werden wir uns in uns geborgen fühlen. Lehnen wir viele Aspekte an uns ab, leben wir Unzufriedenheit mit uns selbst, so werden wir uns in uns nicht geborgen fühlen. Wir werden nicht in die Lage kommen, harmonisch mit uns selbst umzugehen. Wenn wir unzufrieden sind mit uns, so werden wir dies auf unsere Partnerschaft, auf unsere Familie, auf unseren Beruf projizieren. Andere Menschen oder andere Aspekte unseres Lebens werden entsprechend darunter leiden, weil wir unzufrieden mit ihnen sind und nicht erkennen, dass wir damit nur uns selbst meinen.

Geben wir uns Geborgenheit und Schutz, wird es anderen nicht leicht gelingen, uns zu verwunden oder zu kränken. Gehen uns Geborgenheit und Schutz in unserem Leben verloren, so sind wir verwundbar, und wir sind schutzlos, vielleicht sogar ohnmächtig in unserer Beziehungslosigkeit zu uns selbst. Und wieder braucht dies kein Dauerzustand zu sein. Wieder dürfen uns solche Episoden in unserem Leben dazu anspornen zu erkennen, diese Aspekte als zum eigenen Wesen gehörend anzunehmen, und in sich selbst zu ändern. Da kann es manches Mal, wenn innere Heilung noch nicht erlernt wurde, notwendig sein, therapeutische Hilfe anzunehmen, therapeutische Hilfe, die uns auf dem Weg in die Geborgenheit, in Sicherheit, Schutz und Harmonie begleitet.

Haben wir diese Aspekte nicht in einem ausreichenden Ausmaß, dann werden wir uns an anderen orientieren. Dann werden wir andere Menschen oder andere Aspekte in unserem Leben, wie zum Beispiel Geld, dazu verwenden, uns geborgen zu fühlen, uns in Sicherheit zu wiegen. Wenn wir uns nicht selbst schützen können, dann übertragen wir diese Sicherheit und Schutzfunktion auf andere oder anderes. Wir werden dann anderen Menschen voll vertrauen, wir werden uns in vielen Aspekten unseres Lebens auf andere verlassen. Wir werden uns in Abhängigkeiten begeben. Es werden Situationen entstehen, in denen wir nicht frei sind, sondern glauben, tun zu müssen, was andere uns sagen. Dann leben wir in Abhängigkeit im Außen, und sind nicht frei, sondern fühlen uns gebunden.

Es kommt nun ein noch ganz wesentlicher Punkt dazu, der Beachtung braucht. Wir sprechen am Anfang des Kapitels und auch an anderen Stellen von der Geborgenheit, an der Brust unserer Mutter zu liegen. Wir sprechen von der schützenden Hand, die uns gereicht wird, von unseren Eltern oder von älteren Geschwistern. Ja, so lernen wir, dass es Geborgenheit, Sicherheit und Schutz gibt, und es gibt Zeiten in unserem Leben, in denen müssen wir das, was wir durch andere bekommen haben, selbst in uns entwickeln. Wieder gilt dieser wunderbare Spruch, der heißt: «Was Du ererbt von Deinen Vätern, erwirb es um es zu besitzen.» Und so lernen wir durch Mutter oder Vater, wie sich Geborgenheit, Sicherheit und Schutz anfühlen. Dennoch muss es dann einen natürlichen Ablöseprozess geben, in dem wir völlige Eigenverantwortung für unser Leben übernehmen und uns aus der Abhängigkeit loslösen. Dies heißt nicht, Vater und Mutter nicht mehr zu lieben, ihnen nicht dankbar zu sein für das, was wir bekommen haben. Sondern der Prozess der Abnabelung bedeutet, sich selbst das zu geben, was notwendig ist, und letztendlich in die tatsächliche Selbstverwirklichung zu kommen, die für jeden Menschen notwendig ist. Natürlich ist es leichter, wenn wir es durch Vater oder Mutter gelernt haben, und dennoch: Haben wir es nicht gelernt, so müssen wir es uns erarbeiten, um uns in uns geborgen und sicher zu fühlen, um uns selbst schützen zu können.

Erst wenn wir diese Aspekte tatsächlich in uns gelernt haben, wenn wir erkannt haben, wie wichtig dieses Gefühl, diese Haltung zu uns selbst ist, können wir für andere Menschen Räume halten, um ihnen die Möglichkeit zu geben, diesen Prozess, von dem wir gerade gesprochen haben, nämlich zu erlernen sich Geborgenheit und Sicherheit zu geben, tatsächlich erleben zu können. Wir werden nur dann eine Elternschaft, die ihren Kindern Sicherheit und Geborgenheit gibt, ausfüllen können, wenn wir diese Aspekte an uns selbst gelernt haben, und man könnte den Satz von vorher abwandeln und könnte sagen: «*Auch wenn Du es von Deinen Eltern nicht gelernt hast, erwirb es trotzdem, um es zu besitzen, um nicht verwundbar zu sein, um nicht kränkbar zu sein, um nicht schutzlos zu sein, sondern in innerer Kraft Dir selbst vertrauend, durchs Leben zu gehen.*» So scheinbar einfache Aspekte wie Geborgenheit und Sicherheit, denen wir oft in unserem Leben so wenig Aufmerksamkeit schenken, können durch intensive Betrachtung ihren wahren Stellenwert in unserem Leben bekommen. Aspekte in unserem Leben für uns selbst zu verankern ist Arbeit. Uns aus der behüteten Situation unserer Eltern in Dankbarkeit zu befreien ist mit Arbeit verbunden, mit lernen, mit sich ändern, mit sich transformieren. Der Lohn ist jedoch groß.

Teil B

- ▶ Weiblichkeit
- ▶ Sexualität
- ▶ Körperlichkeit
- ▶ Ganzheit, Vollkommenheit, Vollendung
- ▶ Kreativität
- ▶ Mystik
- ▶ Weisheit

Abbildung 19:
Aspekt der heranwachsenden und voll entwickelten Weiblichkeit

Weiblichkeit

Die weibliche Brust ist ein wesentliches Attribut des weiblichen Körpers, des weiblichen Aussehens und des weiblichen Selbstverständnisses, der weiblichen Identität. Wie kaum ein anderer Bereich des Körpers repräsentiert die weibliche Brust Weiblichkeit. Sie ist ein äußeres Zeichen von Weiblichkeit. Es erscheint nicht weit hergeholt, wenn der Gedanke und das Gefühl kommt, dass die Identifizierung mit der eigenen Weiblichkeit, die Gesundheit der eigenen Weiblichkeit, die Heilung der eigenen Weiblichkeit in einem Zusammenhang mit der Gesundheit, mit der Gesundwerdung der eigenen Brust steht. Es wurde schon darauf hingewiesen, dass es der Geist ist, der den Körper formt. Schiller hat es nachgeschrieben und nachgedacht, was seit vielen Jahrhunderten, wenn nicht Jahrtausenden, bekannt ist, dass Körper und Geist in einer innigen Beziehung mitsammen verbunden sind. Der Körper reagiert auf den Geist, der Körper antwortet auf unseren Geist, der Körper formt sich nach dem Geist, und der augenblickliche Zustand unseres Geistes in allen Ausprägungen beeinflusst den Körper.

Der Körper spiegelt den Geist nach offensichtlichen, jedoch im Detail nicht völlig geklärten, definierten Gesetzen. So wie der Geist den Körper formt, so meldet der Körper an den Geist zurück und erlaubt dem Geist Informationen, die ihn über sich selbst informieren. Dies verstehen wir unter Ganzheitlichkeit, dass in uns alles mit allem verbunden ist, dass wir ein perfekt vernetztes Wesen sind, dessen unterschiedliche Ausprägungen zwar getrennt betrachtet werden können, dessen tatsächliche Wahrheit in seiner Ganzheit liegt. Es ist offenbar, dass wir uns in unserer Ganzheit mit all unseren inneren Verbindungen und Informationen oft so schwer sehen können. Ganzheit hat so viele Aspekte, die gemeinsam gesehen und gefühlt, wahrgenommen werden sollen, was oft für uns herausfordernd ist.

Die weibliche Brust ist eine besondere Ausdrucksform der Weiblichkeit. Die Form der Brust, die Größe der Brüste sind unterschiedlich. Die Art der Brust entspricht oft der Art des gesamten Körpers, und manches Mal auch gar nicht, wenn Brüste überdimensional groß sind, obwohl der Körper ebenmäßig, oft auch sehr schlank, geformt ist. Kaum einmal stellen wir uns die Frage, warum unser Körper so ist wie er ist, warum wir so aussehen wie wir es tun. Erst wenn wir tiefer in uns hineinblicken und Kenntnis von unserem eigenen Wesen, auch seiner Körperlichkeit, haben, werden wir in diese individuellen Geheimnisse, die Aufschluss über den eigenen Körper und den eigenen Geist geben, eindringen können.

Die überwiegende Konnotation der Weiblichkeit als Fruchtbarkeit, als in erster Linie Kinder gebärend, hat sich in den letzten Jahrzehnten im Zuge der Änderung des Bildes, des Selbstverständnisses der Frau deutlich geändert. Es wird eine Definition der Weiblichkeit auch ohne Mütterlichkeit geben dürfen. Es darf die weibliche Brust als Ausdruck der Weiblichkeit erkannt werden, ohne dass das im vorigen Kapitel dargestellte Nähren und Ernähren im Vordergrund steht. Die weibliche Brust darf auch ausschließlich als Teil des eigenen weiblichen Körpers, als Ausdruck der eigenen Weiblichkeit und damit der eigenen Sexualität gesehen werden.

Wie klingt der Zusammenhang: gesunde, erfüllte Weiblichkeit in Verbindung mit Gesundheit der Brust? Es erheben sich dabei viele Fragen: «Wie stehe ich zu meiner Weiblichkeit? Wie stehe ich zu meinem physischen Geschlecht? Wie stehe ich zu meiner weiblichen Energie, zu meinem weiblichen Yin? Bin ich mit meiner Weiblichkeit in Frieden? Sehe ich meine Weiblichkeit in Harmonie mit meiner Männlichkeit in meinem Inneren? Sehe ich meine wunderbare Weiblichkeit, meine weiblichen Aspekte im Fühlen, in der Ganzheitlichkeit, der Weg-, nicht der Zielorientierung, der intuitiven Grundhaltung?»

Vielleicht sollte in diesem Zusammenhang nochmals darauf hingewiesen werden, dass das physische Geschlecht eines Menschen natürlich nicht bedeutet, dass ausschließlich Aspekte, die diesem Geschlecht zuzuordnen sind (energetische, gedankliche, emotionale, spirituelle), vorhanden sind, sondern dass auch Aspekte des physisch anderen Geschlechts gelebt werden sollen. Die Verteilung zwischen männlichen und weiblichen Aspekten in einem Menschen ist ganz unterschiedlich, und ausschließlich individuell. Unser Verhalten wird jedoch von der unterschiedlichen Betonung von weiblichen und männlichen Aspekten wesentlich bestimmt. Natürlich ist es bei der Mehrzahl der Menschen so, dass sie in erster Linie Aspekte, die ihrem physischen Geschlecht entsprechen, tragen. Es sollten jedoch männliche und weibliche Aspekte in jedem Fall harmonisch verteilt sein.

Was zählt nun zu weiblichen Aspekten generell? Abgesehen nun von den bereits in Teil 1 besprochenen Aspekten wie Nähren und Sorgen für sich und für andere, sich kümmern, Geborgenheit, Sicherheit, Fülle, Überfluss, lebensspendend sein ist ein wesentlicher weiblicher Aspekt das Fühlen im Unterschied zum Denken, was einem männlichen Aspekt entspricht. Bei Rechtshändern ist das Fühlen in erster Linie in der rechten Gehirnhälfte repräsentiert, das Denken ist linkshirnig beheimatet. Natürlicherweise soll Fühlen und Denken in jedem Menschen in einem harmonischen Verhältnis zueinander stehen, wobei die Art dieser Harmonie ebenfalls individuell ist. Die Trennung in die beiden Gehirnhälften und die Zuordnung bestimmter Fähigkeiten und Aspekte in eine von beiden ist Ausdruck unserer Polarität. Die energetische bewusste Verbindung der beiden Gehirnhälften ist Gegenstand vieler spiritueller Übungen und erlaubt bei Meisterung der Trennung zum Beispiel fühlend zu denken und denkend zu fühlen, also die mentale und die emotional-gefühlsmäßigen Aspekte miteinander zu verbinden. Diese gehirnmäßige Harmonisierung ist ein wesentlicher Schritt in die eigene Ganzheitlichkeit.

Um zum Fühlen, Spüren zurückzukommen, ist dies ein Vorgang, der nicht direkt messbar ist. Für das: «*Ich fühle mich wohl. Ich fühle mich wohl in mir. Ich spüre in mich hinein und will wahrnehmen und erkennen, wie es mir geht. Ich fühle was eine bestimmte Situation für mich bedeutet. Ich spüre ob ich mich wohl fühle, ich spüre ein Gefühl, das sich in mir ausbreitet.*» gibt es keine Messparameter. Es werden uns die Gefühle jedoch bewusst und bestimmen einen sehr wesentlichen Teil unserer Lebensqualität. Gefühle sind in unserem Herzzentrum lokalisiert. Sie werden uns zwar im Gehirn bewusst, jedoch energetisch spüren wir sie tatsächlich in unserem Herzen. Gefühle sind als unsere Herzenergie abgespeichert und machen so einen wesentlichen Teil des weiblichen Aspektes in allen Menschen, unabhängig von ihrem physischen Geschlecht, aus. Unsere Fühlebene ist unendlich und unbegrenzt. Die Schwingung der Fühlebene in einem reinen, geheilten Zustand hat eine hohe Frequenz, die uns inspiriert und glücklich macht, die uns Freude bereitet, uns Kraft schenkt. Es wird im Teil C auf das Gefühl der Liebe noch besonders eingegangen werden. Gefühle sind also Ausdruck des weiblichen Aspekts. Abgesehen von Liebe gibt es eine unendliche Anzahl von Gefühlen, wie Vertrauen, Friede, Demut, Mitgefühl, Achtsamkeit, Barmherzigkeit, Verbundenheit mit dem Schönen, Wahren, Stillen, Ehrlichen, Nachsichtigen, Gütigen. Solche Gefühle stärken unser Wesen, sie lassen uns frei und kräftig sein, sind Quelle unserer Lebensfreude, unseres Lebensglückes. Lebensfreude erzeugt Lebenskraft. Lebensfreude strömt durch unseren gesamten physischen Körper und beeinflusst dessen Funktion. Ein glücklicher, freudvoller Körper hat Spannkraft, Beweglichkeit und Elastizität.

Die Kraft unseres Lebens lässt uns unserem Körper die Bedeutung beimessen, die er verdient in Bewegung und Ernährung und Pflege und Aufmerksamkeit. Ein Leben in Freude erschafft glückliche Organe, Organe, die ihre Aufgabe, ihre Funktion in Fülle ausdrücken. Sind glückliche Organe, Organe in einem glücklichen Körper, nicht auch gesunde Organe? Gehört es nicht zu unserer ganz natürlichen Vorstellung, dass eine freudige Grundhaltung, also ein Leben in der Energie «Freude» voll funktionstüchtige, gesunde Organe zur Folge hat? Freude erzeugt in unserem Körper Glückshormone, und diese führen zu körperlicher Gesundheit. Wir alle erleben diesen Zusammenhang vielfach in unserem Leben und wissen, wie anfällig wir für bestimmte Krankheiten werden, wenn unsere psychische Situation belastet ist. Und was für den Ausbruch einer viralen Infektion, einer Grippe gilt, gilt auch, natürlich in anderem Ausmaß, für die Entstehung ernster Erkrankungen. Eine andauernde, schwere gefühlsmäßige Belastung, zum Beispiel eine schwere Traumatisierung des weiblichen Aspekts einer Frau, kann schwere Auswirkungen auf die Gesunderhaltung der weiblichen Brust besitzen. Die Heilung unserer Angst und unserer Sorgen, unserer Kümmernisse, unserer Trauer und unserer Enttäuschung, unserer Kränkung und Zurückweisung, die wir uns entgegenbringen, oder die uns von anderen entgegengebracht wird, führt zu einem geheilten Herzchakra, einer geheilten Herzebene. Eine geheilte Herzebene bedeutet eine Haltung, die einen Schutz für die weibliche Brust darstellt. Und auf die Frage: «Jetzt bin ich erkrankt, was kann ich für mich tun?» ist eine praktisch immer richtige Antwort die Heilung der Herzebene. Die weibliche Brust ist in der Einflusssphäre des Herzens, was sich ja auch anatomisch ganz klar zeigt. Die Heilung unserer Gefühle ist ein großer Schutzfaktor für die weibliche Brust. Die Reinheit unserer Gefühle des Friedens, der Achtsamkeit, des Mitgefühls, die Klarheit der geheilten Weiblichkeit unseres Wesens, die Aussöhnung mit all den traumatischen Ereignissen und Erlebnissen, die die eigene Weiblichkeit betroffen haben, lassen die Energie der weiblichen Brust kohärent, liebevoll und kraftvoll fließen. Die Eigenfrequenz der Brust wird stabilisiert, kann klar ausgedrückt und gelebt werden. Die Stärkung der Eigenfrequenz des natürlichen Ausdrucks der Brust macht sie stark und vermindert ihre Krankheitsanfälligkeit. Je intensiver diese schützenden Gefühle gelebt werden, umso besser ist der Schutz vor Verletzungen und vor Verwundung. Es stellen sich nun viele Fragen in diesem Zusammenhang: «Wie steht es denn mit all diesen Gefühlen in der Auseinandersetzung mit mir selbst? Wie lebe ich meine Weiblichkeit, meine Gefühle mir als Frau gegenüber? Akzeptiere ich freudig mein Geschlecht? Möchte ich anders sein? Welche Gefühle kann ich denn mir gegenüber leben? Kann ich mir vertrauen, oder begegne ich mir mit Misstrauen? Lehne ich manches, was mein Frausein betrifft, ab? Halte ich Frieden mit allem was ich in mir trage, mit allem was ich erlebt habe? Erlaube ich mir Demut der eigenen Schöpfung als Frau gegenüber, Demut dem eigenen Funken und der Wunderbarkeit des eigenen weiblichen Wesens gegenüber? Löse ich mich aus Unterwürfigkeit, aus alten Klischees dem weiblichen Geschlecht gegenüber? Schenke ich meinem inneren weiblichen Wachstum ausreichend Aufmerksamkeit? Habe ich Mitgefühl mit mir, wenn ich in herausfordernden Situationen bin? Empfinde ich Freude mit mir und mit der Art, wie ich als Frau lebe? Empfinde ich mein weibliches Wesen als schön und wahr und wunderbar zu mir passend? Erlaube ich mir, mich in Stille mir selbst zu nähern und mit mir in eine tiefe Auseinandersetzung über mein weibliches Wesen einzudringen? Begegne ich mir ehrlich und aufrichtig, nachsichtig und gütig?» All das erfordert eine Antwort und unter Umständen eine Änderung, eine Korrektur. All das kann ich mich fragen, denn wenn ich mich nicht frage, erhalte ich keine Antwort über mich, über mein Wesen, über mein Gefühl, über diesen ganz wesentlichen Teil meiner Weiblichkeit, und der Stellung, die ich meiner Weiblichkeit in meinem Leben einräume. Geheilte Gefühle sind große Schutzfaktoren für uns, für jeden Menschen. Die Heilung unserer Gefühle heißt in den Frieden kommen, in die Aussöhnung, in das Loslösen, und dies wird noch mehrmals genau dargelegt.

Erst wenn unsere Herzebene geheilt ist, erst wenn unsere Gefühle von uns tatsächlich gelebt werden können, weil sie befreit sind von Trauma und Blockaden, werden wir erkennen, was tatsächlich tiefes, glückliches Leben bedeutet. Wir werden die Freude an uns selbst, die tiefe innere Verbindung mit unserem wahren Wesen erleben können, und uns unserem Leben hingeben. Haben wir diese Gefühle in uns geheilt, werden wir schrittweise wunschlos, weil uns das, was auf Herzebene geheilt ist, so erfüllt, dass wir keine Wünsche mehr im Außen empfinden werden.

Erst wenn Gefühle geheilt sind, sind wir in der Lage, anderen Menschen auf ihrem Lebensweg beizustehen. Doch zuerst muss die Arbeit an uns getan sein. Zuerst müssen wir uns in eine Lage versetzen, in der wir uns selbst schützen können auf unserem Lebensweg, in der wir uns stimulieren, in der wir Kraft schöpfen aus dem Gefühl zu uns, aus der Liebe zu uns. Erst dann können wir andere Menschen substanziell begleiten. Vielleicht ist dies die derzeit größte Aufgabe, die ganz generell von der Menschheit zu erfüllen ist, die eigene Herzebene zu heilen und anderen bei ihrer Heilung zu helfen. Welch unendliches Leid, welche unermesslichen Schmerzen könnte sich die Menschheit ersparen, wenn Heilung des Herzens zu einem Thema in der Öffentlichkeit würde, wenn Heilung des Herzens gelebt würde.

Meditation *Heilung des Herzens*

Wir schließen die Augen und bringen uns in eine für uns angenehme Lage. Wir atmen still und ruhig in unserem Rhythmus, und schließen die Augen. Langsam kommt diese wohlige Versenkung, in die wir durch gleichmäßiges Atmen hineingleiten. Wenn ein Gedanke kommt, wenn uns etwas ablenken will, so lassen wir den Gedanken ziehen, und schenken ihm keine Aufmerksamkeit. Unsere Aufmerksamkeit und unser Fokus ist auf das Herz gerichtet, auf unser energetisches Herz, dem Zentrum unserer Gefühle, dem Zentrum unserer uns berührenden Gefühle, unserer Erinnerungen an Zuwendung, Geborgenheit und Liebe, die wir empfangen haben, und dem Zentrum der Zurückweisung, der Abweisung, des Schmerzes und der Enttäuschung. Alles Fühlen ist in diesem heiligen Raum unseres Herzens frei fließend oder blockiert, uns wärmend oder kalt, weich oder hart. Spüren wir das. Spüren wir wie es uns tatsächlich in unserem Herzen geht.

Verbinden wir uns tief in unserem gleichmäßigen Atmen mit unserem Herzraum und geben wir mehr und mehr Aufmerksamkeit dieser Verbindung, bis wir in unserem eigenen Herzen aufgehen, bis der Herzraum so groß wird, dass wir uns darin mit unserer Aufmerksamkeit bewegen können. Heilung des Herzens, Heilung unserer Gefühle, Bekräftigung und Aufgehen in der Liebe. Spüren wir Liebe. Spüren wir wie sich Liebe anspürt, wie sie uns erfüllt, wenn sie da ist, und lassen wir sie unser ganzes Wesen erfüllen. Gehen wir auf in dieser Liebe, die wir erhalten haben, bis wir schließlich gelernt hatten, uns selbst diese Liebe zu spenden, diese aufmerksame, weiche, zärtliche Zuwendung zu uns selbst. Spüren wir das. Spüren wir ob wir dieses Gefühl für uns selbst haben, ein bisschen zögerlich oder ganz und überwältigend in seiner Schönheit und in seinem Wohlbefinden.

Doch manche, die diese Meditation miterleben in sich selbst, die Sehnsucht haben und den Wunsch haben, diese Liebe zu spüren, werden diese Empfindung nicht besitzen. Und gerade diese, genau diese benötigen die Heilung ihres Herzens, benötigen die Zuwendung zu sich und das tiefe Hineinspüren: «Warum spüre ich mich nicht? Warum ist die Beziehung zu mir blockiert? Warum finde ich nicht hinein in diesen Herzraum? Warum ist es kalt und unbeweglich? Was ist es? Was spüre ich? Ist es Trauer? Ist es Enttäuschung? Ist es Mangel? Mangel an Zuwendung, Mangel an aufmerksamen, liebevollen Worten und Taten, die ich selbst

erlebt habe?» Genau in dieses Gefühl, in die Trauer, in die Enttäuschung, in den Zweifel, in die Angst, in genau das was wir in diesem Augenblick empfinden, gehen wir nun hinein mit unserer Aufmerksamkeit, und umarmen diesen Schmerz. Verbinden wir uns mit diesem Schmerz, um uns bewusst zu machen, woher er kommt. **«Wie ist dieser Schmerz, diese Trauer, diese Angst, diese Zurückweisung? Wo ist sie entstanden? Wie habe ich es erlebt? Mit wem habe ich es erlebt? Wer hat diese Sehnsucht, die ich hatte, und vielleicht noch immer habe, nicht gestillt?»** Und wenn wir tief in uns selbst hineinspüren, wenn wir ganz tief in diesem Herzraum mit uns selbst eins werden, dann werden wir es spüren, wie es entstanden ist, wie der Schmerz und die Trauer und das Leid, wie all der Mangel an dem, was ich mir gewünscht hätte, entstanden ist. **«Wer war es? Von wem habe ich nicht empfangen, wonach ich mich gesehnt habe? Wer hat mich allein gelassen? Wer hat mich nicht in die Arme genommen? Wer hat mich nicht getröstet?»** Und dann holen wir diesen Menschen, holen wir diese Situation, holen wir es in unsere innere Vorstellung, und blicken wir diesen Menschen an, blicken wir die Situation an, mit unserem inneren Auge, und sehen wir diesen Menschen in seiner eigenen Not, in seinem Unvermögen, in seinem eigenen Mangel, nicht geben zu können, was sie oder er nicht hatte, was er oder sie vielleicht selbst niemals empfangen hatte. Blicken wir diesen anderen Menschen an und fühlen wir mit dem anderen, in seiner Not, in seiner Angst, in seiner Trauer, in seinem Unvermögen, aus dem eigenen Herzen zu leben. Und dann gleichen wir im Gedanken all diesen Mangel aus, indem wir dem anderen all das anbieten, was er braucht, was wir selbst von diesem Menschen nie bekommen konnten. Gehen wir in die Versöhnung, und in den Frieden, und in die Liebe, indem wir sagen: *«Du konntest mir das nicht geben, aber ich gebe es Dir und mir im gleichen Ausmaß. Ich gehe mit Dir und mir in den Frieden,* *in die Versöhnung, aus meinem tiefsten Herzen. All das, was Du mit nicht geben konntest, gebe ich Dir und mir in diesem Augenblick.»*

Holen wir uns dann liebevolle Situationen in unserem Leben her, Liebesempfindungen, die wir vielleicht für ein Tier hatten, oder vielleicht auch für einen anderen Menschen, und lassen wir diese Liebesempfindung in unserem Herzen kreisen und wachsen und blühen. Geben wir immer das, was wir neu erleben, diesem Menschen, durch den wir es nicht bekommen haben. Warten wir ruhig und gelassen, bis das Herz warm wird, bis das Herz die Zärtlichkeit, die wir uns selbst geben, spürt. Geben wir uns Zeit, wiederholen wir öfter an aufeinanderfolgenden Tagen eine solche Meditation, bis das Herz ganz weich ist, bis der Panzer, der das Herz vielleicht hart gemacht hat, endlich verschwindet. Seien wir in diesen Tagen der herausfordernden Herzmeditation gut zu uns. Nehmen wir uns Zeit, nehmen wir uns Auszeit. Es sind heilige Momente, die wir mit uns erleben. Spüren wir uns, und dann lassen wir uns langsam aus der meditativen Haltung in das Alltagsbewusstsein zurückkehren.

Ende Meditation

Lebensgeschichte VI

Ich bin 61 Jahre. Ich war an einem linksseitigen Mammakarzinom erkrankt. In der Kindheit habe ich sehr unter meiner Mutter gelitten. Meine Mutter war selbst unglücklich und hat sehr hart gearbeitet. Ich habe eine 3 ½ Jahre jüngere Schwester. Diese war die Rebellin in der Familie. Ich selbst habe hinuntergeschluckt, alles was ich erlebte. Ich war ein braves Mädchen und habe sehr gekämpft um die mütterliche Liebe, die ich niemals bekommen habe. Meine Mutter hatte nie Zeit, sie hat mich nie gestreichelt und auch nicht lieb gehabt. Ich hatte zu meiner Mutter kein Vertrauen. Ich konnte mich ihr gegenüber nicht öffnen und war sehr unglücklich.

Mein Vater war eine gewisse Bezugsperson, war jedoch sehr oft auf Reisen und dadurch für mich kein kontinuierlicher Ansprechpartner.

In der Kindheit war ich oft traurig. Ich habe mich für meine Schwester verantwortlich gefühlt, und habe mich im Zuge dieser Verantwortung selbst gestärkt. Ich habe mich angepasst, habe meine Meinung bei mir behalten, habe den Mangel, den ich in der Familie besonders von meiner Mutter gespürt habe, akzeptiert. Es wurde nie mit uns Kindern gespielt. Ich hatte jedoch eine Bezugsperson, nämlich meine Großmutter. Die hat gern mit uns Kindern gespielt und hat uns auch lieb gehabt. Sie ist früh gestorben. In der Familie gab es Regeln, die mussten wir erfüllen. Zeit, Zuwendung und Liebe hat es für uns nicht gegeben.

In der Schule habe ich brav gelernt. Meine Eltern haben sich so wenig um mich gekümmert, dass sie gar nicht wussten, ob ich in die Schule gehe oder nicht. Die Schule war so etwas wie ein Zufluchtsort. Ein Interesse an mir von Seiten meiner Eltern hat es nicht gegeben. In dieser Zeit wurde ich selbst recht ruhig. Es wurde mir bewusst, dass ich nicht so werden wollte, wie ich es in meiner Familie erlebt habe. Ich habe mit niemandem gestritten, ich kann mich überhaupt nicht erinnern, dass ich mit jemandem gestritten habe. Ich hatte Angst vor Ablehnung und war eher konfliktscheu. Die Beziehung zu meiner Schwester, die so anders war, hat sich in dieser Zeit abgekühlt. Erst als wir beide erwachsen waren, haben wir uns wieder gut verstanden, und das tun wir bis heute.

Ich habe dann mit dem Studium begonnen, und habe meine erste Liebe gehabt. Das war schön, dieser Mann hat mich angehimmelt. Und meine zweite Liebe habe ich geheiratet. Dieser Mann hatte eine sehr starke Mutter. Sie war geschieden von ihrem Mann, und ich war eine unerwünschte Schwiegertochter. Ich konnte meiner Schwiegermutter nie etwas recht machen. Als ich mein erstes Kind bekommen habe, hatte ich große Angst gehabt, dass mir meine Schwiegermutter und mein Mann mein Kind wegnehmen. Als ich dann zum zweiten Mal schwanger war, haben mir beide gesagt, dass ich keine gute Erzieherin war, und die Schwiegermutter und auch mein Mann haben mich gezwungen, diese Schwangerschaft zu unterbrechen. Meine Ehe war sehr unglücklich.

Ich habe dann begonnen, tiefer in mein Leben zu gehen, und es wurde mir bewusst, dass ich etwas ändern musste. Ich hatte bisher nicht gelebt. Ich habe immer nur das getan, was andere wollten, und habe mich auch sehr stark unterjochen lassen. Ich begann nun, an meinem Mann das zu sehen, was schön an ihm war, habe dieses Schöne an ihm bestärkt, und so hat sich unsere Ehe schließlich geändert, dass sie bis heute glücklich ist.

Als ich dann krank wurde und meine Brust verloren habe, hat mein Mann gesagt: «Das ist mir egal, dass du keine Haare hast und nur eine Brust. Wichtig ist nur, dass du bei mir bleibst.»

Selbsterkannte Lebensthemen:
Ich habe starke Schlafbeschwerden. Ich leide sehr unter meinem Kontrollzwang. Ich wurde eine lange Zeit meines Lebens unterdrückt und kann Selbstverwirklichung nicht leben. Ich hatte kaum eine Bezugsperson. Ich bin sehr angepasst und lebe meinen Willen nicht. Ich habe Angst vor Ablehnung, bin oft traurig und konfliktscheu. Schon sehr früh habe ich Verantwortung für andere übernommen. Ich habe oft dem Zwang nachgegeben, den andere auf mich ausüben.

Eigenerfahrung bei der angeleiteten meditativen Arbeit:
Ich habe Beziehung nicht erlebt und nicht erlernt. Ich fühle jedoch seit einigen Jahren Wärme und Liebe, die mir durch meinen Mann entgegenkommt. Ich fühle oft Ohnmacht in mir. Ich lebe nicht Liebe und Mitgefühl für mich. Mein inneres Kind hat große Sehnsucht nach Liebe, Zärtlichkeit und Zuwendung. Meine Weiblichkeit liegt brach. Ich habe meine Kindheit nicht wirklich erlebt. Ich habe früh Verantwortung für andere übernommen. Ich spüre langsam, wie ich meine Herzebene öffnen kann.

Therapieansatz:
Aussöhnung mit der Seele des ungeborenen Kindes. Heilung des eigenen inneren Kindes. Heilung des Herzens, Selbstliebe, Selbstachtung, Abgeben von Verantwortung für andere, Lösung aus der schmerzhaften Mutterenergie, Aussöhnung mit der Mutter und der Schwiegermutter. Heilung der eigenen Weiblichkeit. Heilung der Sonnenkraft im Sonnengeflecht.

Sexualität

Die weibliche Sexualität ist mit der weiblichen Brust eng verbunden. Das sexuelle Lustempfinden durch die Berührung der weiblichen Brust ist ein zutiefst intimer Vorgang, der einen besonderen Ausdruck einer persönlichen Beziehung darstellt. Gewalt in der Sexualität, das Erleben von Missbrauch und von Respektlosigkeit hat oft tiefe Wunden in einer Frau hinterlassen, die ein freies und ungezwungenes sexuelles Empfinden oft deutlich einschränken können. Die Rolle, die die Sexualität im Leben einer Frau spielt, ist ganz unterschiedlich und vollkommen individuell. Normen sollen hier in keiner Weise gezogen werden, sondern ausschließlich betont werden, dass Sexualität in Freiheit gelebt werden soll, wie es individuell einer bestimmten Frau entspricht, von körperlicher Erfüllung bis hin zur völligen kontemplativen Sublimierung. Das sexuelle Empfinden in tiefer Vollendung mit einem anderen geliebten Menschen kann besondere Glücksgefühle, ja ekstatische Momente beinhalten, die auch oft zu einer Klärung des eigenen Energiekörpers beitragen können. Das völlige Aufgehen im Empfinden von Sexualität bis zum vollendeten Glücksgefühl kann eine Kraftquelle sein, die bedeutendes Niveau erreichen kann. Ebenso kann eine Sublimierung, eine «Erhöhung» der sexuellen Empfindung auf eine geistige Ebene, zu einer besonderen Kreativität führen, die eine vollkommen andere Ausdrucksform von Sexualität darstellt. Der Spielraum der sexuellen Empfindung und des Auslebens von Sexualität ist unendlich groß. Das Umgehen mit Sexualität ist völlig unterschiedlich. Es reicht von schnellen sexuellen Begegnungen, Verbindungen die oft nur kurz dauern, bis zu lebenslangen Bindungen aneinander, die ein oft vollendetes Vertrauensverhältnis zwischen zwei Menschen hervorbringen.

Es soll hier nicht unerwähnt bleiben, dass die sexuelle Verbindung zwischen zwei Menschen einen außerordentlichen Energieaustausch darstellt, neben allen Gefühlen, die im Rahmen der sexuellen Begegnung auftreten. Es werden bei der sexuellen Begegnung Energien frei, die sich auch im Partner verankern, sodass schrankenlose Promiskuität aus spiritueller und energetischer Sicht als problematisch gesehen werden kann. Die Verankerung von Partnerenergien, also Fremdenergien im eigenen Energiekörper in der sexuellen Begegnung, ohne mit diesem Menschen verbunden zu sein, auf gedanklicher, gefühlsmäßiger und spiritueller Ebene, vertraut und geliebt zu sein, kann einen gefährdenden Einfluss auf den eigenen Energiekörper besitzen. Es geht hier gar nicht um das Aussprechen von Verboten oder um Prüderie. Es geht um die Erkennung und um die mögliche Verhinderung von problematischen Konsequenzen, die unüberlegte sexuelle Verbindungen nach sich ziehen können.

Es stellt sich ganz allgemein die Frage: «Wie ist die Bedeutung von Sexualität in meinem Leben? Welchen Stellenwert gebe ich einer sexuellen Verbindung? Ist Sexualität für mich etwas Heiliges, etwas Heilsames, das durch die Erhöhung der Energie im Rahmen des sexuellen Aktes zu meiner Freude, meiner Entwicklung, zu meiner Transformation beiträgt? Gibt es Aspekte in meiner Sexualität, die Heilung bedürfen? Kann ich in meiner Weiblichkeit meine Sexualität nach meinen Vorstellungen leben? Bin ich bereit und auch willens, meine sexuellen Wünsche auszudrücken? Fühle ich was Sexualität mit mir tut?» Wie oben gesagt ist Sexualität ein Bereich in vielen Menschen, der verwundet ist. In manchen Bereichen können Machtpositionen ausgenützt werden, ja sogar Gewaltausübung sexueller Natur ist in den letzten Jahren sehr öffentlich geworden, wodurch viele Verwundungen zurückblieben, deren Heilung intensive Zuwendung benötigt. Das Karma, das Menschen, die sexuelle Gewalt ausüben, auf sich laden, ist unbeschreiblich groß. Persönliches Karma führt zu großem Leiden. Spirituelle Konsequenzen für zügelloses sexuelles Verhalten werden von den Verursachern getragen werden müssen.

Durch die unterschiedliche Geschlechtlichkeit des männlichen und weiblichen Prinzips und die oft unterschiedliche Stärke des Geschlechtstriebes, durch die unterschiedliche Art des Höhepunktes zwischen weiblichem und männlichem Prinzip sollte von beiden Seiten besondere Sensibilität und besondere Empathie angewendet werden, um großes Glücksgefühl für beide in der sexuellen Begegnung in der Partnerschaft zu finden. Sexuelle Übereinstimmung in einer Beziehung ist eine große Gnade und setzt oft großes Einfühlungsvermögen von beiden Seiten voraus, um tatsächliche Erfüllung zu finden. Geheilte weibliche Sexualität hat eine Beziehung zu dem Gefühl, das eine Frau mit ihrer Brust empfindet. Große Glücksgefühle in dieser Beziehung nach der eigenen Weiblichkeit erlebt, können einen großen schützenden Faktor darstellen.

Meditation *Kundalini*

Schließen wir die Augen und kommen wir in eine wohlige Stille und Ruhe. Lassen wir langsam das Außen vergehen und richten wir mehr und mehr Aufmerksamkeit auf unser Inneres. Nichts anderes ist nun wichtig, nur eine tiefe Verbindung zu uns selbst aufzubauen und in dieser Verbindung zu bleiben. Wir wollen unsere Verbindung zur Kundalini aufbauen. Kundalini ist ein Wort aus dem Sanskrit, der alten persischen Sprache, und heißt so viel wie Schlange, Schlangenkraft. Sie ist eine der vielen Kräfte, die wir in uns haben, die warten dass sie erweckt werden, die auf Verbindung mit unserem Wachbewusstsein warten, Kräfte die uns stark machen, die uns in unserer Entwicklung und in unserer Transformation unterstützen. Die Kundalini ist eine der Kräfte, die heilsame Wirkungen in uns selbst hat. Über die Kundalini verbinden wir uns mit der Heilkraft von Mutter Erde, mit der Heilkraft von Vater Erde.

Wir richten unsere Aufmerksamkeit auf unseren Körper. Wir lassen die Aufmerksamkeit von unserem Kopf über unseren Oberkörper, über unseren Bauch in unser Becken hineinsinken. Unser Becken besteht aus insgesamt vier Knochen, die miteinander durch Gelenke verbunden sind. Es sind dies die beiden Darmbeinknochen, die vorne an unserer Vorderseite in der Form unserer beiden Schambeine miteinander verbunden sind, und gegenüber haben wir einen Knochen, das sogenannte Kreuzbein, das mit den Darmbeinen beider Seiten über die sogenannten Sakroiliakalgelenke in Verbindung steht. Wir beginnen nun, mit unserer Aufmerksamkeit in unser Becken hineinzugleiten. Wir spüren die beiden Darmbeine und das Kreuzbein, und schließlich unseren Beckenboden, der aus Muskeln besteht.

Das Sakralchakra betreut energetisch unsere Sexualfunktion und unsere Nierenfunktion. Das Wurzelchakra stellt unsere Verbindung zu dem Planeten dar, und kodiert für Sicherheit, für Urvertrauen, für Da-sein-Wollen, für Erdung, für Verwurzelung, für Stabilität. Am Beckenboden liegt in unserer Vorstellung aufgerollt unsere Schlangenkraft, unsere Kundalini. Durch Anspannung, durch Heben des Beckenbodens und der Anspannung der Gesäßmuskulatur können wir bewusst die Kundalini einladen zu erwachen. Die Kundalini kann sich dadurch entfalten. Um beim Bild der Schlange zu bleiben, kann sich diese entrollen und kann langsam an unserer Wirbelsäule emporklettern, bis sie über unser Scheitelchakra unser Drittes Auge erreicht, und sich dort präsentiert. So umfasst und verbindet sie unseren gesamten Energiekörper. Die Erhebung der Kundalini ist nicht Schwerpunkt dieser Meditation, sondern ausschließlich die Erweckung unserer Schlangenkraft und die Verbindung und Aktivierung des Kreisens dieser Energie im kleinen Becken.

Nun beginnen wir, den Beckenboden stärker zu heben und die Gesäßmuskulatur intensiver anzuspannen. Haben wir unsere Aufmerksamkeit im kleinen Becken. Tun wir nicht mehr als hier gesagt wird, sondern spüren wir nun in dieser Anspannung, wie sich in unserem kleinen Becken etwas bewegt, und wie eine gewisse Sensation entsteht, die wir für uns wahrnehmen können.

Lassen wir nur diese Energie im kleinen Becken kreisen, und spüren wir wie sich diese Energie langsam aufbaut und zu einem Raum wird, zu einem Raum der unser Wurzelchakra öffnet und die Verbindung mit Mutter Erde erlaubt. Dies ist ein Teil der Kundalini, die man unsere eigene Erdkraft nennen könnte.

Beobachten wir nun, wie das Wurzelchakra weit wird, wie es sich entfaltet, wie dieser Raum größer wird, und betrachten wir diesen Raum. Richten wir unsere Aufmerksamkeit darauf, welche Botschaft dieser Raum für uns hat. «Bin ich geerdet? Fühle ich mich sicher? Habe ich Urvertrauen? Glaube ich dass ich zum rechten Zeitpunkt hier bin, auf diesem Planeten? Kann ich durch die Verbindung mit dem Planeten meine Aufgabe, meinen Seelenauftrag erfüllen? Kann ich die Sicherheit spüren? Fühle ich mich in ihr geborgen? Habe ich Geborgenheit erlebt, als ich noch ganz klein war?» Sprechen wir: «*Ich bin ein geliebtes Kind Gottes. Ich bin zum rechten Augenblick hier auf dieser Welt. Ich kann meine Lebensaufgabe erfüllen. Ich freue mich, hier zu sein. Ich verbinde mich mit meiner gesamten Aufmerksamkeit, mit Vater-Mutter-Erde, und gebe mir innere Sicherheit, wenn ich sie nicht erhalten habe, wenn sie in mir zwar angelegt, aber nicht erfüllt wurde.*» Spüren wir, wie diese Sicherheit sich entfaltet, bleiben wir in diesem Vertrauen. Sagen wir die vorher genannten Affirmationen öfter: «*Ich bin ein geliebtes Kind Gottes. Ich fühle mich sicher. Ich fühle mich wohl. Ich bin zum rechten Augenblick hier.*» In dieser inneren Haltung lassen wir die Kundalini weiter in unserem Beckenboden kreisen. Sie hat eigene Weisheit und findet ihren Weg, um unser Sakralchakra zu aktivieren. Lassen wie dieses sich entfalten und einen Raum bilden. «**Wie fühle ich mich in mir? Wie fühle ich mich in diesem Bereich?** Wie fühle ich meine Sexualität, meine tiefe innige Beziehung, diese magnetische Kraft, die sich in mir erfüllen will? Bin ich gehemmt? Kommen Bilder alter Erfahrungen, in denen ich verwundet wurde in diesem Aspekt, oder verwundet habe? Was habe ich im Rahmen der Sexualität in diesem Leben erlebt? Konnte ich Sexualität frei leben, empfangen und geben im Ausgleich mit einem geliebten Menschen? Fühlte ich mich unwohl? Fühlte ich mich als Opfer? Wurde gefordert von mir, was ich nicht geben konnte oder wollte? Habe ich Machtausübung oder gar Missbrauch, Gewalt in diesem Aspekt erlebt?**» Umarmen wir uns. Lassen wir das Gefühl der Kundalinikraft und ihrer Sicherheit und ihrer inneren Stärke in uns kreisen, und erleben wir in Vertrauen unsere Geschichte. Erleben wir sie nochmals, und söhnen wir uns mit ihr aus. Ja, das mag herausfordernd sein, wenn die Wunden tief und die Traumen noch präsent sind.

Der Weg der Heilung geht wieder über uns selbst. Leben wir an uns selbst unser Geschlecht, wie es uns entspricht. In Liebe und Achtung vor dem eigenen Körper und dem Körper anderer. Sehen wir unsere Sexualität als etwas an, was einem Geschenk entspricht, einer besonderen Gabe, die uns wieder besondere Verantwortung zumisst. Spüren wir, wie diese Kundalinikraft in unserem kleinen Becken kreist, wie sie uns nähren kann, wie sie uns einerseits mit dem Planeten verbindet und andererseits mit unserer eigenen Körperlichkeit. Erlauben wir uns Heilung.

Erlauben wir uns, dass traumatische Erfahrungen aus unserem Körper fließen, um frei zu werden. Übergeben wir es dem Wasser in einem fließenden Bach, übergeben wir es dem Wind, der es aus uns wegträgt, und dem Feuer, das es verbrennt, und kommen wir in die Versöhnung mit uns und der Welt durch die Kraft der Kundalini. Lassen wir nun die Spannung im kleinen Becken nach, die Spannung im Beckenboden und die Spannung in der Gesäßmuskulatur. Lassen wir das an überschießender Energie, was vielleicht entstanden ist, durch die Fußsohlen abfließen. Kommen wir langsam aus dieser meditativen Haltung zurück in unser Alltagsbewusstsein.

Ende Meditation

Die Körperlichkeit

Körper und Geist, Energie und Materie scheinen nur vordergründig ein Gegensatz zu sein. Tatsächlich gehören beide zusammen. Sie sind ein Ganzes, eine Einheit, eine Verbindung, etwas Untrennbares. Sie gehören zusammen wie das Yin und das Yang. Wir sollten beide nicht getrennt ansehen, sondern wenn irgendwie möglich, gemeinsam wahrnehmen und erkennen und auch gemeinsam leben. Informationen, die wir über unseren Körper in Form von einerseits Wohlbefinden, glückhaften Erfahrungen und andererseits in Form von Blockaden, Bewegungseinschränkungen, Tumoren oder Entzündungen bekommen, sind eindeutig. Sie werden von uns wahrgenommen und es bleibt uns nichts übrig, als sie als solche auch anzunehmen. Unser Körper-Geist-Komplex hat eine unendliche Weisheit, eine multidimensionale Komplexität, die weit darüber hinausgeht, was wir derzeit wahrnehmen, messen oder uns vorstellen können. Die Kommunikationsmöglichkeiten innerhalb unseres multidimensionalen Systems sind außerordentlich.

Unser Wesen spielt bei der Ausprägung unserer Körperlichkeit eine wesentliche Rolle. Über unser Wesen, das heißt unsere Gedanken, Gefühle, Emotionen, wird epigenetisch der Genapparat gesetzhaft reguliert: Das kann vielleicht bei zunehmender Entwicklung individuell oder kollektiv zu einer BEWUSSTEN BEEINFLUSSUNG der Steuerung oder der Expression von Genen führen, oder auch auf diesem Weg Netzwerke betonen, Bahnungen simulieren oder auch reduzieren. Bei hohem Bewusstsein könnte der Vorgang der Beeinflussung und Regulation von Genen durchaus als eine Art Eigenprogrammierung verstanden werden. Unser Wesen programmiert unsere Hardware auf eine solche Weise, wie es der Art unseres Wesens entspricht. So entsteht Krankheit, so kann Gesundheit erhalten werden. Dieser Körper, den wir alle besitzen, ist ein wahres Wunderwerk, und letztendlich Ausdruck der Evolution der Menschheit über eine lange Zeit.

Abgesehen nun von dem kaum sag- oder erklärbaren Wunderwerk des Körpers unterliegt auch er natürlich bestimmten Gesetzen, wie zum Beispiel dem Gesetz der Spiegelfunktion. Die vorher angesprochenen Regulationsmechanismen auf körperlicher Ebene sind energetisch gesteuert, was bedeutet, dass der Körper eine Projektionsfläche unseres Bewusstseins ist. Unser Körper reagiert auf Energien, auf heilsame Impulse im Sinne der Gesunderhaltung unseres Körpers, auf unheilsame Impulse im Sinne einer Funktionseinschränkung, einer Behinderung der körperlichen Ressourcen, oder in Form eines körperlichen Symptoms im Sinne einer sogenannten Erkrankung. Eine Aufgabe unseres Körpers ist es, bestimmte Aspekte, die von großer Bedeutung sind, eben in erster Linie unheilsame, krankmachende Aspekte, die nicht ausreichend beachtet und erkannt wurden und nicht zeitgerecht einer Heilung zugeführt wurden, eben am Körper darzustellen und so zu einem Symptom werden lassen. So stellen sich eben viele Fragen: «Was nährt meinen Körper? Was schadet meinem Körper? Was möchte mein Körper? Worauf reagiert mein Körper gerade? Ist mein Körper zufrieden? Fühlt er sich wohl? Was wünscht sich mein Körper von mir? Kann sich mein Körper entspannen? Hat mein Körper ausreichend Ruhe? Verlässt ihn in der Ruhe das Spannungsgefühl völlig? Fühlt sich mein Körper gut versorgt? Schenke ich meinem Körper ausreichend Aufmerksamkeit? Welche unheilsamen Impulse erhält mein Körper von mir? Bin ich mir dessen völlig bewusst, dass ICH es bin, der den Körper krank macht oder gesund erhält?»

Die körperliche Gesundheit, das Wohlbefinden des Körpers ist eigentlich sein Normalzustand. Treten wir nun mit unserem Körper in einen Dialog, fragen wir den Körper, wie es ihm geht, wie er sich behandelt fühlt, ob er sich überfordert fühlt, was er von uns gerne möchte, so werden wir, wenn wir solche Fragen in tiefer Verbindung mit unseren körperlichen Aspekten stellen, auch eine Antwort bekommen. Dies ist wesentlich.

Wenn unsere Schulter weh tut, so sollten wir unabhängig von der schulmedizinischen Abklärung dieses Symptoms mit unserer Schulter Verbindung aufnehmen. Wir sollten sie fragen: «Liebe Schulter, was willst Du mir sagen? Worauf willst Du mich hinweisen? Wie kann ich mich verhalten, dass es Dir wieder gut geht? Mit welchem Zug meines Wesens bist Du verbunden? Worauf hast Du reagiert?» Eine solche Vorgangsweise ist vielen Menschen fremd geworden. Sie betrachten den Körper als Maschine, die sie durch das Leben trägt und führt. Sie erwarten, dass diese Maschine klaglos funktioniert und sind dann oft recht erstaunt, wenn bestimmte Symptome eintreten, und wissen diese nicht zu interpretieren. Im Kontext dieses Buchs fragen wir doch die eigene Brust – eine nach der anderen: «Wie fühlst Du Dich? Mit welchen meiner Gedanken, Gefühle, Empfindungen kannst Du freudig mitschwingen? Fühlst Du Dich in mir geborgen, sicher, befreit? Welche meiner Haltungen vermindern Dein Wohlbefinden? Was von dem wie ich bin, wie ich handle, wie ich fühle, wie ich lebe ist unheilsam für Dich? Wie kann ich Dich gesund erhalten?»

Meditation *Mein Körper*

Wir bringen uns in eine bequeme körperliche Lage, entweder aufrecht sitzend, die Beine parallel nebeneinander, die Fußsohlen auf dem Boden, oder liegend. Wir beginnen, ruhig und tief zu atmen. Wir spüren unseren Atem und werden still und ruhig. Wir beginnen, die Verbindung mit dem Außen schrittweise zu verlieren, und sind ganz auf unser eigenes Wesen, auf das eigene ICH BIN fokussiert. Wenn Gedanken kommen, lassen wir die Gedanken wieder ziehen, es sind ja nur Gedanken. Wir lassen uns Zeit, in einen Zustand zu kommen, der völlig entspannt ist. Wir spüren unsere Gesichtsmuskulatur, unsere Zunge, die Muskulatur des Unterkiefers. Völlig entspannt fühlen wir den Nacken, die Schultern, die Arme und die Hände. Wir spüren unsere Rückenmuskulatur entlang der Wirbelsäule. Nichts hemmt uns in diese Entspannung zu gehen, in die Entspannung des unteren Rückens, des Beckens, der Oberschenkel, der Unterschenkel, und schließlich der Füße. Alles in uns ist ruhig, gelassen und weich. Wir spüren eine Zärtlichkeit, die sich von unserem Wesen über unseren Körper ausbreitet. Und wir bedanken uns bei unserem Körper, dass er uns begleitet, dass er mit uns durch unser Leben geht, dass wir durch ihn auf dieser Welt sein können.

Wir spüren in unseren Körper hinein, bei unserem Kopf beginnend, und suchen Stellen, die nicht in einem Entspannungszustand sind, Stellen, die sich dieser primären Vorstellung der völligen Entspannung widersetzen: **«Wo kann ich einen Entspannungszustand in meinem Körper nicht erreichen? Ist es der Nacken, der es müde ist, den Kopf zu tragen? Ist es der Rücken, der es nicht gewohnt ist aufrecht zu sitzen? Ist es die Muskulatur des Unterkiefers, die angespannt an etwas herumkauen will? Sind es die Augenmuskeln, die in Spannung gehalten sind und die Augen nicht in die Augenhöhlen zurücksinken lassen?»** Gehen wir zu diesen Stellen, liebevoll, gütig, milde, zärtlich, und sagen wir: *«Du kannst Dich entspannen. Du kannst aufhören gespannt, alert und immer aufmerksam zu sein. Du brauchst dem Druck des Lebens nichts entgegen halten. Du kannst loslassen.»* Und dann spüren wir diese Befreiung an diesen Stellen, die so angespannt sind, durch die Spannung unseres Lebens.

Dann beginnen wir unseren Körper zu fragen, wie es ihm geht. **«Möchtest Du mehr Bewegung oder weniger? Fühlst Du Dich gut ernährt? Benötigst Du eine andere Nahrung? Sehnst Du Dich nach mehr Wasser? Vermisst Du die Ruhe? Fühlst Du Dich überfordert? Bin ich gut zu Dir? Fühlst Du Dich gut aufgehoben bei mir? Oder stöhnst Du vielleicht unter der Belastung? Stöhnst Du darunter, mir andauernd etwas zeigen zu müssen, weil ich Wesenszüge habe, die Du körperlich darstellen musst?»** Unser Wesen ist in der Lage, unserem Körper Energien zu schicken, unserem Körper heilsame Haltungen, Regungen, Gefühle mitzuteilen. Unser Körper hat ein unendlich feines Sensorium, das sowohl auf Belastung als auch auf rücksichtsvolles Verhalten außerordentlich sensibel reagiert. *«Ich schicke Dir, meinem Körper, Freude. Ich lasse Dich wissen, dass ich mich freue,* *dass ich Dich habe. Ich bin glücklich über die Art wie Du bist. Alles, wie Du Dich präsentierst, habe ich an Dir lieb.»* Dann achten wir genau darauf, ob nicht doch in uns, an uns, an unserem Körper bestimmte Bereiche sind, die wir ablehnen. **«Lehne ich meine Brust ab? Ist sie mir zu klein, zu groß, zu geformt in bestimmter Art und Weise, oder habe ich sie lieb? Bin ich glücklich dass ich sie habe? Verbinde ich mit meiner Brust Augenblicke von besonderem Wohlbefinden? Nehme ich viele Aspekte, die der Brust zuzuordnen sind, an ihr wahr? Habe ich überhaupt Beziehung, Verbindung mit meiner Brust? Welche Rolle spielt sie in meinem Leben? Kümmere ich mich um sie? Welche Gefühle sind in ihr präsent? Was will meine Brust ausdrücken?»**

Lassen wir es zu, dass wir gut sind zu unserem Körper. Lassen wir es in diesem speziellen Zusammenhang nun zu, dass wir gut sind zu unserer Brust, und verbleiben wir in dieser Haltung, vielleicht mit einem Lächeln auf den Lippen. Verschränken wir unsere Arme so, dass die rechte Hand die linke Brust umfasst, und die linke Hand die rechte Brust. Halten wir sie, und dann fragen wir sie: **«Willst Du mir etwas sagen? Willst Du etwas ausdrücken? Spürst Du, welche Rolle meine Weiblichkeit in meinem Leben spielt? Willst Du mir ein Trauma in meiner Rolle als Frau mitteilen? Fühlst Du Dich missbraucht, nur benützt? Fühlst Du Dich geliebt? Fühlst Du Dich geheilt?»** Und dann hören wir in uns hinein, mit unseren inneren Ohren, was uns die leise Stimme unserer Brust erzählt.

Nun richten wir unsere Aufmerksamkeit auf unser inneres Auge – zwischen den physischen Augen oberhalb der Nasenwurzel. Verharren wir in der Aufmerksamkeit, bis wir mit diesem Energiebereich völlig verbunden sind. Dann blicken wir über unser inneres Auge in uns hinein. Fragen wir unseren Körper, was er erlebt hat, was in ihm abgespeichert ist, welche Verwundungen er davongetragen hat. Unser Körper hat Gedächtnis.

Dieses Gedächtnis teilt sich uns mit, ohne dass wir es oft deuten können. Wenn unser Körper uns Geschichten erzählt, wenn er uns Bilder zeigt, wenn er innere Filme ablaufen lässt, werden wir Erkenntnis bekommen. Wir fühlen oft so viel, und wissen nicht: Was soll es bedeuten? Lassen wir uns von unserem Körper aus seinem Gedächtnis Geschichten erzählen.

Geben wir uns alle Zeit, die wir benötigen, und dann kommen wir wieder zurück. Vielleicht anders als zuvor.

Ende Meditation

Wenden wir uns bewusst unserer körperlichen Ebene zu. Die sich kontinuierlich ändernde kosmische Energie, die Energie im Außen stellt manches Mal besondere Anforderungen an die Stabilität unserer körperlichen Ebene. Die ökonomische Erhaltung unserer Lebenskraft, die für eine unendliche Anzahl von Prozessen, die in uns in jedem Augenblick stattfinden, ausreichen muss, ist für alle Menschen auf diesem gesamten Planeten von großer Bedeutung. Da wir unseren Körper seit Beginn unseres Lebens kennen, sind wir uns in dieser Alltäglichkeit der Besonderheit unseres Körpers oft gar nicht bewusst. Erst wenn bestimmte Symptome eintreten, die die Funktionalität unseres Körpers plötzlich in Frage stellen, die sich zum Beispiel als Knotenbildung in der Brust äußert, werden wir hellhörig. Wie so häufig in unserem Leben erkennen wir die Bedeutung vieler unserer Fähigkeiten und Möglichkeiten erst dann, wenn wir sie nicht mehr haben, wenn wir mit ihnen im Mangel sind, wenn wir in großen Herausforderungen sind.

Gerade dies ist die Aufgabe der Prävention. Eben nicht zu warten, bis etwas an uns nicht mehr funktioniert, bis sich ein physisches Symptom zeigt, sondern von vornherein unser Wesen so zu gestalten, dass unser Körper nicht schmerzhaft reagieren muss. Wir sollten nicht erst dann beginnen uns zu ändern, wenn schwerwiegende Ereignisse bereits eingetreten sind. Arbeiten wir doch an der Gesunderhaltung unseres Körper-Geist-Komplexes stetig und ständig. Unser gesamtes Wesen darf sich kontinuierlich entwickeln. Diese Entwicklung ist abhängig von unserer Bewusstheitsentwicklung, und die Bewusstheitsentwicklung muss die körperliche Ebene mit einschließen. Entscheidend ist für uns die Bewusstheitsentwicklung in der Wahrnehmung. Es geht darum zu erkennen, welche geistigen, energetischen Haltungen, welche Gedanken, welche Gefühle, welche spirituellen Grundsätze hilfreich und heilsam sind für die Gesunderhaltung unseres Wesens, und hier im Speziellen für die Gesunderhaltung der weiblichen Brust. Die Auseinandersetzung mit solchen Gedanken, in einem solchen Bewusstsein ist uns üblicherweise nicht in die Wiege gelegt, sondern erfordert eine bewusste, intensive, disziplinierte Hinwendung in DEM Glauben, dass wir für uns heilsam sein müssen. Wir sind für die Gesunderhaltung unseres gesamten Wesens verantwortlich. Wir stellen eine Einheit dar, in der jeder körperliche Bereich eine energetische Entsprechung besitzt, und jeder körperliche Bereich eine geistige Ebene hat. Diese geistige Ebene spielt für die Gesunderhaltung unseres Körpers eine wesentliche Rolle.

Lebensgeschichte VII

Ich bin 59 Jahre. Ich war an einem linksseitigen Mammakarzinom erkrankt. Ich habe diese Krankheit fast erwartet. Ich war nicht erstaunt, dass ich krank geworden bin. Mei-

ne Mutter war ein Flüchtlingskind und stammte aus einer sehr angesehenen wohlhabenden Familie. Der Vater meiner Mutter ist von Partisanen getötet worden. Die Mutter meiner Mutter kam in ein Arbeitslager und hat schreckliche Dinge erlebt. Meine Mutter kam schließlich mit ihrer Mutter gemeinsam auf einen Bauernhof nach Österreich. Meine Mutter hat nach längerer Bemühung des Besitzers des Bauernhofes diesen geheiratet. Sie wollte drei Söhne, und hat drei Töchter bekommen. Sie war in ihrer Lebenssituation verbittert und unglücklich.

Ich bin die mittlere von den drei Schwestern. Meine Mutter wollte kein Kind mehr. Ich war ungeplant und auch ganz ungeliebt. Noch dazu war ich ein Mädchen. Ich wurde nicht gestillt. Ich habe funktionieren müssen. Es gab keine Schwierigkeiten, ich habe eben funktioniert. Zärtlichkeit habe ich selten bekommen, dafür Schläge mit dem Teppichklopfer. Ich war konfrontiert mit Wutausbrüchen und mit Bitterkeit. Ich habe gar nicht gewusst, was ich tun soll. Meine Mutter sagte, ich solle es nie wieder machen. Aber ich habe eigentlich nie gewusst, was ich falsch gemacht habe. Es war eine ganz grausliche Zeit. Als meine Schwester gekommen ist, hatte meine Mutter eigentlich nur mehr Interesse für sie.

Mit meinem Vater habe ich mich gut verstanden. Er war Bauer mit Leib und Seele. Er war geerdet und ein guter Geschäftsmann. Er war gesellig. In der Schule war es schön. Im Gymnasium war es nicht mehr schön. Es ist auch dort immer nur um Leistung gegangen. Meine Mutter war nach wie vor nicht präsent. Sie war kopfig und ganz unglücklich mit ihrem Leben. Meine Mutter hat Radio gehört und war kulturell interessiert, und ich war mit meinem Vater unterwegs.

Mit 21 Jahren habe ich einen Mann kennengelernt und bin bei der ersten sexuellen Begegnung mit ihm schwanger geworden. Ich hatte damals eine Schwangerschaftsunterbrechung vorgenommen und konnte mir dies jahrelang nicht verzeihen.

Selbsterkannte Lebensthemen:
Ich nehme meinen eigenen Körper nicht wahr. Es ist viel Wut und Bitterkeit in mir. Ich fühle mich nicht geliebt. Ich leide so an der Erinnerung an meine Kindheit. Ich leide unter der Abtreibung meines Kindes. Ich spüre meine eigene Weiblichkeit nicht. Ich bin ein ungeliebtes Kind und kann mich selbst nicht lieben. Ich will erkennen, was mich krank gemacht hat.

Eigenerfahrung bei der angeleiteten meditativen Arbeit:
In der Gebärmutter meiner Mutter war es dunkel und eng. Ich fühlte mich dort nicht zu Hause. Ich fühlte so stark, wie groß die Sehnsucht nach Mutterliebe war. Ich fühle keine Sicherheit, bin verwirrt und hilflos. Mein inneres Kind mit drei Monaten ist einsam, es ist alles weit, aber leer. Ich habe solche Sehnsucht nach Aufmerksamkeit.

Therapieansatz:
Selbstliebe, Aufmerksamkeit für sich, Aussöhnung mit der Mutter, Verbindung mit dem eigenen Körper, Verbindung mit dem eigenen Wesen, Heilung des inneren Kindes.

Ganzheit, Vollkommenheit, Vollendung

Ganzheit ist ein zutiefst weiblicher Aspekt. Die Sicht des Lebens und dessen Erklärung aus rein gedanklicher, mentaler Sicht erlaubt kaum eine Erklärung für die Ursache eines traumatischen Erlebnisses. Denken allein erlaubt die Erkenntnis der Zusammenhänge zwischen Erlebtem und eigenem Wesen üblicherweise nicht. Die rein mentale Sicht erlaubt keine definitiven Lösungsvorschläge zu Änderung oder Transformation des eigenen Wesens, weil uns dessen Bedeutung mental nicht tatsächlich erklärlich ist.

Wie in dem Abschnitt «Ursache und Wirkung» (Seite 20) dargelegt, gibt uns die ausschließliche Sicht von Wirkung in unserem Leben keine Erklärung, warum etwas geschieht, welche Ursachen in uns zu einem Erlebnis in unserem Leben führen, welche Änderung unseres Wesens wir herbeiführen sollen, um Lebenskraft, Freude und Beglückung erleben zu können, oder welche Änderungen an unheilsamen Haltungen wir erfolgen lassen sollen, um in die Liebe, in den Frieden, ja letztendlich in die Erfüllung und Vollendung zu gelangen.

Ganzheitlichkeit im eigenen Wesen anzuerkennen, ja darüber hinaus sich kollektive Erlebnisse erklären zu wollen, ist für Erkenntnis zur Bewältigung unseres Lebens ein wesentlicher Aspekt. Ganzheitlichkeit bedeutet, den Menschen als multidimensionale Einheit zu betrachten und erkennen zu wollen, als Einheit aus ganz unterschiedlichen Bereichen, von der körperlichen Ebene bis zum göttlichen Schöpferfunken, der in uns wirkt. Natürlich ist dies eine Frage unseres Glaubens, unserer eigenen Haltungen, und darf in keiner Weise als Dogma aufgefasst werden. Die Freiheit der eigenen Meinung und Haltung ist eine Grundvoraussetzung für jede spirituell philosophische Diskussion, denn niemand hat die absolute Wahrheit. Solche die glauben, diese verkündigen zu müssen, sind oft weit entfernt von ihr. Wenn wir uns nun auf die Sicht des Menschen als ganzheitlich einlassen, so sehen wir den Menschen als untrennbare Einheit einander ergänzender, miteinander energetisch verbundener, einander perfekt informierender Bereiche. Das Verständnis einzelner Aspekte erscheint vielleicht einfacher zu sein, entspricht jedoch unserem tatsächlichen ganzheitlichen Wesen nicht. Wir können zwar Einzelaspekte wie zum Beispiel verschiedene Energiezentren oder unterschiedliche energetische Haltungen oder einzelne Organbereiche isoliert betrachten, und hier eine gute Vertiefung mit viel Verständnis erreichen, dennoch gehört der isolierte Bereich eingebettet in das Ganze, da jeder Bereich in unserem Wesen und unserer Schöpfung ja mit allem anderen in uns vielfach verbunden ist. Eine ganzheitliche Herangehensweise und Sichtweise stellt viele vor eine große bewusstheitsmäßige Herausforderung, da ganzheitliche Betrachtungen kaum gelehrt und oft nur individuell mühsam erlernt werden können. Von der Theorie her ist Ganzheitlichkeit von vielen durchaus als gangbarer Erkenntnisweg akzeptiert. Im Einzelnen ein Symptom, eine Krankheit, eine Erfahrung aus ganzheitlicher Sicht zu sehen und einen komplexen Zusammenhang tatsächlich bewusstheitsmäßig erfassen zu können, ist ein Vorgang, der oft nur durch intensives Selbststudium, durch meditatives Erfassen der Gesamtsituation erfahren und schließlich gelebt werden kann. Indem nun die Sicht und die Wahrnehmung eines Aspektes unseres Lebens, zum Beispiel einer Krankheit, in eine ganzheitliche Sicht eingebettet wird, so ist es dieser Sicht möglich, den Sinn, die Zusammenhänge, die mögliche Ursache einer solchen Erkrankung zu erkennen und ganzheitlich, das heißt mit unserem ganzen multidimensionalen Wesen, zu erfassen. Schließlich kann auch ganzheitlich entsprechend therapeutisch reagiert werden.

Solche ganzheitliche Überlegungen beginnen oft im Körper, eben mit einem körperlichen Symptom. Dieses körperliche Symptom lässt uns gedanklich reagieren, lässt uns nachdenken darüber, wie und wo dieses Symptom aufgetreten ist, lässt uns mentale Zusammenhänge erfassen, Erinnerungen vielleicht auffrischen und gedankliche Querverbindungen herstellen. Die nächste Ebene ist unsere Fühlebene. Diese lässt uns nun gemeinsam mit den gedanklichen Überlegungen eine ganz andere Ebene beleuchten. **«Was fühle ich angesichts der Tatsache, dass ich erkrankt bin? Welche Gefühle sind im Vordergrund? Welche gefühlsmäßigen Haltungen sind mit dieser physischen Erfahrung eines Symptoms, also dieser Krankheit, verbunden? Wie spürt sich dieses Symptom an? Welche Gefühle drückt dieses Symptom, zum Beispiel ein Tumor, aus? An welche Gefühle, gefühlsmäßige Traumen erinnert mich das Symptom?»** An vielen Stellen dieses Buches wird immer wieder auf die Bedeutung zum Beispiel von verletzten Gefühlen, von traumatischen Gefühlserfahrungen im Zusammenhang mit Symptomen der weiblichen Brust hingewiesen. Auch im weiteren Verlauf dieses Buches wird besonders auf die Liebe, die Eigenliebe, die Eigenermächtigung, sich selbst lieb zu haben, eingegangen.

Eine nächste Ebene ist der emotionale Bereich. Zum Unterschied von Gefühlen, die im Herzen als solche angelegt sind und unterschiedlich individuell gelebt werden, blockiert werden können oder sich besonders ausdrücken wollen, können Emotionen als Reaktionen auf Erlebnisse, auf Erfahrungen die wir haben, aufgefasst werden. *«Ich erlebe etwas und werde zornig, eifersüchtig, traurig oder wütend. Ich verbinde diese Emotion mit einem Erlebnis, einem Ereignis, das ich erlebt habe. Diese Emotion erinnert mich an etwas, von dem ich glaubte, es schon ausreichend bearbeitet zu haben.»* Natürlich haben Gefühle und Emotionen oft Überschneidungen und sind unterschiedlich in manchen Lebenssituationen zu betrachten, obwohl sie verbal den gleichen Ausdruck haben.

Die nächste Ebene ist wohl der spirituelle Aspekt, die Auseinandersetzung mit dem Sinn des Lebens, mit dem Sinn der Erfahrungen, mit der Ursache von Haltungen. Dies ist ein so weites Gebiet, das viele Aspekte beinhaltet, so auch das Karma, das Tantra, als Beispiel vielleicht die magnetische Anziehung, die wir aus bestimmten Gründen manches Mal empfinden, und der wir uns oft nur schwer entziehen können. Sie beinhaltet die Kundalini als Energie, die uns an diesen Planeten bindet, die unsere Sexualität beeinflusst und die als Ursache von Lebenskraft große Bedeutung besitzt.

Ein besonderer Bereich der spirituellen Energie ist wohl die Seelenenergie, die uns begleitet, die an uns gebunden ist und die unsere gesamte individuelle Geschichte mit sich trägt, und schließlich unser göttlicher Funke, der uns mit der Unendlichkeit und der Allmacht der göttlichen Schöpfung verbindet.

Das hier Angeführte ist ein ganzheitliches, energetisches Konzept, das zwar vielfach durch ausreichende eigene Erfahrung und zahlreiche Erfahrungen anderer untermauert ist, das dennoch ein Konzept bleibt. Der Mensch in seiner Begrenzung kann manches von dem nicht rein mental erleben, und benötigt intensives Selbststudium, um dieses Konzept, das ebenso viele energetische Ebenen beinhaltet, für sich selbst nutzbar und fruchtbar zu machen. Und dann gehört noch gesagt, dass diese verschiedenen energetischen Ebenen vom Konzept her erst tatsächlich erlebt werden müssen, um ihre Validität am eigenen Wesen zu erfahren und zu überprüfen. Erst das Erleben und die Selbsterfahrung führt zu einer Bestätigung oder zu einem Verwerfen. In Meditation gelingt es, diese energetischen Ebenen zu erreichen. Es stellt eine große Verantwortung eines jeden Menschen dar, wohlmeinend, friedvoll, liebevoll Erkenntnisse für sich selbst und andere bekannt zu machen und umzusetzen. Alle diese Ebenen, von der körperlichen bis zur spirituellen, zusammengenommen und im Augenblick gemeinsam erfasst, bedeutet ganzheitlich sehen und erkennen. Es ist schon herausfordernd, sich auf eine bestimmte Ebene isoliert einzuschwingen und diese Energie zu erleben. Umso herausfordernder ist es, all diese Ebenen gemeinsam zu erfassen und zu erleben. Dies gelingt nicht, wenn wir es mit Druck erleben wollen, sondern nur wenn wir Erkenntnisse leicht, liebevoll und demütig kommen lassen.

Ganzheitlichkeit so gesehen ist ein weiblicher Aspekt. Dieser beinhaltet, dass Erklärungen für etwas, was wir in unserem Leben erleben, nicht durch eine isolierte Ursache auf EINER energetischen Ebene gegeben werden können, sondern dass die Ursachen multidimensional sind, wie es auch unserem Wesen entspricht. Das Erfüllen eines solchen Konzeptes, das Leben einer solchen Sicht ermöglicht Antwort auf die Fragen: «Warum erlebe ich das? Warum werde ich krank? Warum kann ich mich aus einer Belastung nicht lösen? Warum glaube ich immer Opfer zu sein? Warum glaube ich meinem eigenen Wesen nicht trauen zu können? Warum kann ich meine Heilschritte nicht gehen?» Und diese Antworten gibt nur ein ganzheitliches Gesamtkonzept.

Beginnen wir nun, uns in solche Überlegungen zu vertiefen, so werden wir lernen dürfen, Energien zu spüren, Mangelzustände, Hindernisse, Blockaden in uns wahrzunehmen, schmerzhafte Emotionen zu erfassen, begrenzende Gedanken aufzuspüren, bestimmte Haltungen der eigenen Minderwertigkeit zu erkennen und vieles, vieles mehr an uns wahrzunehmen. Erst danach können wir schrittweise durch geeignete Heilschritte Änderungen unseres Wesens vornehmen. Das gesamte Wesen nimmt wahr, erlebt ein Trauma, erlebt den Ausbruch einer Erkrankung, die Konsequenzen auf allen Ebenen besitzt. Alle Ebenen von der körperlichen bis zur spirituellen sind im Erkrankungs- und natürlich auch im Heilungsprozess involviert.

Heilung ist ja ein Weg der Entwicklung unseres ganzheitlichen Bewusstseins. Wenn es uns bewusst ist, welche begrenzenden mentalen Haltungen wir haben, woher diese Haltungen kommen, von wem wir sie übernommen haben, warum wir glauben diese nicht überwinden zu können, so werden wir, wenn wir dies wollen, diese mentalen Begrenzungen überwinden können. Im Vertrauen und in Liebe werden wir ausreichend Mut und Lebenskraft in uns entwickeln können, um Schritte und Wege zu finden, solche Begrenzungen, die unser Leben oft wesentlich belasten, an uns zu heilen und so unseren Blick zu weiten. Je mehr Ebenen unseres Seins wir gemeinsam betrachten, umso klarer wird unser Zugang werden. Je häufiger wir uns mit uns selbst beschäftigen, umso einfacher, umso zielführender und auch zeitsparender werden solche Schritte in uns möglich sein.

Die Lösung und Heilung von auslösenden Ursachen benötigt eine Gesamtsicht aller energetischen Ebenen, ein mutiges Aufbrechen von Programmen und Gedankenmustern, von emotionalen Begrenzungen, von dogmatischen spirituellen Haltungen, um in die Freiheit des Denkens, des Handelns, des Fühlens und der Vorstellung zu gelangen. Wird nun das Gesamtbild bewusst erkannt, so wird uns der mögliche Zusammenhang zwischen den eigenen Haltungen und dem gerade Erlebten bewusst. So können entsprechende Heilschritte auf allen Ebenen gesetzt werden. Dies bedeutet nicht, dass dadurch eine physische Erkrankung aufgelöst werden kann. Dies bedeutet jedoch schon, dass auslösende oder mit einer physischen Krankheit in Verbindung stehende Aspekte, Ursachen und Gründe einer Heilung zugeführt werden können. Wann durch die Änderung des eigenen Wesens Spontanremissionen, also das Verschwinden von physischen Erkrankungen, gelingen, ist unklar, und kann weder versprochen noch in Aussicht gestellt werden. Die theoretische Möglichkeit einer Spontanremission soll schon gar nicht von notwendigen schulmedizinischen Schritten abhalten, und darf in keiner Weise propagiert werden. Tatsache ist jedoch, dass Spontanremissionen geschehen, dass die Umstände, wann und wie solche entstehen, weiter im Dunkeln verborgen sind.

Schulmedizinische Betreuung und spirituelle Auseinandersetzung sind, wie schon früher gesagt, zwei Säulen, die einander ergänzen und befruchten. Man kann sich nun fragen, worin der Wert der spirituellen ganzheitlichen Betrachtung einer Krankheit liegt. Der Wert ist zweifelsohne in der Möglichkeit einer außerordentlichen Entwicklung und Transformation des Wesens eines Menschen, in einer oft bedeutenden Verbesserung der Lebensqualität durch die nun erkannte Sinnhaftigkeit des Lebens zu sehen.

Wichtige Zugänge, um sich selbst auf solche Schritte und auf eine solche Entwicklung einzulassen, sind wohl Dankbarkeit, Mitgefühl zu sich, liebevollste Zuwendung zur eigenen Schöpfung, zum eigenen Wesen, tiefe Verbindung auf Seelenebene. All das sind Zugänge, die die meditative Annäherung an diese beschriebenen unterschiedlichen Energiebereiche erleichtern und schließlich öffnen. Auf die schon vorher geschilderte Bedeutung des meditativen Zustandes soll hier erneut hingewiesen werden, da manche dieser Zugänge ausschließlich meditativ erfahren werden können.

Der unbedingte Wille, Mut und Vertrauen zum eigenen Wesen sind Voraussetzung, um solche Schritte mit sich selbst gehen zu können. Vergessen wir nicht: Die Auseinandersetzung mit sich selbst ist ein Weg, es ist ein ganzheitlicher Weg, der uns zu uns und zu der Wunderbarkeit unserer Schöpfung führt und in die schrittweise Entwicklung auf dem Weg in die Vollkommenheit. Es bleibt wohl jedem individuell überlassen, wie weit dieser

Weg gegangen werden will. Kann in unserem Leben etwas unser Wesen betreffend tatsächlich vollendet sein? Tun sich nicht mit jedem Schritt, den wir gehen, neue Möglichkeiten von Erkenntnis, von Wahrnehmung, von neuen heilsamen Schritten auf? Unser Wesen beinhaltet so viele Möglichkeiten, eine so unendlich vielfältige Kapazität, dass Vollendung wohl nur in völligem Aufgehen im göttlichen Funken zu finden ist. *«Ich will mein ganzheitliches Wesen erfassen. Ich trachte meine Erkenntnis schrittweise durch liebevolle Auseinandersetzung zu erweitern. Ich lerne, Aspekte meines Seins mehr und mehr kohärent zu verbinden, um Klarheit über die Vorgänge meines Lebens und der Welt im Außen zu bekommen. Ich öffne mich schrittweise und demutsvoll den Stufen meines Potenzials. Ich erkenne, dass nur freies, ungehindertes Schwingen wie von selbst Erkenntnis und Sinnhaftigkeit vermittelt. Ich fühle, dass Demut vor der unendlichen Vielfalt, dem nicht erfassbaren Reichtum der Schöpfung Mensch einen Zugang darstellt. Ich erkenne in der alles durchdringenden Sinnhaftigkeit* DEN *Erkenntnisschlüssel zur schrittweisen Erfassung der Zusammenhänge. Ich habe tiefes Vertrauen, dass das Tor der Erkenntnis für alle offen steht. Der Wille, dieses Tor zu durchschreiten, bleibt Voraussetzung.»*

Kreativität

Kreieren heißt erschaffen – und wenn wir einen Tag unseres Lebens anschauen, wirklich bewusst anschauen, dann werden wir sehen, dass wir kontinuierlich erschaffen. Wir lassen kontinuierlich etwas entstehen. Vieles, was wir uns vornehmen, was wir planen und dann durchführen, wird von uns bewusst erschaffen. Vieles, viel mehr als dieses erschaffen wir unbewusst. Was wir tatsächlich in unserem Körper-Geist-Komplex erschaffen, was in uns kontinuierlich entsteht, das entzieht sich oft völlig unserer bewussten Kenntnis. Gerade deshalb sind Grundhaltungen wie Liebe zum eigenen Wesen, Dankbarkeit für die Art der Schöpfung, Absichtslosigkeit so bedeutend, weil wir so viel in unserem Leben, so viel Wunderbares geschenkt bekommen haben im Rahmen unserer Schöpfung, und weil solche Grundhaltungen die Art unserer unbewussten Schöpfungen erschaffen, indem in uns eine Atmosphäre entsteht, die uns gegenüber und auch anderen gegenüber benevolent, liebenswürdig, mitfühlend und daher heilsam ist.

Wir müssen unser gesamtes System nicht verstehen, wir können die Milliarden Netzwerke, die in uns vorhanden sind und in uns Kommunikation betreiben, nicht verstehen, doch wir dürfen sie benutzen, und wir sollen dafür dankbar sein. Deshalb sind die Grundhaltungen, die wir für uns selbst im Yin in der Betrachtung und in der Führung des eigenen Wesens besitzen, so entscheidend für die Art unserer Kreationen. Deshalb ist die lebenslange Formung unseres Wesens so essenziell.

Bewusste Kreationen können wir natürlich beeinflussen. Die Art, die Ausbildung und Ausprägung unserer Kreationen ist abhängig von unserer Schaffenskraft, von unserer Lebenskraft, von unserem Mut und von unserem Optimismus. Dies alles sind Aspekte, die wir ja nicht zufällig haben, sondern die wir uns schrittweise erarbeiten können, und die dann die Art unserer Kreationen wesentlich beeinflussen. Die bewusste Kreation, die Erschaffung eines Zustandes oder einer Tat ist, wie gesagt, abhängig von der Art unseres Wesens. Die bewusste, mutige, integre, aufrichtige Absicht erzeugt entsprechende Kreationen in unserem Leben, die genau dieser Absicht entsprechen. Es stellt sich die Frage: «Warum tue ich etwas? Warum tue ich es so und nicht anders? Welche Reaktion kann aus dem, was ich erschaffe, entstehen? Überlege ich mir, welche Konsequenzen das hat, was ich tue, was ich erschaffe, für mich und für andere? Ist meine Absicht liebevoll, und eben integer? Stehe ich denn mit meinem ganzen Wesen hinter dem, was ich erschaffe? Bin ich mir auch bewusst, dass ich Aspekte in meinem Leben erschaffe, die nicht liebevoll, mitfühlend und integer sind, weil ich in meinem Wesen nicht immer liebevoll, mitfühlend und integer bin? Was will ich erreichen? Agiere ich absichtslos? Was will ich mit meinen Taten bewirken?»

Hier sind wir eben wieder mit dem Gesetz von Ursache und Wirkung konfrontiert. Wenn wir für eine Kreation entsprechende Grundhaltungen, eine entsprechende Absicht verbinden, so dürfen wir annehmen, dass etwas uns Entsprechendes, nämlich Liebevolles, Friedvolles, Gütiges, Mitfühlendes daraus entsteht. Manches Mal wundern wir uns, was durch uns selbst entsteht, was wir in unserem Leben erschaffen. Wir sind mit den Konsequenzen dessen was entsteht, konfrontiert, sehen dass aus unserer Schaffenskraft Schmerz, Unfriede, Trauer, Enttäuschung oder Krankheit entsteht, und bringen diese Situationen in unserem Leben oft nicht mit uns selbst oder mit unserem Wesen in Zusammenhang und in Verbindung. Wir können uns jedoch aus dem, was durch uns entsteht, nicht hinausstehlen. Wir sind automatisch damit konfrontiert, und es bleibt uns gar nichts anderes übrig, als für die Konsequenzen einzustehen. Wenn wir uns diese Verbindung: Art meines Wesens – entspricht der Art meiner Entscheidungen – erst einmal eingestehen, und wir unzufrieden mit den Erlebnissen im eigenen Leben sind, so wird uns klar, dass wir bewusst unser Wesen ändern müssen, unser Ego in die Schranken weisen müssen, um in die Lebensfreude zu gelangen.

Persönliche Integrität äußert sich also im Innen und im Außen. Integrität, also Unbestechlichkeit, Unverführbarkeit, Unnachgiebigkeit auch zum Beispiel bei verlockendem Gewinn sind Grundhaltungen, die für die Entwicklung unserer Spiritualität von wesentlicher Bedeutung sind. Der Sieg, Erfolg über das fordernde Ego lässt uns wachsen, Freude mit uns selbst empfinden, führt eigene Aspekte der notwendigen Transformation und Änderung zu, und erlaubt uns Schritte in Richtung der persönlichen Meisterschaft zu gehen. Wesentliche Gegenspieler in uns sind Unsicherheit, Angst, Furcht vor Versagen, Gier, Eifersucht, Zweifel. Sie alle versuchen uns vom Weg der Integrität abzubringen. Es braucht oft viel Mut, um Integrität und Ehrlichkeit zu leben, um auf die Erfüllung bestimmter Verlockungen zu verzichten, und bestimmte Egopositionen, die glauben einfordern, verurteilen, vergleichen oder immer Recht haben zu müssen, in die Schranken zu weisen.

Je mehr wir uns bewusst sind, dass Kreieren, Erschaffen ein göttliches Geschenk sind, dass es eine Auszeichnung ist, erschaffen zu dürfen, umso mehr sind wir uns auch der Verantwortung, mit dieser Schaffenskraft entsprechend umzugehen, bewusst. Je klarer wir uns dieser Verantwortung stellen, umso mehr werden wir unser gesamtes Wesen in Entscheidungen einbeziehen (siehe Ganzheit, Seite 2). Wir werden lernen, vor Entscheidungen, auch wenn sie manches Mal fordernd über uns hereinbrechen, trotzdem ruhig zu bleiben, ruhig zu atmen, gelassen zu bleiben und uns in diesen Augenblicken der inneren Stille so zu sammeln, dass wir Entscheidungen treffen, mit denen wir auch tatsächlich glücklich und zufrieden sind.

Ein harmonisches, geöffnetes, im Heilweg begriffenes Herz wird uns in allen unseren Entscheidungen den rechten Weg weisen. Wir werden durch die Einbeziehung des Herzens, durch das Fühlen, welche Konsequenzen unsere Entscheidungen und Taten haben, auch oft an eine rote Linie kommen, vor der wir uns dann sagen: «*Nein, ich verzichte darauf. Ich muss das nicht haben. Es wurde mir so viel geschenkt, ich benötige dies nicht zum Überleben. Ich kann dies weggeben, kann den Fokus meines Lebens auf*

*etwas anderes richten. Ich bin aus meinem Wesen heraus glücklich,
und benötige eine kontinuierliche Bestätigung im Außen nicht. Ich
kann ruhig bleiben und benötige einen schnellen Gewinn nicht. Ich
bin glücklich mit dem, was ich habe und lasse mich nicht von dem
Mehr-haben-Müssen treiben. Ich bin mir der Konsequenzen meiner
Handlungen bewusst, und auch bewusst, dass meine Handlungen
meinem Wesen entsprechen.»*

Wir müssen uns auch bewusst sein, dass es notwendig ist in
unserem Leben, eine Absicht, die wohl überdacht und überfühlt
ist und deren Umsetzung ansteht, auch tatsächlich zu manifestieren, in die Tat umzusetzen. Wieder gibt es hier wesentliche
Gegenspieler wie Angst vor Verwirklichung, Angst Fehler zu
machen, Unsicherheit, mangelndes Vertrauen in die eigenen
Fähigkeiten. Wir sind aufgerufen zu manifestieren, Gutes, zu
uns Passendes, Liebevolles, Friedfertiges umzusetzen und unser
Wesen auch tatsächlich in die Erfüllung zu bringen, auch wenn
uns dies vielleicht im Augenblick exponiert, zu Kopfschütteln
anderer führt und uns den einen oder anderen Freund verlieren
lässt.

Nehmen wir die Manifestation der Arbeit an uns selbst. Nehmen wir an, wir sind zornig, oder wir neigen zur Eifersucht, zur
Angst vor erneuter Enttäuschung, und anderem mehr. Zuerst
müssen wir uns bewusst sein, dass wir solche Haltungen haben,
dass solche Haltungen einen Grund haben. Danach benötigt es
die Vorstellung, dass wir diesen Grund tatsächlich an uns ändern
können. Danach müssen wir eine Absicht haben, diese Ursache
tatsächlich ändern zu wollen, und schließlich dürfen wir diese Änderung tatsächlich in die Tat umsetzen. Wir müssen die
Änderung umsetzen und manifesteren. Diese manifestierende
Schöpferkraft benötigt unser ganzes Wesen. Sie benötigt auch
die vorherige Heilung von Aspekten, die der Möglichkeit, an uns
Entwicklung zu manifestieren, entgegenstehen. *«Ich bin ja in der*

Lage, mich zu ändern. Ich kann mich aus Abhängigkeiten lösen. Ich verlasse die Haltung, kontinuierlich mehr haben zu müssen. Ich konzentriere mich auf mein Inneres und lasse die Welt im Außen in ihrer Bedeutung für mich weniger wichtig werden. Ich löse mich von Haltungen, die mich unfrei machen, die mich begrenzen und klein machen. Ich will die Ursachen der Vorstellungen, die ich über mich selbst habe, bewusst analysieren. Ich fühle, dass ich die Kraft habe, mich mit diesen Ursachen auseinanderzusetzen. Ich kann mich anders erschaffen. Ich kann Programmierungsschritte überall dort vornehmen, wo Schmerz, Trauer, Enttäuschung in mir ist.»

Erst wenn wir durch entsprechende innere Heilschritte den Mut und das Vertrauen in uns erschaffen haben und Selbstverwirklichung für uns im Raum steht – das heißt in unserem Raum steht – werden wir Mittel und Wege finden, auch tatsächlich umzusetzen, was wir geplant haben, was wir erkannt haben, wofür wir nun eine Absicht deklariert haben, und was für unsere weitere Entwicklung von entscheidender Bedeutung sein kann. Solche Heilschritte, solche Änderungen unseres Wesens sind nicht trivial. Sie benötigen ein Sammeln unserer ungeordneten, disharmonischen Energien auf einen klaren Fokus, um ausreichend Kraft in uns entstehen zu lassen. Es benötigt Ausrichtung, Klarheit, Zugang zu uns selbst, möglichst in der Meditation, dass Lösung aus den belastenden Aspekten und letztendlich Heilung in uns entstehen kann.

Wenn wir nun durch die Erfahrung eines körperlichen Symptoms in Form einer physischen oder psychischen Erkrankung gehen, so darf uns bewusst sein, dass wir an ihrer Entstehung, an ihrer Erschaffung kreativen Anteil haben. Nach dem Gesetz von Ursache und Wirkung liegt die Ursache in uns. Erneut sei darauf hingewiesen, dass es sich dabei nicht um einen schuldhaften Prozess handelt, sondern um eine wertfreie Erfahrung. Unser Wesen schickt uns dadurch eine Information. Diese Information ist für uns wichtig. Wir sind mit der Entstehung dieser Krankheit verbunden, wir haben sie zu einem gewissen Grad selbst erschaffen und konnten uns im Augenblick der Entstehung nicht dagegen wehren, weil die Erkrankung unserem Wesen, unserer Prägung entsprach.

Wenn wir uns nun, basierend auf diesen Überlegungen, auf unser Thema der weiblichen Brust konzentrieren, dann gilt es eben, die schützenden Faktoren, die bisher beschrieben wurden und die auch später noch beschrieben werden, zu erkennen, um hinderliche Grundhaltungen zu heilen, indem wir nun tatsächlich die Absicht haben, das eigene Wesen zu ändern. Vertrauen wir darauf, dass wir diese heilsamen Haltungen auch tatsächlich erschaffen können im Rahmen unserer von Gott geschenkten Kreativität, dass wir dann diese heilende Handlung an uns selbst manifestieren und damit in unserem Energiekörper verankern. Wieder sei der Satz erlaubt: «Das ist nicht trivial.» Wir müssen dafür unser eigenes Wesen gut kennen lernen, um zu erkennen, was uns krank gemacht hat oder was droht, uns krank zu machen. Nein, das ist nicht trivial. Aber es ist machbar. Es ist schaffbar, wenn wir uns intensiv mit uns selbst, und vor allem in diesem Bereich mit unseren Ressourcen, mit unseren Kraftquellen, mit unseren tatsächlichen Werkzeugen zur inneren Heilung auseinandersetzen. Entscheidend ist das Manifestieren in unserem Wesen: Manifestieren wir im Innen, in unserer Vorstellung, in unserem Geist, ausreichend heilsame Aspekte, so werden sich diese heilsamen Aspekte auch im Außen, im Körper, umsetzen. Wenn wir in unserem Wesen Frieden manifestieren, so werden wir im Außen, in unserem Körper, Harmonie und Frieden erleben. Es werden die heilsamen Grundschwingungen auf körperlicher Ebene unsere Organe, unsere körperlichen Bereiche gesund und stark erhalten. Wenn wir Fülle im Innen manifestieren, also einen Schutzfaktor zur Gesunderhaltung der weiblichen Brust, so werden wir auch körperlich und in unserem Leben Fülle erleben.

Es wurde zuvor von der Verantwortung für den kreativen Prozess gesprochen. Das Drohende der Fähigkeit zu erschaffen und zu manifestieren ist zweifelsohne, dass wir Schattenaspekte manifestieren, dass wir Unehrliches erschaffen, Liebloses, Neidhaftes, Unfrieden schaffendes, eben Unheilsames. Unheilsames führt nicht zu unserer inneren Heilung, sondern bringt unsere Gesundheit in ernste Gefahr. Es braucht nicht betont zu werden, dass der Blick nach außen in die Welt zeigt, wie unendlich viele unheilsame Aspekte kontinuierlich erschaffen werden. Wir selbst können die Welt nur dann ändern, wenn wir uns selbst ändern, denn wir selbst sind die einzigen, die wir ändern können. *«Ich habe meine Konzentration auf mich gerichtet. Ich will mich kennen lernen. Ich will mir meine schattenhaften Wesenszüge eingestehen. Ich will sie als Teil meines Wesens anerkennen. Ich will sie nicht verurteilen, sondern will sie umarmen, ihre Gründe erkennen und sie an mir heilen. Ich erkenne Neid, Eifersucht, Böswilligkeit, Hinterhältigkeit, und auch Trauer, Enttäuschung, Habgier als Teil meines Wesens. Ich will erkennen, woher sie kommen. Ich erkenne ihre Gefahr für Körper und Geist in mir und lege den Fokus meines Lebens auf ihre Heilung.»* Hüten wir uns davor, nur lakonisch zu bemerken: *«Ich bin eben so, das kann ich nicht ändern. Das Leben hat mich hart gemacht. Ich bin mir ausgeliefert. Ich habe keine Chance. Ich fühle, es macht mich krank, doch ich bin zu schwach mich zu ändern. Ich kann die Welt nicht ändern. Ich lebe, alles andere ist mir egal.»*

Die Bedeutung von Kreativität und Manifestation für unser Leben ist gravierend. Die Fähigkeit zu kreieren und zu manifestieren erlaubt uns, uns zu ändern, Schritte auf dem Weg zur Heilung zu gehen, ja Schritte auf dem Weg zur persönlichen Erleuchtung, oder auch nicht. Der freie Wille erlaubt uns beides. Im

LICHT DES EIGENEN WESENS JEDOCH IST ES WUNDERBAR. *«Ich erschaffe Änderung in mir. Ich erschaffe mich als neuen Menschen. Ich bin mutig genug, nochmals neu zu beginnen. Ich will nicht krank werden. Ich weiß wie ich mich schützen kann. Ich will mein Licht sehen und spüren.»* Kreation und Manifestation von heilsamen Aspekten ist Gnade.

Mystik

Wenn nun die Frage auftaucht: «Gibt es für das zum Beispiel im vorigen Kapitel Dargelegte über Kreativität einen tatsächlichen Beweis?» so muss erneut gesagt werden: Vieles worüber hier gesprochen wurde, und worüber in diesem ganzen Text gesprochen wird, ist letztendlich nicht bewiesen, derzeit noch nicht. Vielleicht wird die Zeit kommen, in der die Messmethoden so genau und so diffizil werden, dass die Energie des Menschen tatsächlich gemessen werden kann, dass unterschiedliche Energien messtechnisch voneinander differenziert erfasst werden können. Jedenfalls ist diese Zeit noch nicht gekommen. Es ist daher vieles von dem, was wir besprechen, letztendlich mystisch, geheimnisvoll, jedoch erlebbar, und bei tiefem Eindringen in das eigene Wesen erkennbar, fühlbar. Hier dürfen wir fragen: **«Ist etwas in unserem Leben, in diesem multidimensionalen ganzheitlichen Wesen Mensch tatsächlich ohne Geheimnis? Gibt es etwas, was wirklich in biologischen Systemen so klar ist, dass wir sagen können: ‚Das ist vollkommen aufgedeckt‘? Ist nicht auch genau das wunderbar, dass es verborgen erscheint, nicht direkt auf der Hand liegend? Ist es nicht bedeutend, dass es Aufmerksamkeit, Fleiß, Achtsamkeit erfordert, sich dem Geheimnisvollen zu nähern, das Mystische in uns aufzudecken?»** Moderne Medizin, Physiologie, Biochemie weiß nicht, wie Gedächtnis, das Hören und Sehen tatsächlich funktionieren. Das Informationssystem in unserem Wesen ist unvorstellbar komplex. Wir wissen nicht, wie dies funktioniert. Wir wissen, dass wir diese Fähigkeiten haben, außer wir haben einen Defekt in diesem Bereich. Wir wissen jedoch nicht, wie diese Fähigkeiten genau funktionieren, da biologische Systeme sich nicht nach den Newton'schen Gesetzen verhalten.

Überall, wo ein bisschen in die Tiefe geforscht wird, ein bisschen in die Tiefe gegraben wird, wird es mehr und mehr geheimnisvoll. Heisenberg hat einmal gesagt: «Je tiefer wir uns mit bestimmten Aspekten auseinandersetzen, am Grunde des Gefäßes finden wir immer Gott.» Überall, wo es Geist und Energie gibt, ist es geheimnisvoll, da nicht messbar, und Geist ist letztendlich überall. Energie kann in einem biologischen System durch nachweisbare Technik kaum direkt gemessen werden. Das weite Feld des Fühlens, des magnetischen Angezogenseins, des Spürens, öffnet sich immer mehr, je mehr wir uns damit beschäftigen. Andere Aspekte, nämlich das tatsächliche Erleben, wenn wir uns intensiv mit unserem Leben beschäftigen, bekommen einen hohen Stellenwert ohne nachgewiesene Technik. Qualitative Forschung hat gegenüber der quantitativen deutlich an Stellenwert gewonnen und sollte sich intensiv weiter entwickeln.

Mystik hat seit alters her in vielen philosophischen Zweigen und Religionen eine große Bedeutung. Mystik in unserem Leben hat mit Energie zu tun. Viele sagen, dass Energie alles durchdringt, in allem vorhanden ist. Dies ist vorstellbar. Heilsame Energien, mit denen wir uns beschäftigen, bringen uns oft unendlich schöne Momente, die von Klarheit und Reinheit erfüllt sind, und doch sind diese Momente oft nicht greifbar, sondern immer wieder schwindend, WENN WIR SIE NICHT DURCH UNSERE AUFMERKSAMKEIT AM VERSCHWINDEN HINDERN. Sehr vieles in unserem Leben ist unerklärlich. Vieles des Unerklärlichen kann man als solches hinnehmen, ohne Fragen zu stellen. Oder es werden, wie im vorliegenden Text, Fragen gestellt, es werden offene Punkte angesprochen, um Aufmerksamkeit auf sie zu lenken. Niemals wird Beweis geführt, sondern es wird über Erfahrungen von Menschen, über Heilerfahrungen von Menschen und auch über eigene Erfahrungen berichtet. Vielleicht sei ein Wort von Jesus zitiert, das heißt: «Mein Reich ist nicht von dieser Welt», was interpretiert werden könnte als: Das worum es wirklich geht, ist nicht die Materie, sondern das worum es geht ist der Geist, ist die Energie, es sind die vielen unterschiedlichen Energieformen und -frequenzen, die der multidimensionale Mensch beinhaltet und die unser multidimensionales Wesen ausmachen.

Natürlich steht außer Zweifel, dass evidenzbasierte Methoden, Therapieergebnisse basierend auf evidenzbasierten Methoden ihre große Bedeutung besitzen und für Diagnose- und Therapieentscheidungen herangezogen werden müssen. Dennoch bleibt ein unendlich weites Feld, über das die Schulmedizin keine Auskunft geben kann. Dies ist eine Feststellung und kein Vorwurf. Dies will und soll die Schulmedizin nicht schmälern, sondern in ihrer Bedeutung aufwerten.

Mystik erleben heißt, die erklärbare Welt im Außen ein wenig loslassen. Es heißt, sich mit dem eigenen Bewusstsein beschäftigen, dies nicht ausschließlich im Glauben oder im Vertrauen, sondern tatsächlich im Erleben, in der tatsächlichen persönlichen Erfahrung, dass Energiearbeit im eigenen Wesen zu nachdrücklichen Änderungen führen kann, wenn nach gewissen Regeln vorgegangen wird, die bei gutem Willen erlernbar und anwendbar sind.

Die Energie ist das Medium, wodurch der Mensch lebt. Der Körper selbst wird durch Energie belebt, durch verschiedenste Energien. Die körperliche Ebene stirbt im Rahmen des irdischen Todes, wenn die Energie den Körper verlässt. Doch die Energie ist unsterblich. Dies kann eben unter ewigem Leben verstanden werden. Diese nun nicht mehr an einen physischen Körper gebundene Energie enthält nämlich eine Fülle von individueller Information, und niemand weiß, was mit diesen Informationen geschieht. Dennoch müssen solche Informationen weitergetragen werden, zum Beispiel im Rahmen der Vererbung, und sind dann nur zum Teil in den Chromosomen, in den Genen, abgespeichert.

Es geht hier im vorliegenden Text nicht darum, eindeutige, bewiesene Antworten auf viele Fragen zu geben, sondern um ein geistiges Konstrukt vorzulegen, das in der Lage sein könnte, die Bedeutung der Selbstverantwortung, des aktiven Eingreifens in das eigene Wesen jedes Menschen, besonders in herausfordernden, kritischen Situationen wie eben einer Krankheit, zu definieren, und Möglichkeiten zum Leben und zum Ausüben dieser Verantwortung zu erläutern. Es muss uns bewusst sein, dass das Materielle, Mechanische, Arithmetische, Messbare oberflächlich gesehen ganz klar und eindeutig ist, und dass gestellte Fragen in diesem Kontext eindeutig beantwortet werden können.

In der geistigen Dimension ist diese Klarheit nicht so eindeutig, sondern viele andere Aspekte kommen an die Oberfläche, die uns langsam und behutsam bewusst werden. Vieles lässt mehrere Deutungen zu. Erklärungen können häufig nur individuell gegeben werden. Das fühlbar Erfassbare spielt eine wesentliche Rolle, und hier sei erneut auf unser Thema hingewiesen, nämlich eine wesentliche Frage zu beantworten: **«Droht mir eine mögliche Erkrankung? Fühle ich mich bedroht? Kann ich erkennen, was mich bedroht, welche eigene Haltung, welches erlebte Trauma? Kann ich mich geistig, in innerer Arbeit, vor einer möglichen Erkrankung schützen? Ist etwas in meinem Raum, was für mich in dieser Beziehung gefährlich ist? Trage ich etwas in mir, was mich krank machen könnte? Will ich mich davor schützen? Habe ich**

ausreichend Glauben und Vertrauen in mich?» Wir haben es auf geistiger Ebene mit dem Nichtmanifestierten zu tun. Wir haben über Manifestieren ausführlich im letzten Kapitel gesprochen. Wir kennen auch das noch nicht Manifestierte, das was sich noch nicht in unserem Körper umgesetzt hat. Dieses kann eine Bedrohung darstellen oder auch einen Schutzfaktor. Glaube, Vertrauen in die eigene Kraft, Liebe zu sich, Selbstermächtigung, Selbstbewusstsein sind einige schützende Faktoren, die Bedrohungen offensichtlich abwenden können. Als Beispiel sei erneut die familiäre Disposition für bösartige Brusterkrankungen genannt. Es gibt Frauen, die haben ein mutiertes Schutzgen für Brustkrebs, was eigentlich zu einer 100-prozentigen Erkrankungshäufigkeit führen müsste, und dennoch erkranken nur zwischen 80 und 90 Prozent. Es erhebt sich die Frage: Was hat die restlichen zehn Prozent vor dem Ausbruch der Erkrankung geschützt? Das mutierte Gen stellt eine Bedrohung dar, stellt einen Risikofaktor dar. **«Kann ich durch entsprechende Lebensführung, durch ein geistig gesundes Leben, ein glückliches Leben, das in Harmonie ist, in Liebe und Frieden, eine solche Bedrohung abwenden? Kann ich mich durch Heilung von zugrunde liegenden krankheitsgefährdenden Faktoren vor dem Ausbruch einer Erkrankung schützen?»** Diese Frage kann nicht eindeutig beantwortet werden. Es gibt Hinweise, mystische Hinweise vielleicht, die Erklärungen anbieten, die diese Möglichkeit in den Raum stellen, wie es dieser Text tut.

Wir haben zweifelsohne mehr und mehr epidemiologische Hinweise, die andeuten, dass gesunde Lebensführung, Bewegung, gesunde Ernährung, Meditation zu einer deutlichen Reduktion von Krebserkrankungen führen, zu einer deutlich verbesserten Resilienz zur Beherrschung herausfordernder Situationen. Nicht umsonst wird in 200 amerikanischen Krankenhäusern derzeit eine bestimmte Art von Meditation dort behandelten Patienten gelehrt. Im Rahmen der Prävention von schweren Erkrankungen könnte durchaus angedacht werden, innere heilsame Aspekte auf allen verschiedenen Ebenen so zu aktivieren, so zu leben und im Leben so umzusetzen, dass ein glückliches, freudvolles, liebevolles Leben entsteht.

Es soll darauf hingewiesen werden, welche enorme Kraft die Vorstellung in unserem Leben besitzt. Die Vorstellung einer negativen Erwartungshaltung des sogenannten halbleeren Glases hat für viele Aspekte in unserem Leben eine verheerende Wirkung. «*Das kann ich nicht. Das will ich nicht. Ich bin schon wieder das Opfer. Ich gewinne nie. Ich werde sowieso nicht alt. Ich kann gar nichts an mir ändern.*» Diese negative Erwartungshaltung setzt sich nach dem Ursache-Wirkung-Prinzip in unserem Leben um, sodass wir tatsächlich nach dieser Vorstellung unser Leben erleben, und die negative Erwartungshaltung uns in unserem Leben begleitet und wesentlich beeinflusst. Wie wäre es also, von dieser negativen Erwartungshaltung wegzukommen, und eine positive Erwartungshaltung in uns zu gestalten, eine Vorstellung nach den Grundsätzen: «*Das kann ich. Das will ich. Ich bin stark genug. Ich bin mutig. Ich vertraue mir. Ich will mich heilen. Ich will gesund sein. Ich habe die Absicht mich zu heilen. Ich engagiere mich für mich. Die Auseinandersetzung mit mir, die Arbeit an mir ist mein vorherrschendes Lebensprinzip. Ich bin durchdrungen von der Arbeit mit mir.*» All dies sind Affirmationen, die eine neue Grundhaltung uns selbst gegenüber festlegen, nämlich eine positive Motivation, aktiv in unser Leben einzugreifen.

Vorstellungen sind virtuelle Räume, also Räume, die bestimmte Energien beinhalten, bestimmte Fähigkeiten. Wir können solche Räume gestalten, jedoch sind sie andererseits in vielen Bereichen unseres Wesens präformiert, das heißt bereits vorangelegt. Virtuelle Räume können durch uns selbst gestaltet werden. In den durch uns gestalteten virtuellen Räumen, die wir selbst kreieren, können wir also zum Beispiel Stärke manifestieren, indem wir sagen: «*Ich bin stark*», und Mut, indem wir sagen: «*Ich bin mutig.*» Wiederholen wir solche Sätze zehnmal, vielleicht 100-mal in völliger Hingabe an das, was wir uns damit sagen wollen, was wir bekräftigen wollen, bis wir dies spüren, ja davon völlig durchdrungen sind. Indem wir uns dann in Meditation mit dieser Vorstellung so stark verbinden, kann unser Gehirn nicht mehr unterscheiden, ob dies tatsächlich eine Grundhaltung ist, die wir schon immer hatten, oder ob es etwas ist, was nun tatsächlich in uns entstanden ist, was wir gerade in uns erschaffen haben. Dies ist eine Basis für erfolgreiche Meditationen. Dies ist auch Basis für eine präventive Beeinflussung unseres Lebens, um vielleicht drohende Erkrankungen zu verhindern, um Herausforderungen zu begegnen. Ja, zugegebenermaßen ist dies mystisch, zugegebenermaßen sind endgültige Beweise dafür nicht vorgelegt, und doch kann jeder für sich die Entscheidung treffen, ob er sich selbst sagt: «*Das kann ich nicht. Das will ich nicht. Ich glaube nicht daran.*» Oder «*Ich bin mutig, und ich kann es, und ich will es, und ich tue es. Ich will erleben, ob sich etwas dadurch in meinem Leben ändert. Ich will initiativ sein, aktiv, frei gestaltend. Ich will jetzt intensiv damit beginnen, vielleicht eine Woche lang, oder einen Monat, und werde dann spüren, welche Auswirkungen dann in mir entstanden sind.*» Und je nach der Entscheidung, die dem freien Willen des Einzelnen entspricht, werden sich entsprechende Resultate einstellen, die jeder an sich selbst kennenlernen kann.

Wir können und dürfen also unser Wesen und das Sein dieser Welt davon lösen, dass wir alles verstandesmäßig erfassen können. Einstein hat gesagt, was wir uns vorstellen können, das kann sich auch in die Tat umsetzen. Stellen wir uns Heilung von Zorn vor, erkennen wir die Ursache für unseren Zorn, heilen wir die Ursache für unseren Zorn und manifestieren wir Heilung. Dann kann diese Heilung auch geschehen. Tatsächlich kann unser aller Vorstellungskraft und unsere Freude an unserer persönlichen Entwicklung und unsere Freude, noch Unbekanntes zu erfassen, grenzenlos sein. Intuitive Wahrnehmung von inneren Zusammenhängen, vielleicht ein anderes Wort für mystisch, kann uns bedeutsame Schritte gehen lassen, die für unser Wohlbefinden, für unsere Gesundheit, für Freude in unserem Leben von wesentlicher Bedeutung sind. Vielleicht werden wir bestimmte Dogmen, bestimmte Ängste, Zweifel und Ratlosigkeit, Unsicherheit und Verwirrung loslassen müssen. Wir werden uns vertrauen dürfen, solche Heilungsschritte einmal an uns selbst zu versuchen im gefahrlosen Bereich, in solchen Bereichen, wo es darauf ankommt, unangenehme Gewohnheiten zum Beispiel an sich selbst zu heilen, bestimmte Haltungen oder Muster abzulegen, von denen uns vielleicht schon lange bewusst ist, dass sie weder uns noch anderen dienen. Wir haben in diesen Bereichen ein Trainingsfeld, könnte man sagen. Wir können trainieren, wie wir uns ändern können. Wir können trainieren, wie wir uns heilen können.

Die Aufmerksamkeit ist auf uns gerichtet, und wir können nachweisen, dass wir erfolgreich sind in der Änderung unseres eigenen Wesens, unseres eigenen Verhaltens. Und wenn dies der Fall ist, dann werden wir vielleicht in den nächsten Schritten nach tieferen Zusammenhängen suchen, vielleicht ein wenig in das Unerklärliche gehen, ein wenig mehr in das Mystische, um Erkenntnis zu bekommen. Wir werden uns aus der Enge unserer Erkenntnis, aus der Beschränkung unseres Geistes lösen. Dann sind wir einmal am Weg, am Weg in die Mystik der Erkennung unseres eigenen Wesens, und wir werden die Freude der Wunderbarkeit unseres eigenen Wesens erleben dürfen. Wir werden die Unbegrenzung der mystischen Dimension des menschlichen Wesens erfassen und der Mystik in der inneren Heilung ihren Platz einzunehmen erlauben. Es stellt sich im Falle einer schweren Erkrankung nun abschließend die Frage: «Welchen Stellenwert gebe ich der mystischen Ebene in meinem Leben? Vertraue ich ausschließlich der Schulmedizin, oder will ich auch selbst in meinen Heilungsweg eingreifen? Will ich wahrnehmen, mit welchen emotionalen Aspekten meine Krankheit verbunden sein kann? Will ich lernen in mich zu hören? Ist das überhaupt für mich eine Möglichkeit, mich mit dem Tumor selbst auseinanderzusetzen? Will ich mein tatsächliches Potenzial kennenlernen, mich mit all meinen Ebenen auseinandersetzen? Will ich auf diesem Gebiet lernen?» Diese Fragen können nur individuell beantwortet werden. Ja, das ist eine mystische Angelegenheit, in sich hineinzuspüren, in den Tumor zu spüren, im eigenen Unterbewusstsein Aspekte zu finden, die vielleicht mit der Tumorentstehung verbunden sind. Ja, es ist herausfordernd, sich solchen Fragen zu stellen angesichts einer schweren Erkrankung, nur: Ist nicht eine solche Art der inneren Arbeit DER Weg zur Aktivierung der Selbstheilungskräfte, dort anzusetzen, wo die Ursachen des Tumors liegen könnten, welche inneren Aspekte krank machend erscheinen und diese an sich selbst zu heilen? Kann denn ein solcher Weg schaden? Führt nicht ein solcher Weg der Auseinandersetzung zur persönlichen, notwendigen Entwicklung des eigenen Selbst?

Hier darf es von keiner Seite Druck geben. Hier können Fragen nur in völliger persönlicher Integrität und Freiheit beantwortet werden. Aus dem Zusammenhang gerissen, erscheint manches hier Geschriebene unglaublich, unwirklich. Im Kontext mit der Sinnhaftigkeit aller Aspekte, die wir erleben, ergibt es für viele vielleicht eine Chance, Klarheit und Erklärung zu erhalten.

Meditation *Mystik*

Und wir ziehen uns ganz tief in uns zurück und finden im ruhigen Atmen in uns einen Ort, an dem es kein Denken gibt, keine Begrenzung und keine Einengung, keine Erwartungen, nichts, nur ein Raum der in uns entstehen darf. Dieser Raum ist reiner Geist. Dieser Raum hat eine Kraft. Diese Kraft ist Wirklichkeit, Durchdringung, Hochschwingung, unvorstellbar, unerklärlich, kommend und gehend, nicht haltbar, grenzenlos, der physischen Welt nicht angehörig. Dies ist die Kraft der Mystik. Spüren wir sie in uns. Lassen wir einen solchen Zustand kommen und da sein. Verbinden wir uns mit dieser Kraft, geben wir uns dieser Kraft hin. Lassen wir uns von diesem Geist einnehmen. Lassen wir uns von dieser Kraft durchdringen, eine Kraft die aus uns das Besondere macht. Eine Kraft die erklärt und nicht aufdringlich ist, die in sich völlige Klarheit besitzt, wenn wir jeden Schatten und jeden Schleier, jeden notwendigen Beweis, jede Einengung loslassen. Diese Kraft erkennen wir nur im Nichtdenken, nur im Spüren auf anderen Bewusstheitsebenen, in Wahrnehmung der inneren Sinne. Das ist unser wahres Potenzial. Das ist unsere Essenz, die grenzenlos und vollständig ist, die in sich den Zusammenhang verbindet, die in sich erst zum wirklichen Ganzen wird.

Mystik ist die tatsächliche Erklärung, ist der Zusammenhang und die Kohärenz, die uns das Geheimnis unseres Lebens schrittweise zugänglich macht. Je mehr wir loslassen, je mehr wir uns von dem von uns Gelernten lösen, umso mehr kommen wir dort hin, wo das Geheimnis zur Offenbarung wird. Das Bewusstsein erschafft dann all das, was uns bisher verborgen war und was sich dann offenbart, was in uns fließt, was sich aus sich selbst manifestiert. «Gibt es überhaupt etwas in meinem Leben, etwas was ohne Geheimnis ist? Bleibe ich nicht im Denken, so sehr ich auch nachforsche, sehr nahe an der Oberfläche, und sind mir nicht deshalb so viele Zusammenhänge verborgen?» Erlauben wir uns doch eine geistige Dimension, erlauben wir uns, dass wir keinen Beweis brauchen als das Fühlen, das die Aspekte unseres Lebens an die Oberfläche bringt, und uns eine neue Dimension öffnet, einen tiefen Zusammenhang, eine tiefe Erklärung. Wir erkennen in dem Unmanifestierten, dem Raum der unendlichen Möglichkeiten, dass das Passende auf uns zukommt, dass es sich mühelos vor uns öffnet. Sinken wir hinein. Spüren wir, hören wir, nehmen wir wahr.

Außerhalb von Raum und Zeit erkennen wir das Potenzial des Augenblickes, die Information unseres Lebens, die uns die bedeutsamen Aspekte unseres Wesens erklärt und uns zu Bewusstsein bringt. Es entstehen Informationen für uns, die lehrreich, hilfreich, schützend und erhellend sind, und die uns unserem tatsächlichen Ursprung nahebringen. Lassen wir sie kommen. Spüren wir diesen Raum in uns: still, verborgen, unbekannt, unsichtbar, und erleben wir bei äußerer Ruhe innere Bewegung. Das Tun verschwindet, und das Sein entfaltet sich vor uns. Die Mystik ist der Zugang zum Unbewussten, die Eintrittskarte in das Unterbewusstsein, wo wir den Zauber des Verborgenen erleben. Die Annäherung an diese Ebene, der Eintritt in diesen Raum erfordert nur unsere gesamte, zweifelsfreie, bedingungslose Zuwendung. Wir geben uns dem göttlichen Gesetz hin, um es zu erkennen und in unserem Leben anzuwenden. Atmen wir, spüren wir, spüren wir die Kraft, spüren wir den Raum. Eröffnen wir die Geheimnisse und bleiben wir dort, so lange bis wir den Raum verlassen wollen, im Gefühl, ihn jederzeit betreten zu können, und kommen wir in unser Alltagsbewusstsein zurück.

Ende Meditation

Weisheit

Sophia, der griechische Ausdruck für Weisheit, ist weiblichen Geschlechts. Wenn wir uns leise in unserem Wesen «Weisheit» vorsagen und uns mit Weisheit verbinden, stellt sich in uns ein besonderes Gefühl ein. Dieses Gefühl vermittelt tiefes inneres Wissen, Stille und Gelassenheit, und doch liebevolles Umgehen. Weisheit wird oft nicht mit dem eigenen Wissen in Verbindung gebracht, sondern andere, denen wir begegnen, können sagen: «Du hast eine weise Entscheidung getroffen. Es war weise von Dir, so zu reagieren. Dies ist ein weiser Mensch.» Weise Menschen bewerten nicht, weise Entscheidungen sind nicht vorschnell. Weisheit ist zurückhaltend, und doch wohlwollend. Weisheit ist nie emotional, nicht zornig, nicht traurig, nicht enttäuscht. Weisheit kennt keine Angst. Weisheit steht über den Dingen. Man könnte sagen, Weisheit steht über den Dingen dieser Welt. Weisheit gibt selten ihre Meinung zum Tagesgeschäft ab, äußert sich nicht über banale Tagesereignisse. Weisheit will erkennen, zusammenführen, Zusammenhänge aufdecken. Weisheit vermittelt einen großen Blick, ein weites Feld. Weisheit ist nicht eingeengt von Dogmen oder von gesellschaftlichen Zwängen. Weisheit ist und macht frei. Sie kann nicht gelernt werden, sondern ist Ergebnis einer bestimmten inneren Entwicklung.

Weisheit vermittelt ein Wissen, das tief in uns ist, ein Wissen, das abgespeichert ist seit immer. Dies ist ein Wissen, das die Möglichkeit gibt, herausfordernde Situationen zu durchfühlen, deren Zusammenhänge wahrzunehmen und vielleicht Lösungen aufzuzeigen oder zu verstehen, dass in einer bestimmten Situation Warten und Ruhig bleiben das Beste ist, in anderen jedoch schnell zu entscheiden. Weisheit trumpft nicht auf, will sich nicht erklären, doch antwortet sie in der rechten Art und

Weise, wenn sie gefragt wird. Vor allem ist Weisheit in jedem von uns. Wenn wir sie suchen, lässt sie sich finden. Doch Weisheit hat ihren Preis: Weisheit bedient unser Ego nicht. Weisheit macht vielleicht nicht materiell reich. Weisheit sieht nicht auf das Außen, sondern betrifft das Innere, das wahre Wesen, aus dem das Außen, die Gestaltung des Lebens in der Welt entsteht.

Weisheit entsteht in der Stille, in der Ausgeglichenheit und Gelassenheit, und eben in der tiefen Verbindung mit altem Wissen, mit Wissen seit je her. Dieses Wissen ruht in uns allen und braucht nur gehoben und geborgen werden, um da zu sein, um Verbindung damit zu erhalten. Es schafft Möglichkeit für bewusste Erkenntnis und bewusstes Verstehen. Tiefes Wissen schafft Erklärung, ist durchdringend in seiner Klarheit, bleibt einfach und demütig, vertraut sich selbst und glaubt an sich und die göttlichen Gesetze, die oft so verschieden sind von den Gesetzen, nach denen die Welt funktioniert. «Will ich mich der Weisheit nähern? Will ich eindringen in das Geheimnis ihres Immerdaseins? Glaube ich an ihre Präsenz? Glaube ich daran, sie – wann immer ich es für nötig halte – finden zu können? Vertraue ich darauf, dass in ihr die Lösung vieler in mir anstehender Entscheidungen ist? Fühle ich, wie ich sie in mir finden kann?» Für die Antworten dieser Fragen ist unser gesamtes Wesen gefragt. Auch dieser energetische Bereich hat seine mystische Qualität: etwas in sich zu finden, was vorhanden ist, was die Absicht intensiver Suche voraussetzt, was jedoch bei entsprechender Aufmerksamkeit gefunden werden kann, und uns genau dann den Weg weist, wenn wir ihn gerade zu verlieren im Begriff sind. *Ich fühle diese Qualität in mir in der Verbindung meiner Gedanken- und meiner Gefühlswelt, in der Verbindung meiner rechten und linken Gehirnhälfte. Ich spüre, dass ich das Finden innerer Weisheit trainieren kann. Ich fühle, was es dafür braucht. Es ist das Loslassen von Begrenzung, von einengenden Grundsätzen und Haltungen. Es ist das Freisein zum Finden. Es gleicht fast mehr einem Licht, das in meinem Leben aufgeht und mir den Weg weist.»*

Gestalten wir nun Weisheit als inneren Raum, so können wir uns weisen Erkenntnissen schrittweise in Zurückhaltung nähern. Wenn wir diesen Raum, den wir durch unsere Absicht gestalten, betreten, so gibt es dort nichts Lautes, Schrilles, Hektisches, Schnelles, den Vorteil Suchendes, sondern zuerst einmal Stille.

Meditation *Weisheit*

Schließen wir die Augen, entspannen wir diese und unseren gesamten Körper und sprechen wir in unserem Wesen: Weisheit, Weisheit. Erschaffen wir diesen virtuellen Raum. In diesem Raum bekommen wir Erkenntnis, wo wir Erkenntnis suchen. Wir erhalten Antwort auf wesentliche Fragen unseres Lebens. Wir erkennen, dass es immer viele unterschiedliche Zugangswege gibt, vielleicht manch zusätzliche Aspekte, die uns im täglichen Leben verborgen geblieben sind. Es erscheint manches Zusätzliche, was wir nicht bedacht haben. Lassen wir diese Energie an uns wirken. Spüren wir sie, wie sie den Raum einnimmt und ausfüllt. In diesem Raum voll Weisheit existiert völlige Freiheit, klare Ethik, Heilsames, Erhellendes, Beglückendes, doch immer mit dem Maße der Zurückhaltung, mit den Fragen: **«Hast Du auch das bedacht? Warum willst Du das selbst in Dir nicht ansehen? Warum glaubst Du, dass das so sein muss? Hast Du Dir Deine offene Meinung bewahrt? Warum hast Du damals nicht an das Gute gedacht?»** Und die Weisheit beginnt zu sprechen, sie erklärt, erläutert, öffnet, verbindet. *«Ruhe, lass Dir Zeit, komm tief* in Dich hinein, horche in Dich hinein und erkenne: Ich bin immer hier. Du brauchst nur still werden und in Dich hören. Stelle mir eine Frage. Ganz klar und einfach. Lass jede vorgefasste Meinung los, sondern sei erwartungslos, bedingungslos. Sei leicht und frei und horche. Ich bin in Dir.»

«In meinem Raum entsteht oft das nicht Erwartete, nicht Bedachte, das Überraschende, das Unvorhergesehene, das primär gar nicht Erkannte oder auch nicht Gewollte. Ich bin nicht im Auftrag der Welt hier. Ich habe kaum weltlichen Anspruch, sondern ich diene dem Anspruch Deiner Seele, dem Anspruch Deiner Entwicklung, Deiner Heilung, Deiner Integrität, Deiner bewussten Erkenntnis. Ich dränge mich nicht auf, stehe wohl nicht an erster Stelle, dränge mich nicht in die erste Reihe, sondern sitze oft in den hinteren Bänken, wenn dieses Bild erlaubt ist, und warte und bleibe oft still, lasse Dinge geschehen, weil sie erlebt werden sollen, und erkenne den rechten Augenblick des Eingreifens. Ich erkenne das göttliche Gesetz, die göttlichen Gesetze, zum Beispiel das Gesetz der Anziehung: Bist Du gütig, wirst Du Güte erfahren. Bist Du friedvoll, dann wird um Dich Frieden herrschen. Bist Du liebevoll, so werden liebevolle Gedanken liebevolle Taten anziehen, und eine liebevolle Umgebung wird um Dich entstehen. Innere Schönheit lässt Dich die Schönheit im Außen erkennen. Bereitschaft zum Mitgefühl mit Dir wird Dich Menschen treffen lassen, die mitfühlend sind.»

«Dieses Gesetz erklärt, dass Du bestimmte Dinge in Deinem Leben erlebst, gesetzhaft erlebst, weil sich Gesetze erfüllen müssen. Dieses Gesetz engt Deinen freien Willen nicht ein, sondern Du hast immer die Möglichkeit, Dich für das Licht in Deinem Inneren zu entscheiden, damit Licht im Außen entstehen kann. Klarheit in Dir lässt klare Situationen im Außen entstehen, und ich werde Dir Dein Leben erklären, und dies wird manches Mal für Dich vordergründig nicht angenehm sein, weil Du mit Deinen Schwächen und mit Deinen Mängeln, Deinen Begrenzungen und Beengungen konfrontiert *wirst. Doch ich sage Dir: ‹Kränke Dich nicht. Du bist hier um zu lernen. Du bist hier um zu erfahren und kennenzulernen. Die Art Deiner Schöpfung zeigt Dir wie Du bist, und Du kannst sicher und ruhig sein. Du hast alles was Du brauchst, um dieses Leben in Fülle zu leben, und all das was das Leben bringt, zu bewältigen. Und je mehr Du lernst zu unterscheiden, was Deinem wahren Wesen entspricht, und was nicht, umso mehr wirst Du Dich für das Gute und Schöne und Liebevolle in Dir entscheiden. Komm zu mir, frage mich, sprich mit mir und höre. Du bist immer willkommen.›»*

Ende Meditation

Weisheit bedeutet auch Verbindung mit der Natur. Die Gesamtheit der Schöpfung der Natur ist nach einem weisen, geordneten, liebevollen, sinnhaften, heiligen, göttlichen Prinzip gestaltet. Alles was sich auf diesem Planeten befindet, unterliegt dieser Ordnung und diesem Gesetz. Durch Weisheit sind wir in der Lage, dieses Gesetz, nach dem die Natur und damit auch unser Leben gestaltet ist, zu erkennen, weil die Ordnung in der Natur, das ordnende Prinzip, das in der Natur abgebildet ist, für uns sichtbar wird. Zugleich stellt dieses Prinzip auch die Art unseres Lebens dar. Es ist weise zu entscheiden, diese Ordnung, nach der nichts aus Zufall, nichts aus dem Nichts heraus entsteht, sondern nach einem liebevollen Prinzip gestaltet ist, in uns aufzunehmen. Das weise Erkennen, warum etwas in der Natur entsteht, ist oft Basis für die Erkenntnis, warum etwas in unserem Leben entsteht. Eine Krise entsteht durch Unordnung, durch Unordnung im Außen und im Innen, durch Disharmonie. Krise erzeugt Spannung. Etwas in uns will die Ordnung wieder herstellen. Etwas anderes in uns sieht den Weg aus der Krise nicht, oder will in der Krise verbleiben. Weisheit führt uns in die Ordnung, in die Spannungslosigkeit, zum klaren Klang unseres Lebens, zur Gelassenheit und zur Mitte. Weisheit erzeugt Kraft in uns und innere Überzeugung und Verbindung mit den großen Zusammenhängen. Weisheit ist heilsam. Weisheit ist ein Teil unserer mystischen Spiritualität. Weisheit bedeutet die Anhebung auf ein Energieniveau, auf eine Metaebene, die uns erkennen macht, dass ein Leben nach den göttlichen Gesetzen kraftspendend ist, Klarheit gibt, und letztendlich Lebensfreude. Das Erkennen des göttlichen Gesetzes und das Leben danach gibt uns Anleitung und Ausrichtung. Die Frage nach der Sinnhaftigkeit des eigenen Seins, eingebettet in das kollektive Wesen der Menschheit, erlaubt uns Sicherheit und Gelassenheit. Je mehr wir uns einem weisen Leben verschreiben, umso mehr werden wir uns leiten lassen und werden uns öffnen für das, was in uns ist. Dies ist uns nämlich versprochen. Es ist uns nicht versprochen, dass wir durch keine Krisen zu gehen brauchen. Es ist uns nicht versprochen, dass wir nur Freude und Frieden in unserem Leben erleben. Es ist uns nicht versprochen, dass wir nicht mit Schmerz und Trauer konfrontiert werden. Sondern es ist uns versprochen, dass wir die Werkzeuge besitzen, mit all dem fertig zu werden, die Ursachen für all das in uns zu heilen und letztendlich in die Freude zu kommen, in die uns die Weisheit führt. Der Weg in die Weisheit ist der Weg unserer spirituellen Entwicklung. Je weiser wir die Sinnhaftigkeit dessen, was wir erleben, und mag es im ersten Augenblick noch so schmerzhaft sein, erkennen, umso näher kommen wir in ein Bewusstsein, das uns heilt.

Teil C

> ► Liebe, Selbstliebe, Selbstwert, Selbstachtung
> ► Eigenermächtigung, Selbstverwirklichung
> ► Lebensfreude, Wärme, Licht
> ► Akzeptanz, Toleranz, Versöhnung, Ausgleich
> ► Verbindung, Beziehung, Einheit

Abbildung 20: **Aspekt der Liebe in allen Ausprägungen**

Liebe, Selbstliebe, Selbstwert, Selbstachtung

Liebe ist das zentrale Gefühl unseres Wesens, ja unseres Lebens. Liebe erlaubt Zugang, Kommunikation auf Herzensebene: Liebe gibt es in vielen Ausprägungen: Gottesliebe, Freundesliebe, Liebe, die auch als Eros körperlich erlebbar wird. Wie schon mehrmals betont, können Gefühle für sich selbst als Yin, und Gefühle für die Welt als Yang erlebbar werden. In vielen Situationen mit Patientinnen mit Brusterkrankungen war auffällig, dass viele zwar einer gefühlsmäßigen Regung anderen gegenüber sehr gut fähig waren, nicht jedoch einem Liebesgefühl sich selbst gegenüber.

Auf die Frage: «**Was fühlen Sie denn, wenn Sie sich selbst anspüren? Können Sie Liebe zu sich selbst empfinden? Welches Gefühl kommt Ihnen, wenn Sie in Ihr Herz gehen wollen? Kön-**

---

nen Sie sagen: Ich liebe mich, ich achte mich, ich ehre mich, ich bin in Verbindung mit mir?» kommt oft die Antwort: «*Ich spüre mich nicht. Ich habe kaum ein Gefühl mir gegenüber. Ich nehme mich gar nicht wichtig. Andere sind viel wichtiger. Ich weiß nicht wie sich mein Herz anspürt. Ich spüre es nicht. Ich kann nicht in meinen Herzraum gehen. Ich kann nicht sagen, ich liebe mich. Ich werde dies auch nie können.*» Wie oft habe ich solche Sätze von Patientinnen gehört. Wenn es dann auf ihr Gefühl für sich selbst ankommt, wenn das eigene Wesen im Mittelpunkt stehen sollte, sind sie nicht in der Lage zu fühlen. Das, was sie mit anderen Menschen erleben und was sie an anderen Menschen Gutes tun, können sie für sich selbst ganz einfach nicht erfüllen.

Lebensgeschichte VIII

Ich bin 57 Jahre. Ich war an einem rechtsseitigen Mammakarzinom erkrankt. Ich war ein Zwillingskind, aber mein Bruder ist bei der Geburt verstorben. Ich habe offenbar gekämpft und Ängste gehabt, um auf die Welt zu kommen. Meine Mutter hat mich geliebt, aber sie hat mich nie zärtlich umarmt. Sie hat keine Zeit für Herzenswärme gehabt, Kuscheln hat es nicht gegeben. Sie hat gerade genug Zeit gehabt für das Alltägliche. Sie musste sehr viel arbeiten, und hätte selbst viele Möglichkeiten zu ihrer persönlichen Entwicklung gehabt. Mein Vater war Alkoholiker. Bis ich zwölf Jahre alt war, hatte er kontinuierlich getrunken und hat so mein Leben sehr stark beeinflusst.

Mein Lebensmensch zu dieser Zeit war der Vater meiner Mutter, der Kummergroßvater, wie ich gesagt habe. Er hat mich sehr lieb gehabt und hat mich fest an sich gedrückt.

Meine Großmutter war ein ähnliches Arbeitstier wie meine Mutter.

In meiner Kindheit habe ich sehr viele Ängste gehabt. Ich konnte gar nicht allein sein, auch nicht am Tag. Ich habe mich oft in das Haus nicht hinein getraut. Abends Schlafen gehen war ein großes Problem für mich. Ich habe fünf Jahre lang zwischen Vater und Mutter geschlafen, weil auch kein anderer Platz in dieser Wohnung war. Noch heute ist es schwer für mich, wenn ich alleine zu Hause bin. Angst ist für mich ein ganz großes Thema. Als ich die Diagnose bekam, hatte ich Todesangst gehabt. Als Kind war ich dick, hatte 70 Kilo und habe mich sehr unwohl gefühlt. Mit 14 Jahren war ich dann normalgewichtig. Ich hatte, wenn ich auch auf Ferienlager war, großes Heimweh nach Hause.

Ich bin mit meinem ersten Freund verheiratet. Er kommt mit seinem Leben nicht zurecht, fühlt sich unverstanden und angegriffen, wenn jemand eine andere Meinung hat. Nichts kann ihm Freude machen. Er hat seinen Platz nicht gefunden. Er hat auch eine sehr schwere Kindheit gehabt. Sein Vater war dominant wie meine Mutter. Meine Beziehung zu meinem Mann ist schlecht. Ich bemühe mich sehr, aber er kränkt mich sehr viel, und ich bin eigentlich unglücklich mit ihm.

Ich habe gerne Menschen um mich, aber ich gehe nicht gerne in Konfrontation. Ich will gerne um mich Harmonie haben und will geschätzt werden.

Selbsterkannte Lebensthemen:
Ich leide an meinem Mangel an Selbstwert und Mangel an Selbstliebe. Ich will allen Menschen alles recht tun. Ich bin

abhängig von der Meinung anderer. Ich fühle mich nicht gut
genug. Ich habe sehr wenig Energie, weil ich die meine ande-
ren geben will. Ich bin konfliktscheu, habe große Angst vor
dem Leben, und bin mit meinem Leben nicht verbunden.

Eigenerfahrung bei der angeleiteten meditativen Arbeit:
Es gelingt nur sehr schwer, mich mit der Herzebene zu ver-
binden, weil das Yang dominiert. Ich habe selbst keine enge
Beziehung zu meinem Herzen. Mein Herzraum ist ange-
füllt mit vielen anderen Menschen, die mir viel Herzenergie
rauben. Das Yin ist unterentwickelt, die Beziehung zu mir
selbst ist kaum vorhanden.

Therapieansatz:
Arbeit mit dem inneren Kind. Angstlösung, Versöhnung mit
Vater und Mutter, Verbindung mit dem Körper. Arbeit im
Herzraum. Heilung der Fühlebene.

Zusammenfassend für viele dieser Patientengeschichten ist, dass die Aufmerksamkeit und die Energie, die liebevolle Zuwendung, ausschließlich nach außen gerichtet sind. Frauen in diesem Yang-Modus, das heißt im Gefühlsmodus fast ausschließlich für andere, für das Außen und für die Welt, sind oft wundervolle, aufopferungsvolle Wesen. Sie sind oft von allen geliebt und oft in Heilberufen tätig. Da die gesamte Aufmerksamkeit nach außen fließt und da, wie schon öfters gesagt, die Energie der Aufmerksamkeit folgt, so ist der Teil des gefühlsmäßigen Lebens einer solchen Frau, der nach außen gerichtet ist und der sich auf andere bezieht, wunderbar entwickelt. Solche Frauen sind oft sehr kraftvoll und auch sehr belastbar bis an das manches Mal schier Unglaubliche. Jedoch der Teil des energetischen Herzens, der SICH SELBST Liebe, Aufmerksamkeit, Achtung und Wertschätzung schenken sollte, ist oft völlig verkümmert und tatsächlich überhaupt nicht vorhanden.

Öffnen sich nun solche Patientinnen mit einer solchen persönlichen und gefühlsmäßigen Konstellation einer inneren energetischen Arbeit, so gelingt es ihnen oft kaum, mit dem virtuellen energetischen Bereich des Herzraumes, dem Herzchakra, Kontakt aufzunehmen. Sie können zwar in Meditation den energetischen Yang-Bereich, also den Bereich, der nach außen gerichtet ist, in die Welt gerichtet ist, energetisch gut betreten. Das Yin des Herzens, das auf sich gerichtet ist und für die eigene Gefühlswelt zu sich selbst verantwortlich ist, ist nun anfänglich völlig blockiert. Es stellt sich die Frage, warum dieser Typus der Verteilungsform der Herzenergie so häufig bei Frauen mit Brusterkrankungen vorhanden ist und welche Muster diesem Phänomen zugrunde liegen können. Die häufigsten Schilderungen von Patientinnen sind zusammengefasst folgende:

1. Die allzu frühe Übernahme von Verantwortung, oft im zweiten oder dritten Lebensjahr, zum Beispiel durch die Aufforderung, sich um ein jüngeres Geschwisterkind schon in diesem Alter kümmern zu müssen, lenkt die Aufmerksamkeit vom eigenen Kindsein, vom Spielen, vom Herumtollen, vom Erleben der Liebe durch Vater und Mutter und andere völlig ab.

2. Das bereits in der Gebärmutter der schwangeren Mutter nicht geliebte Kind spürt die normalerweise vorhandene gefühlsmäßige Zuwendung besonders der Mutter nicht oder nur kaum. Es erlebt zwar ausreichende Versorgung, erlebt jedoch das Geliebtwerden nicht. Es kann daher bereits in den ersten Lebensmonaten das Gefühl der tiefen innigen Zuwendung, das Gefühl des Geliebtseins nicht wahrnehmen. In dieser Le-

bensphase lernen wir durch gefühlsmäßige Erfahrung. Macht ein solches Kleinkind die Erfahrung von Liebe und gefühlter Zuwendung nicht, so kann es das Gefühl der Selbstliebe nicht oder nur kaum aufbauen.

3. Ein Vater, der sich sehnlichst einen Sohn wünscht und nun eine Tochter bekommt, lehnt das Geschlecht dieser Tochter ab. Die Tochter entwickelt in ihrer Sehnsucht nach Liebe vom Vater unbewusst den Wunsch, vermehrt männliche Aspekte an sich selbst zu erschaffen. Sie lernt zum Beispiel mit vielleicht fünf Jahren klettern und später Fallschirm springen. Sie vermindert durch diese Art von Haltung auch die Ausprägung ihrer körperlichen weiblichen Attribute, und manchmal auch Aspekte ihrer weiblichen Gefühlswelt.

4. Überbordende, zum Teil von sich selbst geforderte Leistung erzeugt eine oft enorme Spannung und einen großen Druck in einem heranwachsenden Mädchen. Dieses glaubt nur dann Liebe, Aufmerksamkeit und Zuwendung zu erhalten, wenn eine entsprechende Leistung schulisch, sportlich oder künstlerisch erbracht wird. Wieder ist dann die Aufmerksamkeit des Kindes, des Mädchens nach außen, also nach Erbringung einer bestimmten Leistung hin orientiert, jedoch nicht auf das Gefühl, geliebt zu sein.

5. Generelle Vernachlässigung: sich nicht umsorgt fühlen. Andere Kinder werden von Vater oder Mutter vom Kindergarten oder von der Volksschule abgeholt und umarmt und geküsst. Selbst wird dies nicht erlebt. Dieser Vergleich zwischen der Behandlung anderer und der eigenen Behandlung durch die Eltern oder durch andere Personen wird wahrgenommen und als eigener Mangel interpretiert: *«Da kann doch etwas mit mir nicht stimmen. Das muss doch meine Schuld sein. Da ist doch etwas in mir, was meine Eltern offenbar ablehnen, daher bin ich nicht liebenswert und nicht wertvoll.»* Dadurch kann dieses

Vertrauen in das Eigene, diese Sicherheit dem eigenen Wesen gegenüber, das Urvertrauen sich selbst gegenüber nicht aufgebaut werden, und Liebe zum eigenen Wesen kann dadurch nicht entstehen. «**Warum umsorgen mich meine Eltern nicht ähnlich wie das bei anderen geschieht? Warum werde ich nicht in die Arme genommen? Was ist an mir schlecht, nicht liebenswert, abzulehnen?**»

Liebe zu sich selbst, der Aufbau von Selbstachtung und Selbstwert, die Bildung von Urvertrauen ist etwas, was in frühester Kindheit, ja im Säuglingsalter schrittweise gefühlt, erkannt, wahrgenommen, integriert und schließlich verankert wird. Das Erleben einer liebevollen Stimme, das Wahrnehmen des Lächelns der Mutter, die umhegt und umsorgt, das unbewusste Aufnehmen des von den Eltern übertragenen Liebesgefühls erzeugt Selbstwert und ist Voraussetzung für die Entstehung von Selbstliebe. Liebe im eigenen Raum, Liebesempfinden für sich in unserem Wesen ist in jeder Lebenslage für uns von außerordentlicher Wichtigkeit. Sich selbst liebevoll entgegen zu kommen, sich selbst die nötige Aufmerksamkeit zu widmen erzeugt Vertrauen und Glauben IN SICH SELBST, erzeugt Kraft und Mut, den Herausforderungen des Lebens entsprechend zu begegnen. Liebe ist die Voraussetzung, sich selbst zu nähren, sich mit sich zu versöhnen, und in einen inneren Entwicklungsprozess einzutreten.

Ein von Verwundungen gereinigtes Herz erfasst das wahre Sein von allem was ist. Der mentale Aspekt unserer Gedankenkraft, unser zielorientierter Wille, wird durch eine gemeinschaftliche ganzheitliche Ebene aus Gedankenkraft und Gefühlskraft ersetzt. Entscheidungen werden nicht nur nach Rationalität, Vernunft, Logik und erlerntem Wissen getroffen, sondern es kommt der gefühlsmäßige Aspekt unseres Herzens in Verbindung mit diesen und führt dazu, dass wir auch spüren, welche Konsequenzen bestimmte Entscheidungen, die wir treffen, haben könnten. «Welche Auswirkungen haben meine Entscheidungen für mich und andere? Habe ich mit meinem Verhalten anderen weh getan? Löst das, was ich tue, Schmerz oder Trauer in mir oder anderen aus?» Solche Überlegungen machen unsere Entscheidungen natürlich liebevoll, achtsam, mitfühlend und gütig. Handlungen werden nicht nur überdacht, sondern auch das Herz gefragt: «Liebes Herz, was sagst Du dazu, wenn ich mich dafür entscheide? Soll ich das wirklich tun? Wird mich das nicht später belasten, wenn ich mich auf eine solche Weise verhalte? Gibt es hier nicht einen anderen Weg? Was fühlst Du dabei, wenn ich mich auf eine bestimmte Art verhalte? Was spürst Du dabei?»

Die intuitive Erfassung auf Herzebene, die das soeben Beschriebene nochmals aus anderer Sicht beschreibt, erlaubt unmittelbare Erkenntnis, unmittelbares Gefühl, das zwar in der Besprechung vielleicht abstrakt oder virtuell klingt, jedoch im täglichen Leben sehr konkret ist. Tatsächlich sollten wir etwas, was wir vorhaben zu tun, für eine Zeitspanne von vielleicht mehreren Atemzügen nochmals in unserem Herzen bewegen und nachspüren, wie sich so manches, was wir vorhaben, anfühlt. Dafür brauchen wir ein für uns offenes, liebevolles Herz, das nicht durch Traumen blockiert, durch Erfahrungen hart und durch erlebte Lieblosigkeit, Ignoranz und Vernachlässigung kalt geworden ist.

Die energetische Schwingung der Fühlebene ist wesentlich höher als die des mentalen Aspektes. Dies ist nicht wertend. Dies ist eine Feststellung.

Lebensgeschichte IX

Ich bin 41 Jahre. Ich hatte ein rechtsseitiges Mammakarzinom. Ich war ein gewünschtes Kind, jedoch von meiner Mutter völlig abgelehnt. Meine Mutter hat meine Art abgelehnt, war unzufrieden mit sich, und ich kann nur sagen: Als ich sie umarmen wollte, hat sie mich weggestoßen. Ich habe keine körperliche Nähe mit ihr erlebt. Mein Vater hat viel getrunken, und ich hatte deshalb eine schlechte Beziehung zu ihm. Zwischen meinem ersten und dritten Lebensjahr war er in Afrika. Er war überhaupt viel weg, und ich habe ihn sehr vermisst. Wenn er da war, gab es jedoch nur Konflikt, und ich habe die Zärtlichkeit von ihm nicht zulassen können. Meine Eltern waren für mich nicht vorhanden. Wenn sie da waren, haben sie gestritten, und es gab nur Konflikt. Die schlechte Beziehung der Eltern hat mich sehr belastet, und wenn ich daran denke, muss ich weinen. Es bestand keine Zuwendung, kein Interesse meiner Eltern an mir.

Und ich hatte mir auch selbst die Schuld gegeben an der schlechten Beziehung zwischen meinen Eltern. Beide Eltern haben mich immer wieder instrumentalisiert. Öfters hat meine Mutter meinen Vater und mich hinausgeworfen. Als ich zehn Jahre alt war, haben sich meine Eltern scheiden lassen. Ich habe versucht, durch Leistung Liebe zu erhalten. Meine Mutter hat eine Schwester gehabt, und diese Schwester hat eine Tochter gehabt, und sowohl von der Tante als auch von meiner Mutter wurde diese Tochter sehr geliebt. Ich war auch hier eine Außenseiterin.

Trotzdem waren mir die Wünsche anderer wichtig. Ich habe immer auf die anderen geschaut und die Wünsche anderer erfüllt, und habe in all diesen Jahren den Zugang zu mir nicht gefunden: «Wie bin ich? Was will ich?» Ich habe mich niemals mit dem auseinandergesetzt, ich habe immer nur das erfüllt, was andere von mir wollten, und wenig Interesse und Verständnis für mich und für mein Leben gehabt. Ich habe das Gefühl gehabt, dass mein Leben an mir vorbei läuft.

Nach der Matura habe ich mehrere Freunde gehabt. Ich habe Männer oft nur verführt, um sie in meinen Bann zu ziehen, und dann habe ich sie fallen gelassen. Ich wollte mir oft nur beweisen, dass ich Selbstwert besitze. Die Leere danach war für mich immer sehr schmerzhaft. Alle Beziehungen waren eigentlich zwanghaft. Ich frage mich manches Mal: «Will ich überhaupt Beziehung?» Ich kenne mich nicht. Ich spüre mich nicht. Ich kenne andere, ich spüre andere, aber nicht mich.

Ich habe dann im Ausland zu studieren begonnen. Ich war Zimmermädchen und Putzfrau, habe sieben Tage in der Woche gearbeitet, war chronisch überfordert und hatte nie Zeit für mich. Es hat nie eine aufrichtige Auseinandersetzung mit mir selbst gegeben. Das logische Denken war stark, aber ich habe keinen Zugang zur Kreativität und zu meiner schöpferischen Kraft gefunden. Mit einem unendlich hohen Preis und großer Härte gegen mich selbst habe ich letztendlich diese beiden Studien, die ich mir vorgenommen hatte, auch erfolgreich beendet. Ich konnte nicht aufgeben, sondern ich zog das durch. Das ist das was ich gelernt habe von frühester Kindheit an: dass Leistung zählt, koste es was es wolle. Dabei habe ich mich nicht gespürt, ich habe auch keinen Schmerz empfunden, und eigentlich nur das gemacht, was ich mir vorgenommen hatte.

Von meiner Seite aus habe ich früh begriffen, dass sich meine Eltern eigentlich gar nicht anders verhalten konnten, weil das, wie sie sich verhalten haben, ihrem Charakter entsprochen hat. Meine Eltern haben jedoch einen großen Konflikt mit mir, weil sie sehen, dass ich mich gut entwickelt habe, und dass ich erfolgreich bin. Ich habe keine gesunde Beziehung zu Männern. In der Beziehung zu mir bin ich sehr hart. In der Beziehung zu anderen bin ich liebevoll und kümmere mich sehr viel um andere Menschen.

Selbsterkannte Lebensthemen:
Ich kenne mich nicht. Ich überfordere mich chronisch. Ich will mir meinen Selbstwert bestätigen durch die Anziehungskraft auf Männer, und lasse sie dann oft fallen. Ich habe keine offene, liebevolle Auseinandersetzung mit mir selbst. Ich habe funktioniert, weil ich mental orientiert war. Es fehlt mir die schöpferische Kraft. Ich wollte manchmal nicht leben.

Eigenerfahrung bei der angeleiteten meditativen Arbeit:
Ich kann mich schwer spüren. Mein Herz ist für mich fast völlig verschlossen. Ich kann mich selbst nicht lieben, die Verbindung zu mir ist unterbrochen. Wenn ich mit meiner Aufmerksamkeit in mein Herz gehe, so strahlt dieses Herz für andere strahlend rosa, weich und warm. Mein Herz für mich ist wie ein verwüstetes Haus ohne Fenster. Ich habe manchmal das Gefühl, das Leben läuft an mir vorbei. Es gelingt mir, mich von der schmerzhaften Energie von Vater und Mutter aus dem Herzen zu befreien.

Meditation *Fühlen*

Schließen wir nun die Augen, atmen wir ruhig und tief und rufen wir nun das Wort «Vernunft» in unserem Inneren auf. Spüren wir, wie unser Wesen energetisch auf das Wort «Vernunft» reagiert, wie sich Vernunft anspürt. Lassen wir die Energie von Vernunft durch unser Wesen, durch unseren Körper fließen, und lernen wir dabei zu spüren. Beschreiben wir für uns, wie sich Vernunft anspürt, wiederholen wir denselben Vorgang mit dem Wort «Kälte» und sind wir nicht erstaunt, wenn wir uns danach ein warmes Tuch um die Schultern legen wollen.

Danach sagen wir uns leise «Glücksgefühl» und danach «Liebe» vor. Spüren wir, welche inneren Veränderungen die Verbindung mit diesen beiden Ausdrücken in uns selbst erzeugt. «Vernunft» akzeptieren wir und lässt uns kühl bleiben. Wir sind zwar interessiert und akzeptieren die Notwendigkeit von Vernunft. «Kälte» macht uns kalt. Das Wort «Glücksgefühl» oder «Liebe» zu uns und zu anderen lässt uns innerlich jubeln. Diese beiden Worte machen etwas mit uns, je nachdem welche Resonanz sie in unserem Herzen auslösen. Dies ist auch der Unterschied der Frequenzebene.

Nun stellen wir uns ein ganz kleines Kind vor, das die Kälte der Mutter spürt, vielleicht das Desinteresse, den Mangel an

Zuwendung. Gehen wir mit geschlossenen Augen in diese Situation. Bleiben wir länger in dieser Haltung. Stellen wir uns die Mutter vor, die ihr Kind nur als Belastung empfindet, die eigentlich ganz anders leben möchte, sich von der Anwesenheit ihres kleinen Kindes gestört und behindert fühlt, ihren Lebensweg nach ihren Vorstellungen gehen zu können.

Spüren wir diese Kraft der Vorstellung in uns und nehmen wir die Konsequenzen für dieses Kind wahr. Spüren wir nochmals die Kälte und dann lösen wir uns aus dieser Vorstellung und ersetzen diese durch eine andere – nämlich durch die Vorstellung, geliebt zu werden, geliebt zu sein. Und dies wird ein Lächeln auf unser Gesicht zaubern und ein Wohlgefühl wird durch unser Wesen fließen. Lassen wir dieses Gefühl länger in unserem Körper sein und kommen langsam wieder zurück.

Ende Meditation

gefühlt. Meine Mutter hat ihr eigenes Leben gelebt, sie ist lieber arbeiten gegangen als mit mir zusammen zu sein. Sie hat gesagt: «Ich erziehe dich zu einer unabhängigen Person, also musst du selbst wissen, was du tust, und dich um dich selbst kümmern.» Meine Mutter hat selten Essen gekocht. Ich habe von meiner Mutter keine Zuwendung bekommen.

Ich kann mich erinnern, dass ich mit vier Jahren 30 Minuten am Fenster gehangen bin und wollte, dass meine Mutter wieder nach Hause kommt, und geschrien habe. Meine Mutter ist jedoch nicht gekommen.

In der Kindheit hat es sehr viel Streit zwischen meinen Eltern gegeben. Es war eine sehr disharmonische Ehe, weil meine Eltern eigentlich nicht wirklich miteinander konnten. Glücklich war ich nur mit meiner Großmutter, der Mutter meiner Mutter. Ich bin eigentlich vom Anfang meines Lebens bis zu drei Jahren bei der Großmutter aufgewachsen. Meine Großmutter war liebevoll. Sie hatte aber kein gutes Verhältnis mit meiner Mutter. Auch sie hatte keine enge Beziehung zu ihrem Kind, jedoch eine innige Beziehung zu mir, ihrem Enkelkind.

Als ich 18 Jahre alt war, haben sich meine Eltern scheiden lassen. Das war ein Jahr vor meiner Matura. Sechs Jahre zuvor hat meine Mutter noch ein Kind bekommen, einen Bruder, der zwölf Jahre jünger ist als ich. Ich habe mich sehr um meinen Bruder gekümmert. Meine Mutter hat die Familie verlassen, mein Vater hatte neue Beziehungen, und mein Bruder hat immer wieder zu mir gesagt: «Du warst eigentlich wie eine Mutter für mich.»

Als ich zehn Jahre alt war, habe ich innerlich die Verbindung zu meinen Eltern aufgelöst. Ich versuchte, mich unabhängig zu machen von der Liebe meiner Mutter. Ich bin hart geworden und habe für mich selbst gesagt: «Ich brauche keine Liebe.» Ich war deshalb auch nicht mit anderen Mädchen sozialisiert, und habe als ein wenig eingebildet gegolten.

Mit 14 Jahren habe ich meine erste Beziehung mit einem Mann gehabt, mit dem ich dann später zusammengezogen bin und den ich dann auch geheiratet habe. Die Ehe ist schließlich auseinander gegangen, und wir haben uns scheiden lassen. Mit meinem zweiten Mann bin ich jetzt glücklich. Wir haben uns angesehen und haben uns dann schnell entschlossen, uns aus unseren unglücklichen Beziehungen zu befreien, und sind dann zusammengezogen. Ich bin noch immer glücklich mit ihm.

Selbsterkannte Lebensthemen:
Sehnsucht nach der Mutterliebe. Lösung von der Abhängigkeit, Mutterliebe zu erleben. Immigration. Härte gegen mich. Ich brauche keine Liebe, bin unabhängig. Ich habe gefühlsmäßige Bindung nie erlebt und daher nicht gelernt. Ich lebe Verantwortung für andere. Ich fühle mich oft allein und einsam. Ich habe Mangel an Selbstliebe, Selbstvertrauen und Selbstwert. Ich bin auf der Suche nach meiner Lebensfreude.

Eigenerfahrung bei der angeleiteten meditativen Arbeit:
Bei der Verbindung mit meiner operierten Brust kann ich mich mit ihr aussöhnen und den Fremdkörper annehmen. Mein Herzraum ist dunkel und kalt. Ich bin ganz allein hier. Ich spüre nichts in meinem Herzen. Ich kann zwar sagen, ich liebe mich, ich spüre es jedoch nicht. Mein inneres Kind nach der Geburt spürt sich gar nicht richtig. Mein

inneres Kind mit sechs Jahren möchte Aufmerksamkeit,
Zuwendung und Beachtung. Mein inneres Kind mit zwölf
Jahren will wertgeschätzt werden, möchte betreut werden
und beachtet werden.

Therapieansatz:
Heilung des inneren Kindes. Aussöhnung mit der Mutter.
Stärkung und Heilung des eigenen männlichen Prinzips.
Heilung des inneren Herzens zum Erleben der eigenen
Herzqualitäten. Fühlen lernen.

Liebe bezieht keine Position. Liebe ist eine tiefe Herzenshaltung, die nicht bevorzugt, die kein Vorurteil kennt, in tiefer Verbindung und tiefem Verständnis wahre Zusammenhänge erkennt und nach diesen Zusammenhängen lebt. Liebe ist schwer beschreibbar. Liebe kann nur gefühlt werden. Alle Gefühle müssen gefühlt werden, um einen Eindruck davon zu bekommen. Die Frage ist immer: «**Spüre ich es? Spürst Du es? Kannst Du es fühlen? Kann ein Gefühl Dich vollkommen durchdringen? Kannst Du in Deinem Wesen durch die Verbindung und durch das Hochrufen dieses Gefühls zutiefst glücklich sein, Freude empfinden, Kraft erzeugen?**»

Liebe ist inklusiv. Liebe grenzt nicht aus, sondern verbindet uns mit der Haltung von Gut sein wollen, zu allen gut sein wollen, zu uns und zu anderen, versöhnlich, barmherzig, verstehend, wohlwollend. Hier schließt sich der Kreis zu dem allerersten Punkt, nämlich dem Nähren, dem Sich-selbst-Nähren durch die Haltung von Versöhnung und Barmherzigkeit, von Verstehen und Wohlwollen. Dieses Mitgefühl mit uns nährt uns. Was uns nährt gibt uns Kraft. Was uns Kraft gibt, erlaubt uns Kraft für uns zu verwenden. Diese Kraft, die im Zuge von inneren Entwicklungsschritten entsteht, wird dann auch mit anderen geteilt und für andere verwendet werden. Zuerst muss sie jedoch in uns sein. Die Kraft muss uns, durch unsere inneren Heilschritte erzeugt, durchdringen. Sie muss stark sein, erst dann sind wir in der Lage, sie für andere zu verwenden.

Liebe kann nicht gemessen werden. Liebe ist nicht linear. Sie gehorcht nicht den Newton'schen Gesetzen. Sie lässt sich nicht nachweisen. Ja, sie ist mystisch. Sie ist ein unendliches Geschenk, wenn wir sie spüren dürfen. Es braucht viel innere Heilung, wenn wir sie verloren haben. Diese Lebensqualität Liebe hält die Verbindung und nicht die Trennung im Vordergrund. Liebe in unserem Wesen erzeugt Verbindung und Liebe im Außen. Liebe belohnt sich kontinuierlich selbst, indem das, was wir geben, zu uns zurück fließt, indem das, was wir durch Liebe schenken, durch Geschenke zu uns zurückkommt.

Liebe wird im reinen Herzen erfasst und ist nährend, versöhnlich und freudvoll und erfüllt den tiefen Kontakt der Ganzheitlichkeit. Liebevoll auf uns selbst und auf andere zugehen erzeugt ein großes Feld, eröffnet einen großen Raum, in dem Bewegung, Aktivität und Initiative leicht, sicher und vertrauensvoll möglich ist, und in dem unmittelbare Erkenntnis wahrgenommen werden kann. Liebe zu sich selbst ist der Zugang zu allen unterschiedlichen Ebenen des eigenen Wesens. Oft auch gemeinsam mit Dankbarkeit, können Fähigkeiten und Erkenntnisse, die in uns selbst ruhen, abgerufen werden, sodass wir das in uns Gespeicherte, unsere tiefe Weisheit, erkennen können. Andererseits werden abgespeicherte schmerzhafte Erfahrungen meditativ wahrgenommen, deren Gründe erklärt und Wege eröffnet, mit diesen Abspeicherungen in die Verbindung zu kommen und sie so an uns selbst zu heilen können.

Liebe ist ein universaler Zugang zu uns selbst, ein tiefes Gefühl, eine das gesamte Wesen durchdringende Haltung, und
als eine schützende Haltung uns selbst gegenüber so unendlich
wichtig. Liebe zu sich selbst, die aus dem Herzen kommt, schützt
unser Wesen, schützt unsere Organe und schützt durch die energetische Nähe die weibliche Brust, unterstützt sie auf dem Weg
zur Gesundung, und schützt präventiv vor der Entstehung eines
physischen Symptoms.

Lebensgeschichte XI

Ich bin 47 Jahre. Ich hatte ein linksseitiges Mammakarzi-
nom. Meine Mutter war eine schwache Frau, die nicht gut
für sich sorgen konnte. Sie hat von ihrer eigenen Mutter
wenig Fürsorge und Liebe erhalten. Mein Vater war Alko-
holiker und oft depressiv und aggressiv. Meine Kindheit war
sehr stark durch den Alkoholismus meines Vaters geprägt.
Schon als kleines Kind war ich sehr sensibel. Ich habe von
meiner Mutter nie das bekommen, was ich wollte. Meine
Mutter konnte keine Liebe zeigen, war hilflos und in ihrer
Opferrolle. Schon sehr früh hatte ich das Gefühl, ich muss
mich intensiv um meine Eltern kümmern, um Verantwor-
tung für sie zu übernehmen. Es war fast so, als ob ich die
Mutterrolle für meine Mutter übernehmen müsste. Als
ich fünf Jahre alt war, wurde meine Mutter noch einmal
schwanger. Meine Eltern sind nach Maria Zell gefahren,
um dafür zu beten, dass sie einen Sohn bekommen. Ich habe
gebetet, dass ich eine Schwester bekomme. Tatsächlich bekam
ich dann einen kleinen Bruder. Danach haben sich meine

Eltern überhaupt nicht mehr um mich gekümmert, sondern ausschließlich um ihn.

Der einzige Mensch, der sich liebevoll um mich gekümmert hat, war meine Großmutter. Meine Großmutter konnte mich in die Arme nehmen. Sie hat sich um mich gekümmert, sie hat Interesse an mir gezeigt und war sehr liebevoll zu mir. Zu meinem großen Schmerz ist meine Großmutter gestorben, als ich 15 Jahre alt war. Daraufhin habe ich eine Essstörung bekommen, sodass ich mich zeitweise ausschließlich von Schokolade ernährt habe und diese auch erbrochen habe. Ich wollte daraufhin die Schule abbrechen, ging in eine andere Schule, und habe dann Menschen um mich getroffen, die mich lieb hatten. Und so hat eine Zimmerfrau, bei der ich eingemietet war, zu mir gesagt: «Was wirst du dann tun, wenn du die Schule abbrichst? Dann wirst du arbeiten müssen.» Und dann hat sie mich so weit gebracht, dass ich die Schule mit der Matura beendet habe.

Während meiner gesamten Kindheit war es außerordentlich schwierig für mich anzusehen, dass andere Kinder liebevolle Eltern hatten, und dass ich dies bei meinen eigenen Eltern gar nicht erlebt hatte, dass ich Fürsorge, Zuwendung und Liebe von meinen Eltern gar nicht erlebt habe.

Mit 16 Jahren wurde ich nach einem Ballbesuch von einem mir bisher unbekannten Mann vergewaltigt, was mich außerordentlich belastet hat. In einer Beziehung, die ich bald darauf mit einem viel älteren Mann eingegangen bin, wurde ich geschlagen, trotzdem von diesem Mann schwanger und habe dann einen Schwangerschaftsabbruch vornehmen lassen. Auch meine Mutter war noch einmal schwanger geworden und hat ebenfalls einen Schwangerschaftsabbruch vorgenommen.

Nach meiner Matura haben meine Eltern gesagt: «Wir geben dir keine Unterstützung mehr. Wir haben dich maturieren lassen, und mehr nicht.» Ich habe daraufhin begonnen zu studieren, habe Schulden gemacht, bin arbeiten gegangen, habe einen Job bekommen, war in diesem Job unglücklich und bin dann eine neue Beziehung eingegangen, in der ich ebenfalls geschlagen wurde. Ich bin dann umgezogen, bin dann erneut schwanger geworden und habe wieder einen Schwangerschaftsabbruch vorgenommen.

In dieser Zeit war meine Aufmerksamkeit in erster Linie auf andere Menschen gerichtet. Ich schaute, dass es den anderen gut geht, denn ich war dies in meiner Kindheit durch meine sehr frühe Übernahme von Verantwortung für meine Eltern gewohnt. Ich zweifelte sehr stark an mir, ich ruhte nicht in mir. Mein Leben spielte sich sehr chaotisch ab. Ich fühlte mich nicht integriert in mein Leben. Immer wieder tauchten dieselben Fragen auf: «Wer bin ich? Warum bin ich so wie ich bin? Wie komme ich in die Lebensfreude?» Ich war gar nicht in mir gefestigt. Ich machte dann weitere Ausbildungen, weil ich sah, dass mein Leben nicht in den rechten Bahnen verlief. Ich bin Trainerin geworden, habe mich mit Mediation beschäftigt und habe Lehrgänge gegeben. Am Anfang habe ich all dies gelernt, und schließlich habe ich diese Lehrgänge selbst geleitet. Schließlich wurde ich krank.

Selbsterkannte Lebensthemen:

Ich kann schwer auf mich achtgeben. Ich glaube, mich nicht selbst versorgen zu können. Ich habe große Selbstzweifel. Ich schaue in erster Linie darauf, dass es anderen gut geht. Ich ruhe nicht in mir. Ich bin nicht gefestigt. Ich erlebe Chaos in *mir. Ich bin streng mit mir. Ich fühle die Liebe zu mir nicht. Ich habe keine Verbindung zu mir.*

Eigenerfahrung bei der angeleiteten meditativen Arbeit:
Im Unterbauch ist sehr viel Trauer in mir abgespeichert. Die Trauer kommt von der Gewalt, die ich erlebt habe. Im Unterbauch ist es düster und schmerzhaft. Ich erinnere mich an eine Situation, als ich noch ein Mädchen war und mein Vater mich intim berührt hat. Mein inneres Kind mit zwei Jahren will Aufmerksamkeit, Zärtlichkeit, Gehaltenwerden, Zuwendung. Mein inneres Kind mit fünf Jahren sehnt sich so nach der Liebe der Mutter und nach einem Vater, der mir Sicherheit gibt.

Therapieansatz:
Energetische Heilung im Unterbauch, Heilung des inneren Kindes, Lösung aus der schmerzhaften Vater- und Mutterenergie, Versöhnung mit den Seelen der Kinder, die durch Schwangerschaftsabbrüche nicht leben konnten.

Meditation: *Die weibliche Brust*

Und wir lassen Ruhe in uns einkehren, und bringen uns in eine bequeme, entweder aufrecht sitzende oder liegende Position, in eine solche Position in der wir uns wohlfühlen. Wir lassen die Anspannung aus unserem Körper fließen, und schließen langsam die Augen, um ruhig zu werden. Wir richten unsere

Aufmerksamkeit zuerst auf die rechte und dann auf die linke Brust, und wir verbinden uns zuerst mit der rechten Brust. Wir bekommen ein Körpergefühl, und atmen ruhig und gelassen. Und unsere ganze Aufmerksamkeit liegt auf der rechten Brust. Die rechte Seite ist bei Rechtshändern die Seite unserer männlichen Aspekte. Sie ist die Seite des Vateraspektes, des Aspektes von Brüdern, von Männern, die wir getroffen haben. Es ist der Aspekt des Yang. Welches Gefühl kommt in mich, wenn ich mich auf die rechte Brust konzentriere, wenn ich mich tief mit diesem Teil meines Körpers verbinde, und ich frage: «Hast Du eine Botschaft für mich? Spürst Du Dich im Ausgleich mit dem männlichen Prinzip, mit den männlichen Aspekten?» Und wir gehen zurück in die Zeit des Kindes, vielleicht mit vier oder fünf Jahren. «War der Vater präsent? War er liebevoll? Hat er sich mir zugewendet? Hat er mir Aufmerksamkeit geschenkt? Habe ich ihn interessiert? Hat er mit mir etwas unternommen? Konnte ich spielerisch durch ihn meinen männlichen Aspekt leben und Abenteuer mit ihm unternehmen? Und wie war das später, als ich in die Pubertät kam? Hat er mit mir gesprochen? War er mir zu nahe, oder zu fern, oder gerade richtig für mein Gefühl? Konnte und wollte ich mich orientieren an ihm, an seinen Fähigkeiten? Erhielt ich Zuwendung von ihm? Wie spürt sich das in meiner Brust an?»

Und wie war das, als ich meinen ersten Freund hatte? Als zum ersten Mal ein Mann meine Brust berührt hat? Spüren wir hinein. Geben wir uns Antwort. «Ist das männliche Prinzip in mir ausgeglichen? Wie fühlt sich das in meiner Brust an? Wie war es? Wie ist es heute? Lebe ich meinen männlichen Aspekt in Harmonie mit meiner Weiblichkeit? Bin ich beides, zielorientiert und wegorientiert? Welche Bedeutung spielt das männliche Prinzip in Form von Menschen oder in Form von Erfahrungen, die ich gemacht habe, in meinem Leben? Fühle ich mich durch das männliche Prinzip benützt, oder geehrt und geliebt und wertgeschätzt? Welche Rolle spielt der männliche Aspekt in mir?»

Und nun lassen wir die Aufmerksamkeit in unsere linke Brust gleiten: Die Brust, die für das weibliche Prinzip steht, für die Beziehung zur Mutter, zu Schwestern, zu anderen Frauen, zu meinem Lebensweg als Frau. Und wieder gehen wir zurück in die Situation, als ich ein Mädchen war. «Konnte meine Mutter zärtlich sein? Hat sie mich genommen und an sich gedrückt? Hat sie mir ihre Liebe gezeigt? Spüre ich diese Liebe in der Brust? Spüre ich die Zuwendung, die Aufmerksamkeit, die Wertschätzung, die mir entgegengebracht wurde? Oder habe ich dies nicht erlebt? Ist dies in meiner Brust nicht abgespeichert? Hat meine Mutter die Zeit des Heranwachsens von einem Kind zu einem Mädchen bewusst mit mir erlebt? Hat sie Anteil genommen an meiner körperlichen Veränderung? Ließ sie mich in meinem Rhythmus, in meinem Tempo entwickeln? Hat sie ihre Angst vor Sexualität oder ihre eigene Beziehung zu ihrer eigenen Weiblichkeit auf mich übertragen? Und später, als ich dann zur jungen Frau wurde: Konnte und wollte ich zu mir und zu meinem weiblichen Prinzip, zu meinem Yin stehen? Habe ich als Frau in meinem Leben eine ausgeglichene, harmonische und liebevolle Beziehung zu mir?»

«Spüre ich ein Trauma in einer meiner Brüste? Habe ich ein Gefühl der Zufriedenheit, der Harmonie, des Selbstbewusstseins, des Selbstbestimmtseins? Bin ich zufrieden mit dem Aussehen meiner Brüste? Bin ich mit meinen Brüsten in Liebe verbunden, so wie sie sind?»

Und wenn ich einmal krank war, wenn ich einmal an einer der beiden Brüste erkrankt war, oder sogar im Augenblick erkrankt bin: Dann will ich meine Hand, meine heilsame Hand auf die Brust halten. Meine rechte Hand auf die linke Brust, und meine linke Hand auf die rechte Brust. Spüren wir, wie die Heilkraft unserer Hand als Energie die Brust erfüllt. Bleiben wir lange verbunden. Erlauben wir uns die Erkenntnis, was sich in dieser Brust, in mir selbst zeigen will, welche Erkenntnis ich durch meine Brust und durch die Erkrankung meiner Brust bekommen soll. «Was war es, was ist es, was meine Brust erkranken ließ? Was will, was muss ich ändern? Was muss ich loslassen und an mir selbst heilen, um gesund zu werden und gesund zu bleiben? Bin ich mir bewusst, dass ich diese Rolle in meinem Leben spielen kann, ja in meinem Leben spielen muss? Niemand kann mir diese Aufgabe abnehmen. Dies ist meine Selbstverantwortung, wieder gesund zu werden, um dann gesund zu bleiben.» Und dann halten wir mit unseren Händen unsere Brust. Und sprechen wir: *«Ich bin glücklich, dass ich Euch habe. Und ich bin glücklich dass ich durch Euch eine Botschaft bekomme. Und ich bin glücklich, dass ich meinen Teil an Eurer Heilung erfüllen darf.»* Und wenn uns in diesem Augenblick ein paar Tränen kommen, dann lassen wir dies zu. Wir dürfen erkennen. Wir dürfen lernen. Wir dürfen uns ändern. Leisten wir unseren Beitrag zu unserer inneren Heilung und zur Heilung unserer Brust. Gehen wir immer und immer wieder in diese Energie, in diese Situation der Verbindung mit unserem Körper, der Verbindung mit unserer Brust, um heil zu werden, um gesund zu werden und gesund zu bleiben. Und dann kommen wir langsam in unser Alltagsbewusstsein zurück.

Ende Meditation

Liebe hat eine tiefe Vision. Sie verzichtet auf Urteil oder Bewertung. Sie ist deshalb völlig frei in sich schwingend, ist selbsterfüllend und fühlt sich durch das Erleben vieler liebevoller

Erfahrungen in sich sicher in tiefem Vertrauen für sich selbst.
Selbstliebe erfreut unser Leben und macht uns glücklich. Sie gibt
uns die Möglichkeit, die Aufgaben unseres Lebens zu erfüllen,

---

- ▶ Ich fühle Liebe und Freude, wenn ich mich mit meinem Leben verbinde.
- ▶ Ich löse mich vom Abgleiten in die Trennung.
- ▶ Ich nehme die Kraft wahr, die aus der Freude an meinem Leben kommt.
- ▶ Ich finde Lebensaspekte, die mich in die Liebe bringen.
- ▶ Ich bin gut zu mir, liebevoll, hilfsbereit, heilsam, nachsichtig, milde, humorvoll, friedvoll, befreiend und unterstütze mich in jeder Hinsicht.
- ▶ Ich lasse mich von der Lieblosigkeit, der Aggression, der Hoffnungslosigkeit, der nicht lösungsorientierten Kritik, der Ängstlichkeit anderer und ihrer gelebten scheinbaren Ausweglosigkeit nicht von meinem Weg abbringen.
- ▶ Mein Gefühl der Verbundenheit mit dem Schönen, Wahren, Stillen, Ehrlichen, Liebevollen, Nachsichtigen, Friedvollen, Gütigen, Freudvollen gibt mir Kraft.
- ▶ Ich löse die Konflikte in meinem Inneren, indem ich kohärent meine Energie anhebe und in allem die Möglichkeit zu innerem Wachstum erkenne.
- ▶ Selbst in großem Schmerz will ich freudvoll Sinnhaftigkeit und damit Lernerfahrung erkennen und leben.
- ▶ Ich kann über meine innere Haltung, irgend etwas haben zu müssen, nur lächeln und mich in die Arme schließen.
- ▶ Dies ist nicht Ausdruck von Gleichgültigkeit, sondern von aktiver Lebensbewältigung und Akzeptanz des Seins.
- ▶ Ich lebe freudvoll in der Treue zu meinem Lebensweg und dessen Aufgaben.

Abbildung 21: **Affirmationen – Kraftspendende Gefühle**

und durch das Gelingen und den Erfolg im Leben in die Freude und damit in die Stärke zu kommen. Selbstliebe verbindet uns mit uns selbst und öffnet uns die Türe, Wundervolles mit uns selbst zu erleben.

Aus dem eben Gesagten, aus diesen unendlich vielschichtigen und das gesamte Wesen beeinflussenden unterschiedlichen Aspekten wird nun die Konsequenz klar, was es bedeutet, aus bestimmten Gründen sich selbst nicht lieben zu können. Die Patientengeschichten haben dies schon in aller Deutlichkeit erläutert. Mangelnde Selbstliebe, mangelnder Selbstwert, mangelnde Selbstachtung führt dazu, dass im eigenen Wesen dadurch ein definitiver Mangel besteht. Dieser Mangel macht sich auf vielfache Art und Weise in Lebenserfahrung und Lebensführung bemerkbar. Er kann, wie auch schon angedeutet, durch eine oft überbordende Aktivität im Außen überspielt werden. Die Leistungsorientierung macht im Außen erfolgreich. Für die Auseinandersetzung mit dem eigenen Wesen bleibt dann oft weder Zeit und Raum, noch wird die Notwendigkeit gesehen, sich mit dem eigenen Wesen tatsächlich auseinanderzusetzen, da der Erfolg im Außen glauben macht, auf dem rechten Weg zu sein. Eine übermäßige Leistungsorientierung übertüncht den wahren Zustand des Wesens.

Es muss hier erneut besonders darauf hingewiesen werden, dass ein Mangel an Selbstachtung, Selbstwert und Selbstliebe in keiner Weise etwas mit Schuld zu tun hat. Aus bestimmten Gründen, die die Betroffene, wenn sie dies wünscht, auf karmischer Ebene nachvollziehen kann, sucht die Seele für die anstehende Inkarnation eine entsprechende Umgebung aus, die eine optimale und maximale Lern- und Erfahrungsmöglichkeit darstellt. Wenn als Lebensplan die Notwendigkeit des Erlernens von Selbstliebe im Vordergrund steht, dann kann die Seele für eine Inkarnation die Entscheidung für eine lieblose Umgebung treffen, um durch diese Schmerzhaftigkeit in der Entwicklung des Wesens Heilung zu erreichen und sich Liebe selbst schenken. Ist in früheren Inkarnationen, im Rahmen von Täterleben, zum Beispiel Machtmissbrauch geschehen oder lieblose Verfolgung von anderen, so wird durch Aufarbeitung solcher Täterleben und Aussöhnung mit eigenen Erfahrungen das Karma aufgelöst. Selbstliebe und Selbstachtung werden dann durch innere Heilschritte schrittweise gelernt und Versöhnung darf stattfinden. Durch schrittweise persönliche Entwicklung gelingt es, Zugang zu innerem Wissen und Weisheit zu erlangen, Erfahrungen und Programme durch Erkenntnis und Aussöhnung zu löschen und schließlich zur völligen Heilung des Herzens zu gelangen (Abbildung 22). Die Auseinandersetzung mit Täterleben sollte im Rahmen des spirituellen Erkenntnisweges erst zu einem

> Ich fühle das allumfassende, absichtslose Gefühl der Liebe in mir strömen.

> Mit reinem, tiefem Herzen nähere ich mich meinem Leben, meinen Begrenzungen, meinen Fähigkeiten.

> Ich liebe es, mich ohne Denken, sondern nur in Liebe zu entscheiden.

> Liebevoll erfasse ich mein Wesen und das Wesen anderer in ihrer Wunderbarkeit und ihrem offenen Raum der Heilung.

> Ich fühle die Heilkraft der Liebe, in ihrer Verbindung.

> Unser aller liebevolle Grundhaltung wird durch das Erleben von Liebe belohnt.

> Wie wohl fühlt es sich an, liebevoll und gut zu sein und zu handeln, ohne etwas zu werten, der Lohn ergibt sich doch von selbst.

Abbildung 22: **Affirmationen — Liebe – Selbstliebe**

Zeitpunkt erfolgen, wenn wesentliche spirituelle Erkenntnisse bereits gelebt werden. Niemals sollte der Erkenntnisprozess aus einem Täterleben am Anfang der spirituellen Entwicklung angestrebt werden. Die Begleitung durch einen auf dieser Ebene sehr erfahrenen Therapeuten wird dringend angeraten.

Heilsame energetische Aufstellungsarbeit im Bereiche des Herzens erlaubt in Meditation eine Lösung von schmerzhaften Erfahrungen, die durch das eigene Wesen entstanden sind, zum Beispiel durch eigene lieblose, egoistische oder gewaltbereite Handlungen, oder solche die durch andere geschehen sind. Die vollkommene Reinigung des Herzraumes von fremden Energien, die liebevolle und friedvolle Entlassung von Erfahrungen können bei entsprechender Hinwendung zum eigenen Wesen dazu führen, dass der Herzraum ausschließlich Energien trägt, die geheilten Gefühlen entsprechen: Im Yin für uns selbst, und im Yang für die Welt. Dieses Yin des Herzens lässt uns dann uns selbst, unser eigenes Wesen, unser eigenes Selbst in jedem Augenblick fühlen. Es trägt alle Herzqualitäten, die nun geheilt sind und unserem Wesen entsprechen. Es erlaubt uns, eine liebevolle wertfreie Aufmerksamkeit auf uns selbst zu richten, und tiefes Verständnis für unser Wesen, unsere Handlungen und unser Fühlen zu besitzen. Die aktive wahrnehmende Kommunikation mit dem Yin des Herzens ist eine ganz zentrale, immer und immer wieder zu wiederholende Übung, die uns gefühlsmäßig mit uns selbst verbindet und uns vor erneuter Traumatisierung schützt. Genau dieser Schutzfaktor ist es nun, der präventiv für die weibliche Brust erläutert werden soll.

Über die Kommunikation mit dem Yin des Herzens erhalten wir Auskunft über Aspekte, die im Gleichgewicht sind und ruhig fließen, und solche die uns vielleicht eine neue Erfahrung machen lassen, die uns zu in uns noch nicht geheilten Aspekten führen kann. Diese können wir bei entsprechender Erfahrung mit innerer Heilarbeit erkennen und in einem Zustand, in dem sie noch keine physische Manifestation verursacht haben, entsprechend heilen. Das bedeutet Prävention. Das ist das Wesen der Prävention: eben zu verhindern, dass eine physische Manifestation einer Haltung, einer Erfahrung, eines Programmes, dem wir folgen, durch rechtzeitige innere Heilung verhindert werden kann.

Diese Herzensarbeit, diese Kommunikation mit unserem inneren Herzen teilt sich in Form unserer inneren liebevollen Stimme mit, welche Entscheidungen von uns getroffen werden sollen, welche Heilschritte notwendig sind, welche Kurskorrekturen entstehen sollten, und ob es Disharmonien zwischen dem Yin für uns und dem Yang für die Welt gibt. Diese Kommunikation lässt uns uns selbst fühlen. Sie lässt uns spüren, ob wir im Rahmen unseres Mitleidens mit den Lebenssituationen anderer Menschen fremde Energien, fremde Leiden, zum Beispiel Schmerzenergien, in uns integrieren, die uns Kraft kosten und die uns behindern, andere Menschen im Rahmen des Mitgefühls und eben nicht im Rahmen des Mitleides zu unterstützen und ihnen zu helfen. *«Ich will in meinem Herzraum präsent sein. Ich will meine Herzqualitäten meditativ und auch im täglichen Leben spüren. Ich will spüren können, ob diese geradezu mystische Verbindung mit meinem Yin des Herzens tiefe Liebe, tiefe Freude, tiefe Erfüllung in mir selbst erzeugt. Dies macht mich unabhängig von dem, was andere Menschen über mich denken. Ich will mich mit ihnen doch freuen. Ich wünsche mir, dass andere in meiner Gegenwart glücklich sind. So behalte ich meine Unabhängigkeit und meine Sicherheit durch das Leben nach meiner inneren Herzenskraft.»*

Wie schon vorher betont, besitzt unser Herz Yin- und Yang-Aspekte. Yin-Aspekte sind Gefühlsaspekte, die auf uns selbst zentriert sind, und Yang-Aspekte sind solche, die unsere Kommunikation und unsere Verbindung mit dem Außen betreffen.

Das Yin und das Yang sollen, wie schon betont, in Harmonie sein. Dabei bedeutet in dieser Situation Harmonie nicht, dass wir uns zeitmäßig zu gleichen Anteilen mit uns selbst und der Welt beschäftigen. Nein, es geht um Liebe, so wie geschrieben steht: «Liebe Deinen Nächsten wie Dich selbst.» Es geht um die Intensität der Zuwendung, die wir uns selbst und die wir anderen Menschen entgegenbringen.

Das Yang des Herzens, also die gefühlsmäßige Verbindung mit anderen, mit dem Außen, mit der Welt, wird primär vom Yin gespeist. Ist nun durch mangelnde Selbstliebe, Selbstachtung und Selbstwert der Zugang zum Yin versperrt, gelangt die gesamte Herzensenergie nach außen. Das heißt, die Herzensenergie ist gebahnt in ihrer Aktivitätsrichtung nach außen, und es gelangt wenig oder gar keine Gefühlskraft nach innen. Das Yin wird dann vollkommen abgesaugt und fehlt der Betroffenen, die kein Gefühl für sich aufbringen kann. Eindrucksvolle Leistungen im Außen, die von solchen Menschen erbracht werden, sind bemerkenswert. Doch hoffentlich werden sie irgendwann in ihrem Leben erkennen dürfen, dass sie bisher nur für andere und nicht für sich gelebt haben. Manches Mal erkennen sie diese Disharmonie nach dem Auftreten einer Brusterkrankung. Die Korrektur der Richtung der Herzenergie erfolgt durch die Steigerung des Selbstwertes, durch Selbstachtung, durch Selbstbewusstsein, durch Erkenntnis und durch Verstehen, was in ihrer persönlichen Vorgeschichte zu einer solchen Haltung geführt hat.

Bewusstsein und Aufmerksamkeit auf sich zu richten, sich des eigenen Wesens bewusst werden und sein erlaubt Kenntnis darüber: «**Wie bin ich? Was benötige ich von mir? Welche Aspekte meines Herzens sind mir noch verschlossen? Was benötigt Aufarbeitung in mir selbst? Will ich mir genug Zeit und Aufmerksamkeit schenken? Will ich mich intensiv auf den Weg der Selbstbewusstwerdung machen?**»

Es kann nicht nur der Yin-, sondern auch der Yang-Aspekt des Herzens blockiert sein. Diese Blockade kann bei sehr starker Enttäuschung durch Mitmenschen entstehen, die im eigenen Leben erfahren wurde, durch karmische Erfahrungen von Missbrauch durch andere, Betrug, Hinterlist oder sogar durch von anderen herbeigeführten gewaltsamen Tod. Dann wird die gesamte Herzensenergie auf sich selbst konzentriert. Die Enttäuschung, die von anderen erlebt wurde, hat sich dann tief in das eigene Herz verankert. Die Angst vor erneuter Enttäuschung, vor wiederholtem Schmerz verhindert dann, sich anderen gefühlvoll und mitfühlend zu nähern. Dies kann, aber muss nicht zu einer vollkommen egoistischen Haltung führen. Es kann auch ein narzisstisches Liebesverhältnis mit sich selbst gelebt werden, ohne wesentliche gefühlsmäßige Beziehung zu anderen Menschen zu besitzen, was sich auch in Form von Angst vor Nähe, Angst vor körperlicher Beziehung ausdrücken kann. Die gesamte Aufmerksamkeit ist dann auf sich selbst gerichtet. Auch eine solche Situation kann durch Erkenntnis hinsichtlich der eigenen persönlichen Geschichte erklärt werden, und durch Heilung der auslösenden Erfahrungen können wieder liebevolle zwischenmenschliche Beziehungen und Vertrauen in Mitmenschen entstehen.

Die heilsame Zuwendung zum eigenen Herzen ist eine Aufgabe, die in unserem Leben besondere Aufmerksamkeit verdient. Die Transformation von blockierenden Bereichen, von blockierenden Energien in unserem Herzen ist eine Arbeit, die ausschließlich, wenn auch manches Mal mit Unterstützung anderer Erfahrener, so doch durch uns selbst durchgeführt werden muss. Es ist nicht statthaft, sogenannte Heiler innerhalb des eigenen Energiekörpers arbeiten zu lassen, sondern der Weg ist, die Selbsterkenntnis und das eigene Empowerment so zu stärken, durch intensive Zuwendung zum eigenen Wesen so viel Erkenntnis zu bekommen, dass Heilschritte als notwendig erkannt werden. Diese können in Meditation durch uns selbst erfolgen. Wahrscheinlich ist dies ein lebenslanger Weg. Unser multidimensionales Wesen ist von einer solchen Vielfalt, unsere Entwicklungsmöglichkeiten sind derart grenzenlos, dass ein Ende der Transformation unseres eigenen Wesens nicht das Ziel sein sollte. Die schrittweise Heilung dessen, was wir im Zuge unserer Inkarnationen erlebt haben, erlaubt uns eine vollkommene gefühlsmäßige Entfaltung und erlaubt die Hinwendung zu neuen Aufgaben, die erst mit geheiltem Herzen durchgeführt werden können. (Abbildung 23)

> ▶ Mein Feuer im Herzen ist valide.
> ▶ Mein Herz identifiziert sich nicht mit Erfahrungen.
> ▶ Mein Herz empfindet meine Dankbarkeit für die Erfüllung seiner großen Aufgabe.
> ▶ Mein Herz empfindet meine Fürsorge und ist kräftig.
> ▶ Mein Herz trennt sich von jeder Begrenzung des Fühlens.
> ▶ Mein Herz heilt sein Licht.
> ▶ Mein Herz spürt, wie es das eigene Licht ernährt.
> ▶ Mein Herz bewahrt seinen Raum der Stille und der Liebe.
> ▶ Mein Herz verwendet sein eigenes Licht, um kraftvoll zu bleiben.
> ▶ Mein Herz schützt sich vor fremder Energie.
> ▶ Mein Herz löst enttäuschende und zurückweisende Erfahrungen aus sich heraus.
> ▶ Mein Herz empfindet Mitgefühl mit allem, ohne sich damit zu identifizieren.

Abbildung 23: **Affirmationen – Heilung des Herzens**

Meditation *Selbstbewusstwerdung im Herzen*

Wir atmen tief und ruhig und kommen in gute Verbindung mit unserem Wesen. Wir sind entspannt und schließen die Augen, werden weich und locker. Wir atmen in unserem Rhythmus und kommen in Verbindung mit unserem Herzen. Wir atmen ruhig und tief und richten unsere Aufmerksamkeit auf unseren Herzraum. Wir lassen die Gedanken weiterziehen, wenn sie kommen. Unsere Aufmerksamkeit erweitert diesen Raum, bis er groß wird und wir uns bewusst werden, dass wir in diesem Raum unsere Gefühle erleben, dass wir in diesem Raum unsere Freude und unser Leid, unseren Frieden und unsere Ablehnung, einfach alle unsere Gefühle erleben können.

In diesem Herzraum ist das abgespeichert, was wir nicht zur Erfüllung gebracht haben, was wir nicht aus uns herauslösen konnten, was wir an uns selbst nicht heilen konnten. Und wir spüren und fühlen in dieses Herz hinein: Ist es groß oder klein? Beengt oder weit? Ist es warm oder kühl? Feucht oder trocken? Transparent und klar oder wolkig? Welche Farbe besitzt unser Herzraum? Ist er offen, verschlossen, dunkel, modrig? Fragen wir unser Herz: «**Was brauchst Du von mir?**» Fragen wir uns selbst, unser Wesen: «**Wie bewusst bin ich mir selbst in meinem Herzen? Lebe ich in meinem Herzen? Bin ich verbunden mit mir, mit meinem Gefühl für mich? Fühle ich mich geborgen und frei und friedvoll? Ich in mir.**» Und dann sehen wir uns um. Sehen wir mit unserer Aufmerksamkeit und mit unserem inneren Auge, wo Harmonie ist, wo Energie fließt, wo Wohlbefinden ist. Suchen wir uns die dunklen Stellen, und gehen wir in diese Stellen hinein und fragen wir: «**Was willst Du mir sagen? Wofür stehst Du? Was ist in Dir abgespeichert? Sprich zu mir.**» Halten wir das nicht für eine Utopie. Es ist unser Herz. In unserem Herzen ist unser Leben. Unser Leben, unsere gesamte Geschichte auf gefühlsmäßiger Ebene ist dort abgespeichert. Diese Erfahrung gehört zu uns, diese Prägung gehört zu uns. Wenn wir nicht Verbindung damit aufnehmen, dann werden wir die Geheimnisse unseres Lebens nicht lüften können. Wir werden nicht gezielte Heilschritte vornehmen können, wenn wir nicht wissen, worum es geht. Trachten wir die Information zu bekommen, die vielen Informationen, die in unserem Herzen abgespeichert sind. Lassen wir uns dabei von Unwissenden nicht beirren.

Alles was nicht geheilt ist, ist nach wie vor vorhanden. Es lösen sich die Traumen nicht von selbst. Es lösen sich die Traumen nur, wenn wir uns hinwenden zu ihnen, zu unserer Geschichte, wenn wir all das was uns weh tut, was uns belastet, was uns enttäuscht, der inneren Heilung zuführen. Dazu müssen wir präsent sein in unserem Herzen. Wir müssen da sein. Wir müssen da sein für uns. Wir dürfen da sein für uns. Wir wollen unsere Geschichte kennenlernen. Wenn wir die Geschichte unseres Herzens erkennen, dann werden wir das Wundervolle bestätigen können, und uns von dem Schmerzhaften befreien, uns versöhnen, es ausgleichen, uns davon lösen, und durchgehen durch den Schmerz, bis er uns verlässt, bis wir im Verständnis andere um Versöhnung bitten, oder anderen Versöhnung anbieten.

Mit allem was wir erlebt haben, in diesem und in anderen Leben, wollen wir in den Frieden kommen. Seien wir präsent, dort wo wir uns brauchen. Schenken wir uns heilige, heilsame Momente mit uns, um uns zu befreien, um frei zu werden, frei für uns, frei für unser Leben, frei für das Du und frei für die Welt. Lassen wir Licht und Luft in diesen Herzraum. Klären und reinigen wir das Herz von allen Einflüssen. Lösen wir uns von fremden Energien. Entlassen wir das aus unserem Herzen, was nicht unseres ist, was nicht zu uns gehört. Identifizieren wir fremde Energien. Identifizieren wir die Energie anderer Menschen, die auf unsere Kosten leben, die es sich auf unsere Kosten gut gehen lassen und uns daneben verkümmern lassen, auch wenn wir sie unwissentlich dazu eingeladen haben. Erkennen wir dies. Beurteilen wir es nicht, doch laden wir fremde Energien ein, unser Herz zu verlassen. Dann wird Platz für unsere gefühlsmäßige Entwicklung sein, Raum für die Gestaltung der Gefühle in unserem Leben. Das wird Glück und Freude bringen, Liebe zu uns, Erfüllung und Vollendung.

Langsam lösen wir die Aufmerksamkeit aus unserem Herzen. Wir halten das Herz mit unseren heilsamen Händen noch ein wenig liebevoll und zärtlich, und gehen dann wieder in unser aufmerksames Bewusstsein des Tages zurück.

Ende Meditation

Lebensgeschichte XII

Ich bin 60 Jahre. Ich war erkrankt an einem rechtsseitigen Mammakarzinom. Meine Mutter wurde von ihrem Vater abgelehnt und hatte eine schwere Kindheit. Sie wurde vollkommen ignoriert von ihrer Mutter. Ihre Mutter war schwach. Die Großmutter meiner Mutter war garstig zu ihr, und hat meiner Mutter einmal gesagt, als sie in einen Bach gefallen war: «Es wäre besser gewesen, du wärest ertrunken.» Mein Vater war dominant. Bei seinem Vater war es noch so, dass er zu ihm «Sie» sagen musste. Er wurde streng erzogen, hat von seinem Vater Gewalt erlebt, und keine körperliche Nähe.

Die Ehe meiner Eltern war mäßig glücklich. Meine Mutter war meinem Vater gegenüber gehorsam, resignierend und hatte Depressionen. Ich habe von meinen Eltern niemals Zärtlichkeit erfahren. Meine Kindheit war so, dass auf meine Bedürfnisse niemals eingegangen wurde. Mein Vater war streng. Ich habe widersprochen, meine vier Jahre ältere Schwester hat nicht widersprochen. Wenn ich widersprochen hatte, dann wurde ich nicht angehört, sondern es war körperliche Gewalt, Schläge und schließlich das Knien auf Scheitern. Sehr rasch habe ich erkannt, dass meine Mutter eigentlich genauso unterdrückt war, und habe sehr früh die Mutterrolle für meine Mutter übernommen. Meine Mutter war abhängig von Antidepressiva, und als ich 45 Jahre alt war, habe ich meine Mutter auf ihrem Entzug für Antidepressiva begleitet. Ich selbst wollte meinem Vater entsprechen, damit es keine Schläge gab. Daher habe ich meine gesamte Aufmerksamkeit darauf gerichtet, mich so zu verhalten, dass es meinem Vater recht war. Hin und wieder habe ich das ganz einfach nicht ausgehalten, und dann habe ich meine Wahrheit gesagt. Durch die elterliche Konstellation der schwachen Mutter und des überstarken Vaters habe ich eigentlich auf mich vergessen. Ich habe mich selbst nicht kennen gelernt, habe keine Geborgenheit und keine Liebe gespürt. Es war niemand da, der mir geholfen hätte, diesen Mangel auszugleichen.

Unsere Gartentüre war zugesperrt, und ich durfte nicht hinaus. Ich hätte mich so gerne mit anderen ausgetauscht, und habe eine so große Freiheitsliebe gehabt. Mit 13 Jahren habe ich ein Fahrrad bekommen, und bin wie ein dressierter Tiger im Hof im Kreis gefahren, und war eingesperrt. Selbst mit 15 Jahren wurde ich noch geschlagen, wenn ich einige Minuten zu spät nach Hause kam. Später habe ich in diesem Mangel an Selbstwert vermehrt Macht ausgeübt, besonders in meinen Beziehungen.

In den kommenden Jahren habe ich versucht, meinen mangelnden Selbstwert durch die Macht über Männer, mit denen ich in Beziehung stand, auszugleichen. Und ich konnte durch das Erlauben der sexuellen Begegnung Macht ausüben. Doch in Wirklichkeit wollte ich geliebt werden.

Die Beziehungen mit Männern waren schmerzvoll und nach einiger Zeit der Beziehung sehr belastend. Mit einer zweiten längeren Beziehung mit einem Mann habe ich eine Tochter bekommen, ohne dass er sich darüber gefreut hätte. Fünf Jahre später war ich erneut von diesem Mann schwanger, und er wollte unbedingt, dass ich einen Schwangerschaftsabbruch vornehme. Er hat sich damals ganz schrecklich mir gegenüber verhalten, aber ich wollte das Kind bekommen und habe das Kind bekommen. Es ist eine sehr schwierige Beziehung geblieben. Wenn ich ihn frage, wie es ihm geht, so kann er seine Gefühle gar nicht zeigen. Danach kam die Zeit meiner Krankheiten. Ich habe einen schwarzen Hauttumor bekommen, Hautausschläge, körperliche Beschwerden.

Selbsterkannte Lebensthemen:
Ich spüre eine starke Verantwortung für andere. Fühle Unterordnung und Unterdrückung. Meine Aufmerksamkeit liegt im Außen. Ich suche auch Liebe im Außen. Ich habe einen mangelnden Selbstwert, mangelnde Geborgenheit und

suche meine Freiheit. Ich wollte anderen gefallen. Wenn ich ihnen gefalle, spüre ich Macht über sie. Ich habe große Beziehungsprobleme. Es wird mir keine Aufmerksamkeit und keine Liebe entgegengebracht.

Eigenerfahrung bei der angeleiteten meditativen Arbeit:
Im Herzen spüre ich mich selbst nicht. Keine Liebe, keinen Selbstwert. Ich fühle mich ganz eng, eingeengt. Ich fühle tiefe Trauer und Angst. Beides ist mit meiner Mutter verbunden. Ich lege die Hände auf mein Herz, das tut mir gut und beruhigt mich. Ich spüre eine starke Enge im Sonnengeflecht, alles ist eng in der Verbindung. Hier spüre ich meinen Vater. Im Unterbauch spüre ich gar nichts, er liegt ganz brach. Im Herzen spüre ich starke Trauer. Diese Trauer ist mit meiner Mutter verbunden. Sie fehlt mir sehr. In meinem Herzen ist große Leere.

Therapieansatz:
Lösung aus der Mutterrolle für die Mutter. Aufmerksamkeit auf sich lenken. Selbstliebe, Selbstwert durch Traumalösung im Herzen, das Sonnengeflecht für das eigene Selbst verwenden.

Eigenermächtigung, Selbstverwirklichung, dem eigenen Sein treu bleiben

Eigenermächtigung, Selbstermächtigung hat das Wort «Macht» in sich. Wenn wir an Macht denken, wenn wir uns mit dem Wort «Macht» gefühlsmäßig verbinden, so kommt möglicherweise bei vielen die Assoziation «Über andere Macht besitzen, Macht ausüben», vielleicht auch andere unterdrücken, um sie zu beeinflussen, andere beherrschen zu wollen, um selbst mächtig da zu stehen. Wie eng sind oft Macht und Gewalt verbunden. Macht wird häufig im Gegensatz zu Kraft genannt. Kraft jedoch ist eine aktive, bewegende Energie, die Antrieb in unserem Leben ist, die uns durchdringt, die uns erkennen lässt, die unser Wesen energetisch aufrecht erhält. Sie ist uns einerseits oft besonders in der Kindheit geschenkt, und soll dann auch in uns selbst aktiv gebildet werden, um unser Leben meistern zu können.

Macht im Sinne der Eigenermächtigung kann jedoch auch ganz anders gesehen werden. Unter Eigenermächtigung möchte ich eine Haltung verstanden wissen, die uns in die Lage versetzt, für sich selbst einzustehen, die eigenen Ressourcen, das innere Potenzial zu erkennen und umzusetzen. Eigenermächtigung hat auch mit dem vorhin schon beschriebenen Manifestieren zu tun. Selbstermächtigung bedeutet, zum Eigenen stehen, das im Leben Notwendige erkennen und umsetzen, sich das Beglückende erlauben, notwendige Änderungen an sich selbst durchführen, sich zur inneren Heilung aufrufen, sich bereit finden, an sich selbst zu arbeiten, von dem Zu-sich-Stehen durchdrungen sein, sich erlauben die Wunderbarkeit des eigenen Wesens zu erkennen, die inneren Kräfte erfühlen und danach auch zu leben. Das ist eine Fülle von Haltungen uns gegenüber, die viele, wenn nicht alle Handlungen und Entscheidungen unseres Lebens beeinflussen, ja oft gerade erst ermöglichen. Vieles was bisher beschrieben wurde, hat mit uns selbst zu tun, mit Erkenntnis, mit sich öffnen, mit vielen heilsamen Aspekten.

Es stellen sich nun Fragen, welche Bedeutung haben die zuvor angesprochenen Aspekte im eigenen Leben? «Stehe ich für mich tatsächlich ein? Verteidige ich meine Grundsätze? Nehme ich das Wissen, wie ich eine schwere Erkrankung wahrscheinlich verhindern kann, wirklich in mich auf und lebe ich danach? Kann ich bei bestehender Erkrankung tatsächlich so viel Aufmerksamkeit auf mich lenken, so viel bewusste Hinwendung auf mich fokussieren, wie es notwendig erscheint, um meinen Beitrag zur Heilung zu leisten? Nehme ich wahr, was ich tatsächlich an mir leisten, vollbringen kann? Spüre ich, dass all das an inneren Fähigkeiten zur Heilung in mir vorhanden ist, dass ich mich nur bereit erklären muss, sie zu leben? Will ich das tun? Kann ich das umsetzten? Was hindert mich? Erlaube ich mir glücklich zu sein mit mir und mit anderen? Anerkenne ich meine wunderbare Schöpfung? Löse ich all das aus mir heraus, was die Meinung über mich in Frage stellt? Verstehe ich, dass der Glaube und das Vertrauen in mich innere Berge versetzen kann? Welche Berge sind es denn, die ich versetzen will?» Es sind Mangelzustände an geistigen, gefühlsmäßigen, spirituellen Haltungen. «Will ich in diese Defizite in mir eindringen, ihre Ursache erkennen und sie an mir selbst behandeln?» Wenn wir uns mit diesen Fragen ehrlich auseinandersetzen, werden wir erkennen, ob wir zu uns stehen und uns eigenermächtigen.

Erkennen allein genügt nicht. Erkennen mag Voraussetzung sein. Doch die innere Haltung, zu sich zu stehen und tatsächlich zu verwirklichen, was in unserem tiefsten Inneren unser wahres Wesen repräsentiert, ist letztendlich entscheidend. Manche erkennen gut. Sie sagen: «*Ja ich weiß, ich müsste das machen. Ich weiß wo mich der Schuh drückt. Ich erkenne, dass dies oder jenes eine notwendige Änderung in meinem Leben wäre. Ich glaube jedoch nicht daran, dass ich etwas ändern kann. Ich bin so. Schon mein Vater hat diese Haltung gehabt. Ich bleibe so, obwohl ich weiß, dass es mir nicht gut tut. Ich kann mich gut wahrnehmen, doch mir fehlt die Kraft, mir fehlt der Wille. Ich glaube nicht an mich.»* Diese Haltung in Passivität, in Selbstverleugnung, in Resignation, ja bis hin zur Selbstaufgabe erlaubt nun klarerweise keine Lebensänderung, keine Änderung von inneren Haltungen und dadurch keine Änderung des Lebens im Außen. Ja, eine solche Haltung ist für uns selbst gefährlich. Sie bringt uns in eine Situation, die uns in Resignation versinken lässt. Sie erlaubt uns nicht, im Falle einer Erkrankung unsere Selbstheilungskräfte zu aktivieren, für uns einzustehen, Mut und Vertrauen zu entwickeln, eben Eigenermächtigung und Selbstverwirklichung, um in einer solchen Herausforderung auch tatsächlich zu bestehen. Häufig besteht dann eine energetische Blockade in unserem Sonnengeflecht, die uns nicht erlaubt, Eigenermächtigung zu leben. Ein oder beide dominante Elternteile, die jede eigene Aktivität des Heranwachsenden im Keim ersticken, können Ursache für einen Mangel an Eigenermächtigung sein.

Natürlich ist Erkennen, zum Beispiel Erkennen unseres inneren Potenzials, Voraussetzung sich zu ermächtigen, dieses Potenzial auch tatsächlich leben zu können. Das Gefühl unserer inneren Größe und unseres Wertes können wir jedoch oft erst dann wirklich empfinden, wenn wir erfolgreich Schwächen, Erfahrung von Misserfolg und Niederlage an uns selbst ausgeglichen haben. Wir spüren unsere Größe nicht, solange unsere Größe aufgrund von schmerzhaften Erfahrungen in der eigenen Vergangenheit blockiert ist.

Mut und Vertrauen entstehen erst, wenn Demütigung, Erfolglosigkeit, Vernachlässigung an uns geheilt sind. Oft wird diese innere Wertlosigkeit von Elternteilen gespiegelt, um uns in dieser Beziehung zur Heilung dieser Haltung uns gegenüber anzuspornen. Im Schmerz die eigene Schwäche zu erkennen, die eigene Schwäche von Menschen gespiegelt zu bekommen, die uns am nächsten sind, nach deren Liebe wir uns sehnen, das ist ein essenzieller Punkt, um diese Schwäche zu überwinden. Wenn wir ehrlich zu uns selbst sind, so lernen wir doch in erster Linie im Schmerz. Nur der Schmerz gibt uns oft den Impuls, uns aus einer Situation herauszulösen, eine Blockade an uns wieder durchgängig zu machen, vielleicht durch Versöhnung einen wichtigen Heilschritt zu machen. Wenn wir nun von nahen Menschen zum Beispiel ein Programm, das uns in Passivität hält oder das uns unsere Kleinheit fühlen lässt, unsere gefühlte Bedeutungslosigkeit, gespiegelt bekommen, dann gilt es, auf den spiegelnden Elternteil nicht böse zu sein, sondern Verständnis und Dankbarkeit zu entwickeln, dass sie uns etwas zeigen wollen, ja zeigen müssen. Sie wollen uns, ohne dass sie es selbst wissen, zeigen, wie wir tatsächlich sind, wo wir eine Schwäche haben, in welchem Bereich eine Änderung notwendig wäre, und wollen uns ermuntern, einen solchen Schritt zu machen. Erst dadurch werden wir unsere wahren Fähigkeiten erkennen. Das ist das Wesen der Spiegelfunktion des Menschen.

Unser inneres Potenzial ist unendlich groß. Die Multidimensionalität unseres Wesens lässt uns, wenn wir uns selbst ermächtigen, diese Multidimensionalität zu leben, unsere eigene Größe, unsere tiefe Lebensfreude, unsere vollkommene Verbindung tatsächlich spüren. Je eindeutiger wir innerlich Begrenzendes, Unterdrücktes an uns selbst heilen, je klarer wir Aspekte, die wir an uns nicht wahrhaben wollen, erkennen und ändern, umso wunderbarer wird uns unsere Größe durch Eigenermächtigung, unser Bewusstsein tatsächlich zu leben, durchdringen. (Abbildung 24)

> ► Mein Potenzial ist wirklich groß – ich will es wirklich leben.
> ► Ich habe alles in mir, was ich zur Erfüllung meiner Lebensaufgabe benötige.
> ► Ich erkenne mich, wer ich wirklich bin.
> ► Ich will den Weg in meine Meisterschaft ohne Wenn und Aber gehen.
> ► Ich will in jedem Augenblick meine Absicht verwirklichen.
> ► Mein Geist und mein Körper sind wirklich eine Einheit.
> ► Ich erkenne, dass ich meine Hardware, meine DNA, meine Atome wirklich durch mein Wesen, meine Software beeinflussen und steuern kann.
> ► Ich spüre diese wirkliche Verantwortung, Gutes zu tun.
> ► Ich nehme meine wirkliche Verantwortung für die Transformation meines Wesens wahr.
> ► Ich umarme mein Ego, beruhige es und will es täglich transformieren.

Abbildung 24: **Affirmationen – Selbstverwirklichung**

Wenn wir unser unendlich großes Potenzial erkennen und es verwirklichen, wenn unser tatsächliches Potenzial tatsächlich gelebte Wirklichkeit wird, dann wird jeder Heilschritt in uns ein leichter sein. Wenn wir absichtslos uns und andere auf ihrem Lebensweg unterstützen, ohne zu erwarten, dass etwas Besonderes eintritt, so werden wir belohnt werden. Wir können großes Wissen und große Macht über uns erreichen, wenn wir den Wunsch danach aufgeben, und nur beobachten, intuitiv erfassen und unser Handeln frei von Bindungen an ein bestimmtes Ergebnis und frei von erwarteten Folgen entstehen lassen. Durch diese Selbstverwirklichung erkennen wir, wer wir tatsächlich, wirklich sind. Wir lösen uns dann aus der Bewertung über uns selbst und andere, weil wir uns ermächtigen, kontinuierlich unser ganzes

Leben lang zu lernen. Wir ermächtigen uns zu erkennen, dass es nur eine tatsächliche Wahrheit auf dieser Welt gibt, und dies ist die göttliche. Wenn wir von der tiefen Absicht durchdrungen sind, uns dieser göttlichen Wahrheit zu nähern, sie in mehr und mehr Augenblicken zu erkennen und diese Wahrheit tatsächlich auch zu leben, indem wir unserer inneren Stimme bedingungslos folgen, so werden wunderbare, glückbringende Handlungen durch uns entstehen, weil unsere inneren Haltungen mehr und mehr der göttlichen Wahrheit entsprechen. In dieser Haltung sollte unsere gesamte Aufmerksamkeit und Absicht auf die Heilung der eigenen physischen und psychischen Symptome und auf die Heilung der zugrunde liegenden Traumata gelenkt werden. Alle spirituellen Erfahrungen lehren uns, bereiten uns vor und sind Brücke und Möglichkeit zur Weiterentwicklung von Liebe, Mitgefühl, Frieden und Achtsamkeit. Sich selbst zu ermächtigen, nach diesen Aspekten öfter und immer öfter zu leben, führt uns zu einer Vollendung im Augenblick, und eine Vollendung ist immer ein Beginn, einen neuen Schritt in Richtung Transformation des eigenen Wesens zu gehen.

Meditation *Eigenermächtigung*

Um Eigenermächtigung zu spüren, schließen wir einmal die Augen und kommen wir ganz zu uns. Bringen wir uns in eine entspannte Situation, in der wir nur uns selber spüren. Und spüren wir das, was diese Eigenermächtigung mit uns macht, was die Eigenermächtigung in uns auslöst. Das ist wie ein innerer Auftrag, es ist fast wie ein Befehl, manchmal auch eine Erlaubnis. *«Ich will dass das geschieht. Ich will das tun. Ich will mich dazu bringen, dass ich etwas, wovon ich zutiefst überzeugt bin, dass es in mir geschehen soll, auch tatsächlich geschieht.*» Lassen wir das durch unser Wesen fließen und spüren wir, in welchen Teilen unseres Energiekörpers sich das manifestiert. Und jetzt spüren wir ganz deutlich, dass es darauf ankommt, wofür wir Eigenermächtigung wollen, wo sich diese Energie manifestiert.

Stellen wir uns vor, wir eigenermächtigen uns, Frieden zu halten. Stellen wir uns vor, dass wir mit jemandem nicht in Frieden sind, dass wir uns so schwer versöhnen können, und dass wir zutiefst davon durchdrungen sind, dennoch in den Frieden zu kommen. Dann werden wir an uns spüren, dass diese Eigenermächtigung, wenn es um Gefühle geht, sich in uns in erster Linie im Herzen manifestiert. Und dann gehen wir in diesen Herzraum und stellen wir uns Situationen vor, Situationen mit einem Menschen, der uns vielleicht gekränkt oder beleidigt hat, der uns enttäuscht hat oder hintergangen. Dann fokussieren wir uns ganz tief auf den Frieden in unserem Herzen, und ermächtigen wir uns, geben wir uns diesen tiefen gefühlsmäßigen Impuls, Ja zu sagen zu Frieden, Ja zu sagen zur Aussöhnung mit diesem Menschen. Das kann auch herausfordernd sein, das kann einige Zeit dauern, in der wir in unserem Herzen verharren, und immer wieder kommt das Gefühl in uns auf: *«Ich kann das nicht. Ich bringe das nicht zusammen.»* Und dann bleiben wir so lange, bis dieses Gefühl des Friedens in uns siegt.

Nun stellen wir uns vor, dass wir etwas tatsächlich tun wollen, etwas zu Ende bringen wollen, etwas tatsächlich manifestieren wollen, etwas wovor wir uns vielleicht drücken und wovon wir in unserem Gehirn wissen, dass wir es tun sollen, und trotzdem fehlt uns der entsprechende Impuls. Und nun suchen wir in unserem Energiekörper, wo diese Kraft und diese Überzeugung, diese Eigenermächtigung für das Tun, das Manifestieren, zu Hause ist, und wir werden spüren: Es ist in unserem Solarplexus, in unserem Sonnengeflecht. Dann lassen wir die Eigenermächtigung in unserem Solarplexus wachsen und gedeihen. Gehen wir tief in diese Situation hinein. Überzeugen wir uns selbst, dass es notwendig ist, dies zu tun, dass dies ein Schritt in die eigene Vervollkommnung ist, wenn wir uns dafür entscheiden, und es tatsächlich auch umsetzen. Gehen wir in diesen virtuellen Raum und fühlen wir, wer oder was uns Kraft und Überzeugung raubt, wer dort auf unsere Kosten lebt, was uns von der Eigenermächtigung trennt. Viele von uns waren nicht immer in der Lage, sich vor Fremdenergien zu schützen und konnten sich besonders in der Kindheit nicht gut wehren. Entlassen wir aus diesem Bereich alles, was nicht zu uns gehört, was fremden Energien entspricht, die dort vielleicht schon lange Zeit verankert sind.

Bleiben wir lange in dem Gefühl der Eigenermächtigung in unserem Solarplexus, dass wir dies intensiv spüren und die ganze Überzeugung hineinlegen, bis wir das worauf es ankommt, in unserem Inneren in die Tat umsetzen. Dann wird es im Außen ein Leichtes sein. Wenn wir nun genau in unseren Energiekörper hineinspüren, so werden wir sehen, dass diese beiden Energiezentren, das Herz und der Solarplexus, in Wirklichkeit sehr eng und tief miteinander kommunizieren, dass auch unser ganzes Wesen bei solchen Entscheidungen zur Eigenermächtigung mit involviert ist. Wir fühlen die Hauptarbeit vielleicht in einem Energiezentrum besonders intensiv, weil sie dort eben stattfindet. Gerade in einer solchen Meditationsübung spüren wir, wie sehr wir ganzheitliche Menschen sind. Wie eng in uns alles mit allem kommuniziert. Wir dürfen nun darauf warten, dass wir dieses innere Sensorium entwickeln, um diese Zusammenhänge bewusst zu realisieren.

Ende Meditation

So lernen wir schrittweise zu fühlen, dass die Eigenermächtigung, treu zum eigenen Wesen, zum eigenen Lebensweg, zur eigenen Lebensaufgabe zu stehen, Kraft in uns erzeugt. Eigenermächtigung lässt uns leichter zu Entscheidungen kommen, und lässt uns unserer Absicht näher kommen, unseren Seelenauftrag zu erfüllen. Dies heißt nämlich, das zu erfüllen, wofür wir tatsächlich hergekommen sind, nämlich unsere tiefe Lebensaufgabe anzuerkennen und tatsächlich auch zu verwirklichen. Wir werden dann tapfer, mutig, sicher und voll Vertrauen innere Zusammenhänge in uns selbst erforschen und wahrnehmen. Wir werden gegen den ausschließlich mental orientierten Mainstream, gegen die nur evidenzbasierten Denkmodelle auftreten und uns ermächtigen zu fühlen, darüber hinaus zu spüren, was sich in oder hinter einer Situation verbirgt. Wir werden lernen, die großen Zusammenhänge wahrzunehmen, warum etwas entsteht, was die Gründe sind für die Prägung, die wir in unser Leben gebracht haben, und welche Möglichkeiten es gibt, aus all diesen Prägungen auszusteigen.

Eigenermächtigung und Treue zu sich zu leben heißt auch, zu unseren Herzensregungen zu stehen und dem in uns schwingenden Ton zu folgen, hingegeben den eigenen spirituellen Grundsätzen und Vorstellungen. Schließlich kommen wir durch die Aufmerksamkeit auf uns in eine innere Begeisterung. Wir werden uns begeisternde Handlungen setzen und die daraus entstehende Wärme in unserem Herzen spüren. Das ist Lebensglück. Das ist Freude. Warum sollten wir in einer solchen Haltung zu uns, zu unserem Wesen, zu unserem Leben und zu unserem Seelenauftrag krank werden? Was sollte uns besser schützen als eine Haltung, die uns ermächtigt, zu uns zu stehen und Gutes zu tun, uns und anderen, und so unsere Träume zu leben in jedem Augenblick?

Lebensgeschichte XIII

Ich bin 58 Jahre. Ich war an einem linksseitigen Mammakarzinom erkrankt. Ich war ein spätes Kind, jedoch ein Wunschkind. Meine Mutter war 36 Jahre, als sie mich bekommen hat. Als ich 14 Jahre alt war, hat meine Mutter eine Geisteskrankheit bekommen. Ich bin ganz unselbständig erzogen worden. Meine Mutter hat sich an mich, die ich ein spätes Kind und auch ein Einzelkind war, sehr geklammert. Es war eigentlich, es tut mir leid das zu sagen, eine absolute Affenliebe. Ich bin so überversorgt worden, dass es mir gar nicht möglich war, etwas nach meinem Willen zu tun, und mich so zu entwickeln. Mein Vater war ein stiller, gescheiter Mann, der liebevoll war und der sehr unter meiner Mutter gelitten hat, sodass wir uns beide verbündet haben.

Der Konflikt mit meiner Mutter begann, als ich etwa zwölf Jahre alt war, und ist dann mit 14 Jahren voll ausgebrochen. Meine Mutter ist aggressiv geworden und unberechenbar. Ich habe Angst vor ihr bekommen, und war sehr verunsichert. Alles was ich damals wollte, war, meiner Mutter zu helfen bei der Bewältigung ihrer Krankheit. Sie ist aggressiv geworden und unberechenbar, und ich habe diese Spannung und diese Verwirrung kaum ausgehalten. Damals habe ich versucht, mich in das Essen zu flüchten, und merkte eine Trennung von meinem eigenen Wesen. Ich habe mich damals gar nicht mehr gespürt, es ging nur darum, meine Mutter zu retten und meiner Mutter zu helfen. Alles andere in meinem Leben war viel weniger wichtig. Ich war eigentlich auf diese Selbständigkeit gar nicht vorbereitet, weil mich meine Mutter früher so abgeschirmt hatte und mich vollkommen unselbständig gelassen hatte, sodass ich große Probleme hatte, mit dieser Herausforderung fertig zu werden.

Ich habe mit 27 Jahren geheiratet. Es war für mich nicht die große Liebe. Ich habe zwischendurch ein Burnout gehabt. Ich wollte von vornherein keine Kinder, und bin in der Arbeit voll aufgegangen. Viel später habe ich mich von meinem Mann getrennt. Es war eine friedliche Scheidung.

Selbsterkannte Lebensthemen:
Ich erlebte eine Trennung von meinem eigenen Selbst. Es war wie ein Leben in zwei Welten. Ich war sehr unselbständig, voll von Angst und Spannung. Ich hielt kaum Konflikte aus, zeigte viel Verunsicherung und Wut. Ich glaubte, nicht so sein zu können wie ich wollte, sondern verhielt mich so wie andere wollten.

Eigenerfahrung bei der angeleiteten meditativen Arbeit:
Ich kann mich nicht spüren. Ich will meiner Mutter helfen. Meine Aufmerksamkeit ist auf sie gerichtet. Meinem inneren Kind ist kalt. Es kann sich nicht entwickeln. Es ist verwirrt und unsicher. Mein inneres Kind mit zwei Jahren will gesehen werden. Es spürt Wärme und lacht. Es ist Raum und Licht vorhanden. Mein inneres Kind mit sechs Jahren ist ganz alleine. Es hat Sehnsucht nach der Liebe der Mutter. Mein inneres Mädchen mit zwölf Jahren hält die Luft an. Es geht ihr ganz schlecht. Im Sonnengeflecht ist es kalt. Es ist wenig Feuer. Die Mutter ist dort sehr präsent.

Lebensfreude, Wärme, Licht

Es ist nun mehrmals betont worden, dass Lebenskraft durch freudvolle Aspekte unseres Lebens entsteht. Daran schließt sich an: «**Wie entsteht Freude? Wann entsteht Freude? Wodurch entsteht Freude? Welche Haltungen, welche Aspekte können wir leben, dass tiefe innere Freude in uns entsteht?**» Lebensfreude ist eine Haltung. Sie ist ein Gefühl, das entsteht, wenn wir fühlen, dass wir auf dem richtigen Lebensweg sind. Wenn wir spüren, dass das, wie wir sind, dass das, wie wir uns verhalten und wie wir entscheiden, unserem wahren Wesen, unserer tiefen Lebensaufgabe, unserem Seelenauftrag entspricht. Wir empfinden Freude, wenn wir leicht schwingen, wenn wir Gutes tun und empfangen, wenn wir in uns, in unserem Inneren, Erfolg haben, zum Beispiel wenn wir einen Sieg in unserem Inneren erringen über eine Haltung, die wir an uns heilen wollten, wenn wir Erfolg haben, weil wir in der Lage waren, aus einem Muster auszusteigen und instinktiv das durch uns geschehen zu lassen, was uns erfüllt, was in uns das Gefühl der Zufriedenheit, der Aufrichtigkeit, der Ehrlichkeit, ja was in uns das Gefühl der Liebe erzeugt.

Freude kommt aus unserem Herzen. Das nicht geheilte Herz, das Herz das traurig ist, enttäuscht, sich Sorgen macht und angstvoll ist, kann keine Freude empfinden, weil der Zugang zu Freude, weil die Frequenz der Freude ganz einfach blockiert ist. Wir sitzen dann, bildlich gesprochen, in einem finsteren Loch und glauben, nicht herauskommen zu können. Wir sehen dann die Hoffnung nicht und haben nicht die Chance zu erkennen: **«Was hat mich, wie habe ich mich in dieses Loch gesetzt? Was in mir glaubt, nicht herauskommen zu können?»** Häufig ist der Grund nicht erfüllte Erwartungshaltung, die wir an uns oder andere stellen, oder Abhängigkeiten, die wir eingegangen sind und die sich in unserer Vorstellung nicht erfüllten und uns unserer inneren Freiheit beraubten.

Freude kann in uns ohne einen inneren oder äußeren Anlass entstehen, indem wir mit uns selbst, mit unserem wahren Wesen in tiefe Verbindung treten und im Frieden sind. Ohne etwas zu tun oder zu erfahren, ohne Erkenntnis ruhig in uns in der Stille schwingen, in uns zurückgezogen, nur auf uns fokussiert, lernen wir uns zu spüren.

Freude kann natürlich auch anlassbezogen entstehen, weil, wie vorher gesagt, etwas durch uns geschieht, etwas womit wir glücklich und zufrieden sind, etwas, was uns selbst entspricht, und das durch uns erfolgt ist. Oft spüren wir auch Freude durch äußere Erlebnisse, durch Erfahrungen, durch Situationen die unser Herz anrühren. Freude durch äußere Erlebnisse entsteht dann, wenn wir in unserem Inneren Resonanz auf eine Sinneswahrnehmung haben. Wenn wir zum Beispiel in der Tiefe des Waldes sind, alleine oder in einer Gruppe wohlmeinender Menschen um uns, und diese besondere Energie des Waldes spüren. Alles ist dort so wie es gehört, wie es ist, und auch ein umgefallener, vermorschter Baum kann uns Freude im Verständnis über Kommen und über Vergehen empfinden lassen. Glauben wir nun, in diesem Wald auf die Uhr sehen zu müssen, ob es schon spät ist, haben wir mit anderen ein Zerwürfnis, haben wir Angst vor der

Einsamkeit des Waldes, Sorge dass wir nicht rechtzeitig zurück-
finden, Trauer über die vorherrschenden Monokulturen, dann
kann in uns keine wirkliche Freude entstehen. So sollten wir
selbst Freude erschaffen, wir in uns für uns. Sich selbst erfreuen
heißt sich wertschätzen, achten und lieben. So finden all diese
wohlmeinenden, passenden Aspekte zusammen und befruchten
einander. (Abbildung 25)

Innere Freude

- ▶ wirkt als transformierender Katalysator aller noch verbliebenen begrenzten Sichtweisen und Prägungen.

- ▶ kann blühen, wenn eine tiefe Übereinstimmung zwischen unserem augenblicklichen Wesen und unserer tatsächlichen Natur besteht.

- ▶ lässt uns unsere eigene Essenz in Verbindung mit der göttlichen Schöpfung erkennen.

- ▶ wird durch die Erfahrung der Quelle in uns und in anderen erkannt und gelebt.

- ▶ ersetzt den eigenen Willen durch das Wahrnehmen des göttlichen Auftrags.

- ▶ lässt uns die Begrenzungen auflösen und frei werden.

- ▶ lässt ein Feld von spiritueller Kraft entstehen, das uns von der begrenzten Wahrnehmung in die Grenzenlosigkeit führt.

- ▶ verwandelt das im Raum Seiende in einen konkreten Zustand, die Möglichkeit wird zur Tatsächlichkeit, ein Zustand der tief beglückend, jedoch auch fordernd ist.

- ▶ erlaubt Beschäftigung mit Themen von hoher Energie und erzeugt Erkenntnis von hoher Penetranz – Durchdringungsver-mögen, das intensive Tätigkeit repräsentiert.

- ▶ erzeugt einen intensiven Fluss an spiritueller Energie, an die sich das eigene Wesen manchmal erst gewöhnen muss.

Abbildung 25: **Innere Freude**

Innere Freude kann bei entsprechender Zuwendung zum eigenen Selbst in ihrer Intensität manchmal so stark zunehmen, dass sie fast unaushaltbar erscheint. Wir sprechen dann von

---

Innere Freude, Ekstase

▶ führt nach dieser intensiven Forderung an unser Wesen zu großer Stille, Zurückhaltung und Beruhigung des eigenen Wesens, indem sich der Zugang zu dieser Frequenz stabilisiert.

▶ funktioniert dann nicht mehr nach Ursache und Wirkung, sondern steht im Raum und erschafft ihrerseits eine schrittweise Auflösung des Fokus auf das eigene Wesen.

▶ lässt eine Differenzierung zwischen dem eigenen Wesen und der Kraft des Felds, zwischen dem eigenen Wesen und Gott nicht mehr zu, da dies als eine Einheit schrittweise erarbeitet und schließlich völlig erkannt wird.

▶ entsteht automatisch, wenn völlige Befreiung der belastenden Aspekte aus Vergangenheit und Gegenwart erfolgt ist.

▶ gibt die Erkenntnis, dass Täter und Opfer nicht Gegensatz, sondern Erfüllung karmischer Potenziale ist, die darauf warten, aufgelöst und geheilt zu werden.

▶ wird ausgelöst durch die völlige Erfüllung von absichtsloser Liebe und führt zu einem kontinuierlichen Erleben von wundervollen, entzückenden Erlebnissen, die durch das Prinzip der Anziehung entstehen.

▶ lassen Unerwartetes entstehen, Wunder ereignen sich auf dieser Ebene, Synchronizität erfolgt kontinuierlich.

▶ bringen unser Wesen zum Schwingen, ja zum Fliegen.

▶ erzeugen Kraft, Zuversicht, Hoffnung in uns.

▶ lassen keine Begrenzung zu.

▶ erlauben unendliche Vorstellungskraft zur Erfüllung unseres Plans.

Abbildung 26: **Innere Freude, Ekstase**

Ekstase. Dies ist ein in der Tiefe unseres Wesens empfundener gnadenhafter Ausnahmezustand, der sich selten wenn überhaupt im Leben ereignet. (Abbildung 26)

Freude hat auch viel mit innerem Frieden zu tun, mit dem Weg in die Wertfreiheit, indem wir heraustreten aus der Energie der Verurteilung, der Beurteilung, des Wertens, ganz einfach werden, jede Situation aus sich heraus wahrnehmen, und dann unterscheiden: «Ist dies etwas das Freude in mir auslöst? Ist das etwas, wenn ich es betrachte, was mich glücklich macht, was mich stärkt, was in mir das Gefühl der Verbundenheit auslöst?» Tiefe Freude kommt in uns, wenn wir in der Lage sind, mit schmerzhaften Situationen unseres Lebens in Frieden zu kommen, den eigenen Teil am Zustandekommen dieser Situation wahrzunehmen, die Reaktion an uns selbst zu heilen, und im Außen mit anderen, wenn sie beteiligt sind, Aussöhnung geschehen zu lassen, Frieden. In den Frieden kommen ist Heilung. Dadurch wird das Offene geschlossen, das Blockierte in Bewegung gebracht, das Unbekannte bekannt gemacht, das Verborgene offenbar. Erkenntnis ist oft der Weg zur Aussöhnung, und Aussöhnung ist der Weg in den Frieden. (Abbildung 27)

In den Frieden zu kommen, etwas befrieden, sich auszusöhnen führt zu innerer Freude, zur Freude dass wir einen Sprung gemacht haben, dass wir eine Entwicklung geschehen haben lassen, und die zu einem versöhnlichen Ende gebracht haben. Innere Freude ist ein energetischer Raum in uns. In diesem Raum sind wir glücklich, in diesem Raum sind wir erfüllt von Energien, die uns hochheben, die uns befreien, die uns leicht machen. Freude ist ein Raum, in dem der individuelle Wille mit dem göttlichen Plan verschmilzt, ein Raum in dem der spirituelle Weg mit Geduld und Ausdauer weiter verfolgt werden kann.

- ▶ Ich begegne mir und anderen mit dem Namasté:
  Gott zu ehren in mir und in Dir.
- ▶ Ich ehre Deine Haltungen und Deine Meinungen.
  Es wird Gründe geben, warum Du sie hast.
- ▶ Ich sehe genau hin, welche Menschen ich bevorzuge, und mit
  welchen Menschen mir ein liebevoller Umgang im Augenblick
  nicht gelingt.
- ▶ Ich rufe in meinem Inneren das Wort Friede auf und lasse
  diese Energie durch mein gesamtes Wesen fließen.
- ▶ Ich beobachte genau, in welchen Situationen, mit welchen
  Menschen, mit welchen Haltungen in mir ich nicht im Frieden
  bin.
- ▶ Mit voller Aufmerksamkeit lasse ich in mir die Erklärungen und
  die Gründe hochkommen und bringe sie an meine Bewusst-
  seinsoberfläche.
- ▶ Ich löse mich aus Bewertung und Urteil.
- ▶ Ich lasse Erklärung und Erkenntnis zu und lasse die
  Verantwortung bei demjenigen, dem sie zugehört.
- ▶ Ich spüre neutral meinen Anteil und heile ihn in Liebe.
- ▶ Ich begleite andere bei der Heilung ihres Anteils,
  wenn sie es wünschen.
- ▶ Ich beobachte, nehme wahr, ohne immer gleich Stellung zu
  beziehen.
- ▶ Ich fühle, wie der Friede im Herzen mein Wesen verändert.

Abbildung 27: **Affirmationen – Innerer Frieden**

Innere Freude wirkt wie ein transformierender Katalysator und
wie ein Magnet: Er zieht andere an, die ebenso Freude im Herzen haben oder sich danach sehnen. In innerer Freude gehen uns
die Aufgaben unseres Lebens leicht von der Hand. Verbliebene
begrenzte Sichtweisen und Prägungen lösen sich in der Freude
am eigenen Leben auf. Tiefe Übereinstimmung besteht zwischen

dem augenblicklichen Leben und unserer tatsächlichen Natur. In der tiefen Freude erkennen wir unsere eigene Essenz in Verbindung mit der göttlichen Schöpfung. Die Erfahrung der Quelle in uns und in anderen wird erkannt und gelebt. Grenzenlose Freude, Ekstase ist eine mystische Erfahrung, die durch eine völlige Identifikation mit dem eigenen wahren Wesen entsteht. In ihr können innere Heilschritte und meditative Rückerinnerung an frühere Inkarnationen möglich sein. Tiefe Freude erlaubt Beschäftigung mit Themen von hoher Energie und erzeugt Erkenntnis von großer Penetranz, wodurch intensive spirituelle Präsenz wirklich wird. Der erfüllende Fluss an spiritueller Energie, an den sich das eigene Wesen oft erst gewöhnen muss, lässt uns die tiefe Verantwortung für das eigene Leben empfinden und lässt uns die passenden Schritte tun. Die Gewöhnung an diese hohe Energie führt dann schließlich zu großer Stille in unserem Wesen, zur Zurückhaltung und Beruhigung. Der Zugang zu dieser Frequenz stabilisiert sich, die Kraft dieses Feldes wird uns bewusst, in der bei aller Ruhe und Stille viele Erkenntnisse in der völligen Erfüllung von absichtsloser Liebe entstehen.

Meditation *Freude und Schmerz*

Kommen wir in unsere Stille und beginnen wir ruhig zu atmen. Beruhigen wir unser Wesen, beruhigen wir unser Sein. Spüren wir, dass wir nun gar nichts tun müssen, dass wir nichts von uns verlangen brauchen, sondern nur entspannt sein und unserem Atem lauschen. Verbinden wir uns mit dem Rhythmus des Ein- und Ausatmens, und werden wir stiller und stiller. Das Wesen dieser Meditation ist die Verbindung mit der Freude. Sich zu freuen erscheint oft so einfach, wenn wir uns freuen. Wenn ein Hindernis in uns uns von der Freude trennt, ist diese so weit entfernt, dass wir manches Mal glauben, sie nie wieder spüren zu können. Wieder gehen wir in die Vorstellung, in eine Situation, in der wir tiefe innige Freude empfunden haben, in der wir vor Freude und Glück gar nicht, wie wir oft sagen, ein und aus wussten. Erinnern wir uns an eine solche Situation, und verbinden wir uns innerlich damit. Lassen wir diese Situation da sein, und lassen wir uns von dieser Freude völlig durchfluten. Lassen wir sie fließen in alle Organe, in unsere Knochen und in die Brust.

Was hat es bewirkt, dass Freude in uns entstanden ist? Wie entsteht Freude in uns? Wenn wir ganz ehrlich zu uns sind, so werden wir gar keine Antwort bekommen, sondern wir werden uns sagen müssen: «*Ich weiß es nicht, wie es entstanden ist. Es ist mir etwas gelungen, und ich habe etwas erlebt, ich habe vielleicht in die Augen eines anderen Menschen geschaut, ich habe etwas vollbracht, was ich mir schon so lange gewünscht habe. Es ist etwas in Erfüllung gegangen, wonach ich mich gesehnt habe.*» Und all diesen Erklärungen ist eines gemeinsam: «*Es ist etwas in mir in Erfüllung gegangen. Etwas was in mir geschlummert hat, hat sich mit dem, was ich erlebt habe, innig verbunden, und aus dem ist in mir Freude geworden.*»

So hat Freude mit unserem Inneren zu tun, mit unserem Wesen, mit dem dass wir verbunden sind, dass unser Energiekörper reagieren kann, dass unsere Gefühlsebene mitschwingen kann mit etwas, was wir gerade erleben. Und das was wir erleben, entspricht unserem Wesen in wunderbarer Weise. Und dann entsteht etwas, das mich glücklich macht, was mich froh macht, was mich tief erfüllt. Doch die Voraussetzung dafür ist, dass ich für Gefühle offen bin, dass mein Herz reagieren kann, dass mein Herz frei und unbekümmert und ohne Beschwernis ist, und ganz leicht mitschwingt mit dem was ich erlebe. Spüren wir in unser Herz, wie leicht und offen es ist.

Dann stellen wir uns eine Situation vor, in der wir traurig waren, in der uns etwas nicht gelungen ist, in der wir versagt haben, in der wir gekränkt oder enttäuschst wurden, und spüren wir zugleich in unser Herz. Wir werden sehen und wahrnehmen, dass unser Herz beginnt, sich zu verschließen, bis es schließlich ganz verschlossen ist, weil es sich in dem Schmerz verschließt, damit er nicht noch größer und stärker wird. Nehmen wir unser Herz in unsere liebevollen Hände, trösten wir es und heilen wir es. Lassen wir unser Herz ausweinen, lassen wir es traurig sein, doch geben wir unserem Herzen zu verstehen, dass nach jeder Nacht der Morgen schimmert.

Je mehr Heilschritte wir in unserem Herzen vornehmen, umso häufiger werden wir in die Freude kommen, je mehr wir uns mit uns und der Welt versöhnen, umso tiefer wird die Freude sein, die wir empfinden. Dann kommen wir zurück in die Freude, bleiben wir lange in ihr. Nun lassen wir den meditativen Zustand langsam vergehen und kehren in unser Wachbewusstsein zurück.

Ende Meditation

geschlagen worden. Ich hatte eine Zwillingsschwester. Ich selbst bin aber die ältere. Ich habe mich gar nicht gut mit meiner Zwillingsschwester verstanden. Ich habe mich sehr oft über sie geärgert, und habe mit ihr im gleichen Zimmer schlafen müssen.

Von meinen Eltern habe ich sehr wenig Liebe erfahren. Sie haben immer gesagt: «Du machst das schon. Du wirst das schon bewältigen.» Ich habe nicht ein einziges Mal mit meinen Eltern ein gefühlvolles Gespräch gehabt, wo es nur um mich gegangen wäre. Ich habe ganz wenig Liebe und sehr wenig Hinwendung von ihnen bekommen, und habe versucht, zu Hause und auch in der Schule Leistung zu erbringen, um Liebe zu bekommen. Dieses immerwährende Fordern von Leistung von mir, indem ich hoffte, dadurch Liebe zu bekommen, was nicht gelang, hat mich hart gemacht. Besonders hart zu mir selbst. Diese Orientierung nach der Leistung ist mit ganz großer Sehnsucht nach der Zuwendung von meinen Eltern verbunden. Besonders die Liebe meiner Mutter hat mir eigentlich mein ganzes Leben lang gefehlt.

Mit meinem ersten Partner, mit dem ich zusammen gewohnt habe, habe ich keine erfüllende Beziehung gehabt, obwohl diese 13 Jahre gedauert hat. Mit meinem nächsten Partner habe ich dann meine Tochter bekommen. Ich hatte einen sehr starken Kinderwunsch, und das Kind ist durch eine künstliche Befruchtung entstanden. Meine Tochter ist jetzt sechs Jahre. Ich bin mit meiner Tochter sehr überfordert. Ich fühle mich so weit weg von mir, und kann auch keine Leichtigkeit in der Beziehung mit meiner Tochter spüren. Ich kann das, was ich von meiner Mutter nicht bekommen habe, meiner Tochter gar nicht geben.

Selbsterkannte Lebensthemen:
Überforderung. Ich bin getrennt von mir. Ich bin mir selbst
in Vergessenheit geraten. Ich kann die Selbstliebe zu mir
nicht spüren. Verbindung und Beziehung habe ich nicht er-
lebt, und spüre sie auch nicht. Mir fehlen innere Geborgen-
heit und Sicherheit.

Eigenerfahrung bei der angeleiteten meditativen Arbeit:
Die Arbeit mit dem neugeborenen inneren Kind zeigt mir
den Mangel an Aufmerksamkeit. Ich fühle mich nicht geliebt
und geachtet, und nicht gesehen. Das innere Kind mit einem
Jahr braucht einen Spielgefährten und Zuspruch, es braucht
Aufmerksamkeit und Freude. Mit zwei Jahren hätte das
Kind Ruhe und Stille gebraucht, mit vier Jahren Aufmerk-
samkeit. Mit den Augen einer Vierjährigen sehe ich meine
Eltern, die kein oder wenig Interesse an mir haben, die mir
keine Geborgenheit und Sicherheit geben, sondern nur wol-
len dass ich funktioniere. Als ich meinen Vater kommen las-
se, frage ich ihn: «Hast du meine Verletzung nicht gemerkt?
Hast du nicht gemerkt, dass ich dich nicht interessiere? Dass
ich geschlagen und beleidigt wurde?»
Die Arbeit im Herzen zeigt mir: «Ich bin zu weit weg von
mir. Warum soll ich mich lieben?» Ich habe keine Leich-
tigkeit gespürt. Ich traue mich gar nicht weiterzugehen in
meinem Leben. Ich bin getrennt von mir. Im Herzraum
selbst ist es dunkel. Es ist viel Trauer und Einsamkeit, es ist
das Gefühl, unverstanden und ungeliebt zu sein. Es ist so als
hätte ich es gar nicht verdient, dass es mir besser geht. Diese
Krankheit ist vielleicht eine Strafe.

Therapieansatz:
Versöhnung mit Vater und Mutter. Arbeit an der Herzöff-
nung. Fühlen lernen. Heilung des inneren Kindes. Verbin-
dung mit dem eigenen Selbst.

Die tiefe Freude zu unserem Leben, zu unserem Körper und zu unserem Geist lässt die Sonne in uns aufgehen, die uns wärmt und glücklich macht. Wie wichtig ist die Freude an unserem Körper, die Freude an Körperbewusstsein, an Wohlbefinden. Wie sehr sind wir oft enttäuscht und werden traurig, wenn unser Körper uns ungeheilte Aspekte spiegeln muss, um sie uns dadurch bewusst zu machen. Unser Körper besitzt Gedächtnis und besitzt Bewusstsein. Unser Körper besitzt tiefe Weisheit, hat ein großes zelluläres Gedächtnis, ist Biografie und hat Ahnenwissen. Der Körper weiß um die Entstehung von Krankheit und Gesundheit, weiß wie Heilung geschehen kann, und kann uns Erinnerungen zu Bewusstsein bringen, die in der linearen Zeit längst vergangen sind. Dieses Körperbewusstsein und Körpergedächtnis für Traumen, Verletzungen, Verwundungen, Verbrennungen, Vergiftungen, Todesarten können uns in manchen Situationen sehr bewusst werden. Zusammenhänge, die uns primär unklar sind, können dann erkannt werden, manchmal auch in der meditativen Zuwendung. Begrenzungen und Mängel, die auf Basis dieses traumatischen Körpergedächtnisses entstanden sind, können auf diese Weise wahrgenommen und geheilt werden.

Erst die Heilung von den schmerzhaften Energien, die in unserem Körper abgespeichert sind, führt uns dazu, dass wir uns in unserem Körper wohlfühlen, dass wir Vertrauen in unseren Körper setzen, dass die Sonne in unserem Wesen entsteht und uns wieder diese Leichtigkeit und Freiheit gibt, in der wir erfüllt das Leben erleben und frei von Begrenzung sind. Wie oft sagen wir über andere: «Die hat aber ein sonniges Gemüt. Es ist so schön mit ihr zusammen zu sein, weil sie so freudig ist, und diese Freude ist direkt ansteckend. Und so entsteht ein Feld, eine Energie in der ich mich wohl fühle.» Und wie häufig erleben wir auch das Gegenteil, wenn Zweifeln und Nörgeln, Schlechtmachen und Klima vergiften uns fast anstecken und hinunterziehen. «Wenn es mir schlecht geht, soll es anderen auch schlecht gehen.» Wie oft wird der Sinn eines solchen Satzes, wenn schon nicht verbal so doch durch die Art zu leben, ausgedrückt.

Sonne im Herzen ist eine wunderbare Kraftquelle, Kälte im Herzen raubt uns unsere Lebenskraft und lässt uns unbeteiligt und unberührbar durchs Leben gehen, ohne Interesse daran, den Ausweg aus dieser Lebenshaltung zu finden, ohne die Schönheit, die ein Leben bringen kann, auch nur erahnen zu können. Ein sonniges Herz setzt sich in sonnigen Gedanken fort, lässt uns warm und freudig sprechen und lässt uns mutig und voll Vertrauen durch unser Leben gehen. Die Sonne im Herzen setzt sich in der wärmenden Heilkraft unserer Hände fort. Unsere Hände sind in der Lage, die Heilkraft unseres Herzens zu konzentrieren. Gestalten wir Räume des Wohlfühlens und Räume der Heilung für uns und für andere, so wie Mutter oder Vater bei dem Kind, das gefallen ist und eine Wunde hat, ganz zart mit der Hand über diese Wunde gleitet, beruhigende Worte spricht und die natürliche Heilkraft ihrer Hände verwendet. Dies ist ein völlig natürliches, in uns innewohnendes Verhalten, einerseits Mut zuzusprechen und Sicherheit zu vermitteln mit unseren Worten, und andererseits mit unseren Händen Heilkraft zu spenden. Wie häufig wird dies von nicht Wohlmeinenden missgedeutet und missinterpretiert, als unwichtig und nicht bewiesen abgetan, weil die Natürlichkeit der Kenntnis der eigenen Heilkraft abhanden gekommen ist, und wie schade ist dies. Lassen wir diese Natürlichkeit unserer eigenen Heilkraft in uns entstehen, jetzt, jetzt gleich.

> ▶ Ich bin mit meinem Herzen ganz verbunden.
> ▶ Ich fühle die Wärme, die aus meiner inneren Sonne meines Herzens ausstrahlt.
> ▶ Mein Herz schlägt stark und ruhig.
> ▶ Ich lasse die wärmende Heilkraft meines Herzens bis in meine Hände fließen.
> ▶ Ich wende die Handflächen meiner Hände einander zu, bis sie sich berühren.
> ▶ In tiefer Konzentration auf meine Hände beginne ich die Handflächen voneinander langsam zu lösen und halte sie dann in einer gewissen Distanz an.
> ▶ Ich fühle eine Kraft zwischen den Handflächen meiner Hände.
> ▶ Ich nähere die Hände einander wieder an und entferne sie wieder voneinander und spüre die Kraft meiner Hände.
> ▶ Ich glaube an die Heilkraft meiner Hände.
> ▶ Ich löse mich von allem, was in mir an Zweifel, Misstrauen, Unvermögen und Schwäche ist.
> ▶ Ich lege meine Hände auf schmerzende, verspannte, erkrankte Stellen meines Körpers.
> ▶ Je mehr Aufmerksamkeit ich auf meine eigene Heilkraft lenke, umso stärker ist sie.
> ▶ Ich vertraue mir.
> ▶ Ich lasse mich nicht beirren oder verunsichern.
> ▶ In heilsamer Haltung lege ich meine Hände auf schmerzende, erkrankte Stellen des Körpers anderer.

Abbildung 28: **Affirmationen – Die Heilkraft meiner Hände, unserer Hände**

Diese Sonne im Herzen erzeugt unser Licht. Das freudige, wärmende Herz, das ruhige stille Schwingen von Liebe im Herzen erzeugt Licht. Das Licht erleuchtet das Herz selbst, leuchtet durch unser Wesen und strahlt durch unsere Augen aus. Die Ausstrahlung eines Menschen wird lichtvoll. Dieses Licht in uns – wir alle sind Kinder des Lichts – reinigt und klärt das Herz von allem, was nicht dem wahren Selbst des Herzens zugehörig ist. Die lichtvolle Ausstrahlung eines Menschen lässt uns in seiner Gegenwart Freude und Frieden fühlen. Unser eigenes Licht klärt und reinigt uns und stellt für uns Lebensenergie dar.

Mangel an Gefühl führt zu einer limitierten Lichtaufnahme im Herzen im Rahmen mangelnden Selbstwertes, Selbstaufgabe, Selbstverleugnung, Ablehnung oder Verweigerung. Dann wird Licht weder gesehen noch gefühlt, kann weder erzeugt noch in sich selbst verwendet werden. Mangel kann auch durch erhöhte Lichtabgabe entstehen, wenn wir, wie vorher schon betont, in einem Yang-Modus leben und uns ausschließlich um andere Menschen kümmern, uns unser eigenes Yin jedoch lichtmäßig nicht nährt.

Das Licht, das in uns entsteht, lässt uns lichtvolle Aspekte erschaffen. Das Licht hat Anteil am göttlichen Funken. Je bewusster wir sind, welche Bedeutung es in unserem Leben besitzt, lichtvolle Aspekte zu erschaffen, umso mehr werden wir danach trachten, diese in uns selbst zu erzeugen und danach zu leben. Durch das von uns erschaffene Licht entsteht unser Lichtkörper, unsere Aura. Je mehr wir uns von dem lösen, was uns von unserem Licht trennt, umso klarer werden wir unser Licht fühlen, umso klarer wird uns unsere Strahlkraft bewusst werden, und umso intensiver werden wir unser Licht als innere Heilkraft verwenden.

Licht kann uns von unheilsamen energetischen Verbindungen, integrierten Fremdenergien oder eigenen emotionalen Reaktionen befreien. Licht ist in der Lage, unseren Schatten, unsere

Dunkelheit zu durchdringen und aufzulösen. Verschiedene unterschiedliche Lichtfrequenzen bedeuten unterschiedliche Lichtqualitäten. Das Halten von unterschiedlichen Informationen erlaubt uns so, die unendliche energetische Vielfalt in unserem Wesen zu erkennen und auch zu leben.

Licht selbst ist als Quantum in unserem Körper-Geist-Komplex überall präsent. Licht ist ein, wenn nicht der wichtigste, Energieträger, und offenbar ein außerordentlich wichtiger Träger von Informationen. Die Beschäftigung mit geistigen Aspekten unseres Lebens, unseres Wesens, des Wesens anderer, des Wesens der Welt, des Wesens des Karmas und vieler anderer Aspekte ist Voraussetzung für unsere Entwicklung und unsere Erkenntnis. So lernen wir durch meditative Annäherung an das Lichtwesen das eigene Licht zu spüren, das eigene Licht heilsam einzusetzen, zur Erschaffung von inneren Räumen zu benützen und uns der Verantwortung, unser eigenes Licht selbst zu erschaffen, voll bewusst zu werden.

Liebe, Lebensfreude, Mitgefühl, Selbstwert, Eigenermächtigung, Selbstverwirklichung und vieles, vieles mehr sind Aspekte, die in uns Licht erzeugen. Wenn wir das erkennen, was in uns nicht im Licht ist, dies in Liebe betrachten und, was auch immer es ist, es in den Frieden bringen, befreien, lösen, ziehen lassen, durchdringen, so wird sich unser Lichtkörper verstärken und intensivieren. Das eigene Charisma kann hervortreten. Wir lernen zu uns zu stehen, unsere Meinung zu vertreten und dafür auch einzustehen. Gedanken und Gefühle werden kohärent. Unnötiges darf uns verlassen, und wir werden eine klare Vorstellung darüber besitzen, wie wir unser Leben gestalten wollen. Das Licht in uns erlaubt uns, uns mit dem eigenen Schatten auseinanderzusetzen und ihn zu durchdringen.

Täterleben in früheren Leben, schmerzhafte Taten in dieser Inkarnation sind Schattenaspekte, durch die das Licht verdrängt wird. Jede innere Verwundung, jede Blockade, jede Begrenzung und jedes Programm, nach dem wir glauben funktionieren zu müssen, führt zu einer Verminderung des Lichtes und führt zu einer Art Schatten in uns. Selbstermächtigung kann uns dann dazu führen, dass wir einen Gutteil unserer Aufmerksamkeit dem in uns ruhenden Schatten widmen, und ihn in ständiger liebevoller und mitfühlender Art und Weise in uns selbst auflösen, ohne Bewertung, ohne Beurteilung, nur in Liebe und in Hingabe für innere Heilung.

Licht entsteht, indem wir uns nach den göttlichen Gesetzen verhalten. Ein Leben nach innerer Wahrheit, nach Mitgefühl und

---

► Mein inneres Licht nährt und klärt mich.

► Ich lasse inneres Licht durch mein Leben nach dem Gesetz entstehen.

► Mein inneres Licht lässt sich vom Mangel an Erfüllung anderer nicht beeinflussen.

► Ich liebe mein inneres Licht, und bin dankbar für jedes Photon.

► Ich benötige mein inneres Licht, um meine spirituelle Entwicklung in Gang zu halten.

► Mein inneres Licht strahlt überall hin in mir.

► Mein Licht löst sich von allem Schatten und Schleier.

► Mein Licht ist durchdringend hell und klar.

► Alle meine Ebenen erschaffen ihr spezifisches Licht und nähren sich dadurch selbst.

► Mein inneres Licht sorgt für mich und die Welt.

► Ich liebe es, meine Stärke in der Dunkelheit zu zeigen.

► Ohne zu werten leuchtet mein Licht in meine dunklen Stellen und löst den Schatten auf.

Abbildung 29: **Affirmationen – Inneres Licht**

Barmherzigkeit lässt Licht in uns entstehen. Licht führt zur Erkenntnis, inneres Licht nährt unsere Organe und ist schützend. Lichtvolle Haltungen schützen unseren Körper, schützen unseren Geist, und schützen uns davor, unseren Lebensweg, unseren Weg der Erlösung zu verlassen.

Im Rahmen von Nahtoderlebnissen schildern viele, deren Seele beschlossen hat, doch inkarniert zu bleiben, dass im Rahmen dieses Erlebnisses ein Licht gesehen wurde, ein gleißendes, helles, weißes Licht, das eine tiefe Beglückung hervorgerufen hat. Von dem trennte sich die Seele wieder, um in das physische Leben zurückzukehren. Dies mag die Bedeutung des Lichtes, die besondere universelle Bedeutung des Lichtes klarstellen. Offenbar ist Licht diejenige Energie, in die wir nach unserem physischen Tod und der Lösung von unserem physischen Körper gelangen, um dort diese Aufgaben zu erfüllen, die uns für diesen Zustand vorbehalten sind.

Meditation *Licht*

Wir bringen uns in eine ganz ruhige, sichere und bequeme Lage. Wir bringen uns in eine Situation des Nichtstuns. Wir genießen diese Situation, wir genießen diese Haltung, einmal nichts tun zu müssen und uns nur uns selbst hinzugeben. Und wir schwingen uns ein in den Gedanken: «*Jetzt geht mir ein Licht auf.*» Und wir lassen uns von der Energie dieses Satzes durchdringen. «*Es geht mir ein Licht auf.*» Und wie oft ist es so, dass Sätze, die wir im Sprachgebrauch so einfach vor uns hersagen, eine tiefe Bedeutung haben, die sich uns nur dann erschließt, wenn wir darüber nachsinnen, darüber nachfühlen. «*Es geht ein Licht in mir auf, es entsteht ein Licht in mir, es wird Licht in mir und durch mich erschaffen.*» Spüren wir einmal in uns hinein, wann es uns das letzte Mal so ergangen ist. **«Wann habe ich denn das letzte Mal das Gefühl gehabt, dass mir ein Licht aufgegangen ist? Was ist denn da geschehen, als ich dieses Gefühl hatte? Wie ist denn dieses Licht in mir entstanden?»** Spüren wir doch selbst nach, geben wir uns selbst die Antwort dafür. Vollziehen wir diese Lichtentstehung in uns nochmals nach. *«Ach ja, ich erinnere mich. Ich habe etwas erkannt. Ich bin auf etwas draufgekommen. Ich habe eine Erkenntnis gehabt. Es ist durch mich etwas Besonderes geschehen. Ich hatte eine Begegnung, die mich besonders berührt hat. Es war etwas ganz Besonderes. Nichts Großes. Etwas was mich in meinem Inneren tief bewegt, berührt hat.»* Manches Mal erleben wir vielleicht auf mentaler Ebene, durch eine gedankliche Erkenntnis, etwas Besonderes, manches Mal durch eine gefühlsmäßige Berührung, vielleicht manches Mal durch eine tiefe spirituelle Begegnung, Wahrnehmung, Begebenheit. *«Etwas in meinem Energiekörper wurde angerührt, und diese Berührung führte zur Entstehung von Licht, zur Freisetzung von Licht, zu etwas was mich zum Leuchten gebracht hat.»* Licht in uns entsteht also, wenn wir zu leuchten beginnen, wenn wir zu strahlen beginnen, weil uns etwas völlig in seinen Bann zieht, sodass alles andere verschwindet, nur das Lichterlebnis bleibt.

Spüren wir in uns hinein und holen wir uns aus unserer Vergangenheit solche Erlebnisse, und lassen wir uns wieder und wieder bewegen. Ich meine, jeder von uns hat oder hatte solche Erlebnisse, solche Erfahrungen, solche Begebenheiten. **«Was bringt mich zum Leuchten? Was erzeugt Licht in mir? Wie spürt sich das Licht an? Was macht das Licht mit mir? Wie reagiere ich? Wie reagiert mein Körper, mein Geist, meine Seele auf das Entstehen von Licht in mir?»** All diese Fragen können wir uns nur auf der Fühlebene beantworten. Für vieles was in uns durch das Licht entsteht, gibt es keine Worte. Das Gefühl, das Licht in uns auslöst, ist wohlmeinend, wohltuend, zieht uns völlig in seinen Bann, erzeugt in uns ein Gefühl unendlicher Freude, das bis hin zur Ekstase gehen kann, ohne dass wir uns bewegen. Licht nimmt uns gefangen, Licht erhöht unsere Frequenz, unsere Schwingung in einem Ausmaß, das nicht beschreibbar ist. Licht verwandelt uns – lassen wir uns verwandeln. Licht bringt uns innerlich an einen anderen Ort – gehen wir hin, Licht heilt uns – lassen wir Heilung zu, Licht erlaubt uns Erkenntnis – freuen wir uns darüber. Erlebnisse zu haben, die uns erleuchten, sind Gnadenakte, und doch ist es ganz natürlich, dass Licht durch uns entsteht. Lassen wir es zu. Licht entsteht, wenn wir uns wohl verhalten, wenn wir Gutes tun, wenn wir liebevoll und gütig sind, wenn wir verständnisvoll und versöhnend sind. Lassen wir dies wirken in uns. Bleiben wir lange in dieser Haltung. Lassen wir Licht an uns wirken. Trachten wir danach, unser Licht im Alltag zu erleben. Nehmen wir uns dies für unser Leben vor und verlasen wir dann den meditativen Raum.

Ende Meditation

Lebensgeschichte XV

Ich bin 51 Jahre. Ich hatte ein rechtsseitiges Mammakarzinom gehabt. Ich wurde praktisch aus Zufall gezeugt von einer 18-jährigen Mutter und einem 20-jährigen Vater. Diese beiden Eltern haben sich nie zu mir bekannt. Meine Mutter wollte eine Abtreibung vornehmen. Da dies jedoch in dem

Land, in dem sie gelebt hat, illegal war, hat sie es mit Pillen und Injektionen versucht. Es ist ihr jedoch nicht gelungen. Ich fühlte mich schon als kleines Kind so, als ob ich nie eine Mutter gehabt hätte. Meine Mutter wollte mich, wie mir später erzählt wurde, auch deshalb nicht bekommen, weil sie Angst vor der Meinung anderer hatte. Nur durch den Druck der Familie meines Vaters ist die Heirat schließlich durchgeführt worden.

Schon in frühester Kindheit habe ich um Liebe gebeten und gebettelt. Meine Mutter gab mir damals zur Antwort, dass sich die Liebe nicht durch Gefühle, sondern durch Taten zeigen müsste. Ich kann eine Geschichte aus meiner Kindheit erzählen, in der ich so um Liebe gebettelt habe, dass meine Mutter einmal zu mir sagen würde: «Ich hab dich lieb.» Und dies hat meine Mutter ihr ganzes Leben nicht zustande gebracht. Nicht nur meine Mutter, sondern auch mein Vater hat sehr viel Leistung von mir gefordert. Mein Vater war ein ganz unglücklicher Mann, der zu Hause spartanisch erzogen wurde. Auch in seinem Elternhaus gab es keine Liebe, so wie auch in meinem Elternhaus.

Die Sehnsucht nach Liebe von meiner Mutter und der starke Leistungsdruck, den Mutter und Vater auf mich ausübten, führten schließlich dazu, dass ich berufsmäßig außerordentlich erfolgreich wurde. Die Leistungsorientierung entstand auch dadurch, dass ich erhoffte, durch gute Leistungen in jeder Beziehung doch die Liebe meiner Mutter zu erringen. Oft haben mir meine Eltern gesagt, dass ich schuld wäre, dass sie zusammenblieben. Oft hatte ich auch ein sehr starkes Würgegefühl im Hals, weil ich meine Meinung gar nicht sagen konnte.

Mit acht Jahren wollte mich meine Mutter Sorgfalt lehren und begann damit, dass sie mir sagte, dass die Wäsche und die Bücher, die ich nicht in Ordnung stehen hatte, zu weinen beginnen und bluten. Das hat einen ganz schrecklichen Eindruck auf mich gemacht. Ich bin in der Nacht aufgewacht und habe geschaut, ob die Bücher nun tatsächlich bluten und leiden. Ich spüre diesen Schmerz noch heute. Interessanterweise spüre ich den Schmerz in den Knien, als ob ich von meiner Mutter mit diesem Verhalten in die Knie gezwungen worden wäre.

Meine Eltern stritten sich häufig, was dazu führte, dass sie sich, als ich 18 Jahre war, scheiden ließen.

Selbsterkannte Lebensthemen:

Ich fühle keine Liebe zu mir, keine Selbstliebe und keine Selbstachtung. Ich spüre keine innere Sicherheit, kein Urvertrauen. Mich belastet meine Kindheit sehr, wie wenn ein Teil von mir abgespalten wäre. Ich fühle mich völlig abgelehnt. Meine ganze Aufmerksamkeit ruhte und ruht bei meinen Eltern. Ich habe Angst vor dem Verlassen Sein. Ich leide so unter der Erniedrigung durch meine Mutter.

Eigenerfahrung bei der angeleiteten meditativen Arbeit:

Die virtuelle Simulation meiner eigenen Geburt war außerordentlich befreiend. Ich kann mein inneres Kind nicht finden. Das innere Kind ist ganz fremd. Ich fühle einen sehr großen Stein in meinem Körper. Die gefühlte Verantwortung für Vater und Mutter. Bei der Verbindung mit dem Sonnengeflecht sehe ich meinen Vater auf den Knien. Bei der Arbeit mit dem inneren Kind kann ich es anfangs gar

nicht finden, es ist mir ganz fremd. Das innere Kind mit einem Jahr fühlt den Druck der Umgebung. Es sehnt sich nach innerer Sicherheit, nach Geborgenheit, Liebe und nach Wohlfühlen. Mit 14 Jahren sitzt mein inneres Kind in seinem Zimmer und studiert und liest alleine. Es hat sich sein eigenes Universum aufgebaut. Dieses gibt meinem inneren Kind Liebe und Schutz.
Ich finde keine Liebe, keine Unterstützung, kein Interesse an mir oder an der Entwicklung meines Wesens.

Therapieansatz:
Lösung von der belastenden Mutter- und Vaterenergie. Gehen in die Freiheit, Unabhängigkeit, Eigenverantwortung. Entwicklung ihrer weiblichen Aspekte, Heilung des Herzens und Heilung des inneren Kindes.

Akzeptanz, Toleranz, Versöhnung, Ausgleich

Immer wieder sind im bisherigen Text diese Worte aufgeschienen. Worte die wir eigentlich oft in erster Linie im Zusammenhang mit anderen Menschen verwenden. Und dennoch sind sie im Zusammenhang mit dem eigenen Wesen ganz besonders bedeutend. Wie oft hören wir: *«Ich mache mir solche Vorwürfe. Ich bin schon wieder schuld, dass etwas geschehen ist. Ich weiß gar nicht wie ich entscheiden soll. Ich traue mir schon gar nichts zu. Immer liege ich mit dem was ich tue falsch. Ich bin ein rechter Versager.»*
All diese Stellungnahmen zum eigenen Wesen kommen davon, dass wir eigene Haltungen und eigene Handlungen bewerten, dass wir damit unglücklich sind. Wir beurteilen oder ver-

urteilen, bilden uns vielleicht sogar eine emotionale Meinung, gehen fordernd und grob mit uns um, ohne Verständnis, warum wir bestimmte Haltungen haben, aus welchem Grund wir uns aus so manchem Muster nicht lösen können. Oft verstehen wir gar nicht, welche Gründe es hat, dass wir manchmal tief verstrickt in den Wirren unseres Lebens stecken, ohne einen entscheidenden Schritt in uns selbst in die innere Freiheit, die innere Heilung tun zu können. Die Erklärung für diesen Umstand liegt nun einerseits darin, dass wir manche Aspekte an uns selbst nicht wahrhaben wollen, unsere Rolle nicht erkennen und daher auch nicht annehmen. Andererseits beschäftigen wir uns nicht intensiv genug mit uns selbst, um uns zu erklären, wo die Ursachen in uns selbst für problematisches Verhalten liegen.

Wir sind in eine Welt hineingeboren, in der nach unserem freien Willen Entscheidungen von uns verlangt werden. Wir versuchen zwar, manches auf die lange Bank zu schieben, wie man sagt, notwendige Entscheidungen nicht zu treffen, sondern zu warten, ob eine Lösung sozusagen von selbst entsteht. Dennoch holt uns die Notwendigkeit der Entscheidung in vielen Lebenssituationen ein. Diese Entscheidungen, die wir dann treffen, sind abhängig von unserem Wesen. Unser Wesen ist in manchen Bereichen geheilt, und in manch anderen Bereichen nach wie vor verwundet. Fragen wir uns doch: «**Warum habe ich so entschieden damals? Was war die Grundlage dafür, diese Entscheidung zu treffen? Warum habe ich mich nicht aus dieser Haltung gelöst? Warum glaubte ich, recht haben zu müssen? Warum glaube ich, es besser zu wissen? Warum spüre ich nicht zuerst in meinen Bauch, in meine Intuition, bevor ich entscheide?**» Fähigkeiten sind blockiert, Möglichkeiten werden nicht wahrgenommen, Sichtweisen werden oft von anderen, denen wir nacheifern, übernommen, ohne ihre Validität zu überprüfen. Strenge dogmatische Erziehungsmethoden tun ihr Übriges dazu, und so muss und darf uns bewusst sein: «*Ich kann nicht immer gütig und milde entscheiden. Ich bin nicht in der Lage, immer nachsichtig und liebevoll und friedvoll mir und anderen gegenüber zu sein. Ich verhalte mich auch manchmal anders. Ich bin nicht fehlerfrei. Ich entscheide nicht immer nach dem göttlichen Gesetz. Ich erkenne das göttliche Gesetz nicht in jedem Augenblick, und handle danach. Ja, ich bemühe mich zu erkennen, was mir die Situation zeigen will. Ja, ich bemühe mich, gut und friedvoll zu sein.*»

Dennoch, wenn wir auf bestimmte Entscheidungen zurückblicken, so müssen wir erkennen, dass wir manchmal unüberlegt, instinkthaft, lieblos, auf den eigenen Vorteil bedacht, allzu geschickt agieren und handeln. Dies gilt, außer für heiligmäßige Menschen, für jeden von uns. Dies entspricht, und man könnte sagen leider, der menschlichen Natur. Wir sind hier eben auf einem Planeten, auf dem wir lernen und erfahren dürfen. Wir dürfen Erfahrung sammeln. Wir müssen unser Karma leben, indem wir mit den Konsequenzen unserer Handlungen konfrontiert werden. Genau aus den dargelegten Gründen ergibt sich, dass wir Akzeptanz und Toleranz mit unserem eigenen Wesen leben sollten. Gehen wir doch verständnisvoll mit uns um, ohne wichtige Aspekte unter den Teppich zu kehren. Haben wir uns doch lieb. Vergessen wir nicht, wir gehen hier, wenn man so will, in die spirituelle Schule unseres Lebens. Unsere äußeren Sinne funktionieren üblicherweise gut. Unsere inneren Sinne des Erkennens, des Fühlens, des energetisch Wahrnehmens, des Zusammenhänge-Findens sind vielfach unterentwickelt. Sie benötigen für ihre Entwicklung viel liebevolle Aufmerksamkeit und den unbedingten Willen zur inneren Aussöhnung.

Wir sind vielfach geprägt, in vielen unterschiedlichen Aspekten, von Erfahrungen aus früheren Inkarnationen, von Erziehung, von sozialem Umfeld, von unterschiedlichem Vorbild, von der Begrenztheit derer, die unser Leben begleiten, die ebenso begrenzt sind wie wir selbst. Wenn wir dies einmal akzeptieren, so entsteht daraus die Notwendigkeit, diese Begrenzungen zu erkennen und diese an uns selbst zu heilen. Bringen wir uns in diese Lage, uns zu entwickeln und zu lernen, innere Heilschritte durchzuführen und andere bei ihren Heilschritten zu unterstützen. Erkennen wir, dass es von entscheidender Bedeutung für die Auseinandersetzung mit uns selbst ist, dass wir für das Leben, das wir selbst mit uns leben, ausgeglichen und versöhnt mit uns sind. Akzeptanz und Toleranz uns selbst gegenüber will heißen, wir reklamieren das, was wir erleben, was durch uns geschieht, als das Unsere. Solange wir nach außen projizieren, solange wir andere für das, was wir erleben, verantwortlich machen, haben wir unsere Taten nicht in unserem eigenen Wirkungs- und Heilungsbereich. Wir können sie daher weder in ihrer eigentlichen Bedeutung passend wahrnehmen, noch können wir uns mit ihnen versöhnen, da wir oft nicht in der Lage oder nicht willens sind, sie als unsere tatsächlichen Werke, als Unseres anzuerkennen. Viele geben sich die Schuld, krank zu werden: «Was habe ich schon wieder falsch gemacht, dass ich das auch noch erleben muss? Wieso erlebe ich schon wieder Schmerzhaftes oder Verstörendes? Was mache ich falsch, dass ich ein so schweres Leben habe, dass mir nichts gelingt?» Indem wir uns beschuldigen, haben wir es nicht akzeptiert und toleriert. Solange wir uns selbst beschuldigen, glauben wir, wir hätten es besser machen können. Nein, wir hätten nicht, denn wir agieren in jedem Augenblick nach DEM Bewusstsein, nach DEN Fähigkeiten, nach DEN Haltungen, die wir im Augenblick haben. Es ist uns in diesem Augenblick nicht MEHR zugänglich.

Vielleicht jedoch würden wir in einem Monat oder in einem Jahr, bei einer Bewusstheitsänderung, anders gehandelt haben. Aus diesem Grund gilt es, sich selbst zu vergeben und sich mit sich selbst zu versöhnen. Wir hätten in diesem Augenblick nicht anders handeln können, weil wir es nicht anders gewusst haben. Wir hätten unseren Zorn nicht besser beherrschen können, weil wir nicht gelernt haben, Zorn zu beherrschen und ihn zu heilen. Wir hätten damals nicht liebevoller, mitfühlender agieren können, weil Liebe und Mitgefühl in unserem Herzen nicht greifbar war. Das heißt nicht, dass wir für die Konsequenzen unseres Handelns nicht Verantwortung übernehmen müssen, sondern es heißt, dass solche Erfahrungen, die wir mit uns selbst machen, kontinuierlicher Aufruf dafür sind, an uns selbst zu arbeiten, uns zu ändern und uns zu vervollkommnen.

Verbleiben wir nicht in der Selbstverurteilung, in der Unversöhnlichkeit mit uns, sondern sehen wir uns mit einem weiten, großen Blick an, mit unseren inneren Augen, und trachten wir uns zu verstehen. Wir könnten sagen: «*Ich weiß nicht genau, warum ich mich so und nicht anders verhalte, warum ich so reagiere, wie ich es tue. Ich weiß auch nicht genau, warum ich nicht immer liebevoll und friedvoll sein kann. Ich will es zur Kenntnis nehmen. Ich muss an mir akzeptieren, dass ich nicht vollkommen bin. Ich will großes Augenmerk auf mich lenken, darauf dass ich mich in vielen Aspekten, die mir bewusst sind, ändern will. Ich will mich in Richtung Vollkommenheit bewegen.*» Wenn wir nun die Gründe, die Ursachen für unser mangelndes Verhalten oder für unsere Erkrankung erkennen, so sind die eben gesagten Affirmationen genau der Ansporn, uns mit uns selbst auseinanderzusetzen. Nicht passiv bleiben, sondern aktiv in unser Leben, in unser Wesen eingreifen und Heilsames manifestieren. Das kann durchaus als Aufruf verstanden werden, als Aufruf, Selbstheilung in uns zu manifestieren.

Je mehr wir uns nun einen solchen großen Blick erlauben, umso mehr verstehen wir, dass wir das, was wir in unser Leben hineingebracht haben, auch abarbeiten müssen. Wir haben aus früheren Leben, wir haben von unseren Ahnen unbewusst Ungeheiltes übernommen. Wir haben vor der Inkarnation auf Seelenebene zugestimmt, dass diese Prüfungen auf uns zukommen, dass wir gefordert sein werden, uns mit dem auseinanderzusetzen: DAS WUNDERBARE BEWAHREN UND DAS ANDERE AN UNS HEILEN! In einem solchen Verständnis werden wir nun akzeptieren können, dass das, was wir in unserem Leben erleben, Unseres ist, dass wir die Prüfungen, die auf uns zukommen, nicht immer perfekt erledigt werden können, schon gar nicht wenn wir sie das erste Mal erleben. So bleiben wir tolerant mit uns. Übernehmen wir Verantwortung, versöhnen wir uns mit dem und kommen wir in den Frieden mit dem, was durch uns geschehen ist. Fühlen wir intuitiv, wo wir Handlungsbedarf an uns haben. Wenn wir liebevoll, klar und friedvoll mit uns umgehen, werden wir unsere eigenen Emotionen nicht auf andere projizieren, sondern werden andere als Trigger für unsere Emotionen auffassen. Wir werden unsere Emotionen aber als innere Botschaften anerkennen, weil wir selbst aufgrund unseres Wesens entscheiden und aufgrund unserer Erfahrungen. Wenn wir erkennen, dass unsere Entscheidungen lieblos oder friedlos oder freudlos sind, oder wir erfolglos oder herrschsüchtig oder gierig sind, so müssen wir unser Wesen ändern. Wenn wir in dieser Kenntnis unser Wesen nicht ändern, dann bleiben wir so, und erschaffen immer nach unserem Wesen, das wir nicht ändern wollen oder glauben zu können, Liebloses, Freudloses, Friedloses, Gieriges und Herrschsüchtiges. Lassen wir das tief in unser Bewusstsein eindringen. Wenn wir in der Selbstablehnung und in der Autoaggression verbleiben, wird unser Leben nicht freudvoll sein, und wenn wir zornig, ablehnend, verurteilend bleiben, so wird unser Leben weit weg von Erfüllung und Vollendung bleiben. Nehmen wir zur Kenntnis, dass uns solche Haltungen krank machen können. So wie uns die Liebe zu uns selbst schützt, so sind Selbstablehnung, Freud- und Lieblosigkeit uns gegenüber,

Autoaggression gefährlich für uns, und bergen in sich ein unheilsames Potenzial.

Im Lichte des eben Gesagten gilt dasselbe auch in der Auseinandersetzung mit anderen. So wie wir nicht fehlerfrei und nicht
perfekt sind, so sind es andere auch nicht. So wie wir uns lieblos
und ohne Frieden, aggressiv und unversöhnlich verhalten, so tun
dies manches Mal auch andere Menschen um uns oder zu uns.
Auch hier gelten die gleichen Grundsätze. Auch der andere hat
seine Geschichte, die wir vielleicht nicht genau kennen. Auch der
andere hat seine Themen und Muster, funktioniert nach Programmen und ist auf die eine oder andere Art traumatisiert. So
wie wir selbst zu uns, mit uns Akzeptanz und Toleranz leben,
so sind wir aufgerufen, dies auch mit anderen zu tun. Wie wir
uns selbst mit uns versöhnen dürfen, so sollten wir uns auch mit
anderen verhalten. Wenn wir anderen nicht auf Augenhöhe vergeben, in der Kenntnis, dass ebensolches, was der andere getan
hat, auch durch uns hätte geschehen können, so werden wir nicht
Versöhnung und Vergebung mit anderen leben können. Selbst
wenn bewusst Handlungen gegen uns gesetzt werden, so gilt
es trotzdem, die Hand hinzustrecken und ein Friedensangebot
zu machen, ohne Verurteilung, damit der andere mit dem, was
geschehen ist, selbst in den Frieden und auch mit sich selbst in
Versöhnung kommen kann.

Vergeben und Versöhnen erlöst uns daher von einer Energie,
die wir ohne Vergebung und Versöhnung für immer in uns tragen würden. Vergeben wir nicht, leben wir im Schmerz, in der
Enttäuschung, in der Demütigung. Vergeben wir dem anderen
aus tiefstem Herzen und auch uns aus tiefstem Herzen in aller
Wahrheit, die für uns in diesem Augenblick möglich ist, so fällt
eine große Last von uns ab. Es ist wie eine Befreiung, dass wir
das, was wir an uns erlebt haben oder was durch uns entstanden
ist, in den Frieden gebracht haben.

Friede erschafft wieder Kraft zur Bewältigung des nächsten Schrittes, des nächsten Schrittes, der vor uns liegt. Sich versöhnen, sich auszugleichen und zu vergeben sind heilsame Schritte. Heilsame Schritte sind befreiend, sind erlösend. Sie nehmen von uns etwas, was durch uns geschehen ist oder an uns geschehen ist. So können wir uns auch aus einem Karma erlösen, das vielleicht schon lange in unserer Ahnenreihe bestanden hat, dessen Kenntnis uns nicht bewusst war, dessen Folgen in uns jedoch abgespeichert waren und dessen Lösung uns, unsere Ahnenreihe und unsere Familie befreien kann.

Wenn wir über Prävention von Krankheiten sprechen, besteht diese auch darin, dass wir Ungelöstes zur Lösung bringen, dass wir schmerzhaft Erlebtes energetisch ausgleichen, indem wir die aufgenommene schmerzhafte Energie zurückgeben. Ist nun durch uns an anderen Schmerzhaftes entstanden und wird uns Versöhnung angeboten, so erhalten wir diese Energie zurück, um uns selbst zu vergeben. Unversöhntes, nicht Ausgeglichenes, nicht Vergebenes bindet eine Menge von Energie. Es bindet Karma, und es erzeugt Karma. Sich vom Karma zu befreien ist heilsam, für uns und andere und für die Welt.

Lebensgeschichte XVI

Ich bin 40 Jahre. Ich habe ein linksseitiges Mammakarzinom. Ich fühlte mich als Kind sehr geborgen und geliebt. Ich bin ein paar Wochen zu früh zur Welt gekommen, kam dann in den Inkubator. Meine Mutter war lieb. Sie hatte jedoch sehr viel Arbeit, sie hatte wenig Zeit, ihr Leben war stressig. Mein Vater war streng, beherrschend, herrschsüch-

tig, egoistisch und konnte keine Liebe geben oder empfangen. Meine Eltern hatten keine liebevolle Beziehung miteinander. Sie haben sich, als ich 16 Jahre alt war, scheiden lassen, und vorher schon längere Zeit getrennt gelebt. Gemeinsam mit meinem älteren Bruder bin ich dann mit meiner Mutter fortgezogen und wir hatten sechs sehr schöne Jahre mitsammen verbracht.

Die Schule war für mich problemlos. Ich habe maturiert und eine gute Ausbildung genossen. Ich habe dann mehrere Beziehungen gehabt. Mit einem Mann habe ich mich sehr gut verstanden. Er war leider von mir räumlich sehr weit getrennt, und wir konnten deshalb nicht zusammen leben. Ich habe mich dann von diesem Mann getrennt und eine neue Beziehung begonnen mit einem Mann, der auch der Vater meines Kindes ist. Obwohl ich ihn sehr geliebt habe, kam ich darauf, dass ich ihn ganz einfach nicht ausgehalten habe. Er war egoistisch, aber hochbegabt, und ich musste ihn zu meinem Selbstschutz verlassen. Ich bin mit meinem Sohn mit zweieinhalb Jahren weggegangen, und als wir ein Haus gesehen haben, hat er damals gesagt: «Da bleiben wir.»

Vor einigen Jahren hat mein Vater einen Selbstmordversuch begangen. Ich habe ihn damals oft auf der Intensivstation und später auch besucht und merkte, wie sehr ich meinen Vater eigentlich geliebt habe, und ihn noch heute liebe.

Ich habe sehr viel Stress in meinem Leben. Es ist wenig Freude und Bewegung. Ich tue viele Dinge anderen zuliebe, und weil sie geschehen müssen, nicht deshalb weil ich sie gerne mache. Ich fühle mich sehr vom Außen angezogen und brauche die Bestätigung auch vom Außen, spüre wenig Ruhe und Gelassenheit, wenig Verbindung zu mir, wenig Sicherheit und Urvertrauen. Ich nehme mir viele Dinge zu Herzen und es ist oft so, dass ich mich leicht kränken lasse.

Selbsterkannte Lebensthemen:
Es ist zu viel Stress und Chaos in meinem Leben. Ich tue viele Dinge anderen zuliebe, bin leicht kränkbar. Die schlechte Ehe meiner Eltern belastet mich nach wie vor. Ich spüre einen großen Mangel an Selbstliebe. Ich fühle eine große Sehnsucht nach der Liebe meines Vaters.

Eigenerfahrung bei der angeleiteten meditativen Arbeit:
Als ich mich mit meinem Tumor verbunden habe, bekomme ich die Antwort: «Ich will dass du mit dir etwas zu tun haben willst. Ich will dass du Verbindung mit dir aufnimmst und dein Leben für deine Entwicklung lebst.» Ich lege dann die rechte Hand auf meine linke Brust und spüre, wie Energie fließt, und spüre wie eine Verbindung entsteht, die sagt: «Gib auf dich acht. Komm in deine Ruhe.» Im Herzraum ist sehr viel Licht, besonders für andere, und ein großes blockiertes Areal wie ein schwarzer Stein. Als ich hineinspüre, ist dies mein Mann, von dem ich mich getrennt habe. In diesem Augenblick kann ich mich völlig von ihm entflechten.

Therapieansatz:
Stärkung des Yin. Heilung des gekränkten inneren Kindes. Aussöhnung mit dem Vater. Arbeit im Herzraum. Selbstliebe, Selbstwert.

Verbindung, Beziehung, Einheit

So vieles, was unser Leben betrifft, beginnt bei uns. So vieles was wir erleben, hat seinen Ursprung in uns. Ob wir es nun leicht erkennen oder nicht, ob wir es wahrnehmen, ob wir es uns erklären können, ob wir die Zusammenhänge erkennen, ist letztendlich eine Frage unseres Bewusstseins und des Anschlusses an unseren Lebensfluss. So beginnt auch Verbindung und Einheit bei uns selbst: «**Wie sehr bin ich mit mir verbunden? Wie sehr bin ich eins mit meinem Leben? Habe ich mich voll ermächtigt, bewusst Entscheidungen zu treffen, die dann zu meinen Handlungen führen? Wie sehr glaube ich mich in meiner Vorstellung meinem tatsächlichen Wesen, meiner Seele, ja meinem Unterbewusstsein verbunden? Kann ich zu diesen Ebenen Verbindung erreichen? Wie sehr glaube ich an mich, und vertraue dass diese Verbindung mit mir selbst von wesentlicher Bedeutung ist?**» Es ist von großer Bedeutung, entweder frei, eigenständig, leicht, völlig selbstverantwortlich zu leben, oder nicht.

Diese Verbindung, die Beziehung zu uns selbst, die tief und innig ist, erlaubt uns, Augenmerk auf uns selbst zu lenken. Eine Beziehung, die im Werden begriffen ist und die als solche als fruchtbar und freudvoll erkannt wird, wird tiefer und inniger werden durch mehr Beziehung, durch mehr Aufmerksamkeit und Achtsamkeit auf die Art, wie wir leben, wie wir uns unseren Aufgaben hingeben. Erkennen wir als Voraussetzung dafür, wie wichtig es ist, das eigene Wesen zu stärken, zu achten und zu lieben und so zu ändern, dass Freude, tiefe Freude über das eigene Wesen entsteht. Das hat nichts mit Berechnung zu tun. Das muss sich nicht rechnen. Das muss sich nicht einmal im Außen lohnen, obwohl es sich endgültig auch im Außen umsetzen wird. Doch es entsteht dann etwas, was dieses Prachtvolle, dieses Wunderbare an dem eigenen Wesen ins Bewusstsein rückt.

Natürlich sind wir manchmal oder oft mit Schattenaspekten verbunden – wir haben darüber gesprochen. Auch hier besteht Verbindung, und auch hier kann Verbindung mächtig, ja manches Mal fast unüberwindlich stark sein. Diese Verbindungen zum Schatten gilt es zu lösen, die Ursache dafür gilt es an sich zu heilen. Dafür erscheint es nötig, sich mit dem Schatten, dem Dunkel in sich selbst auseinanderzusetzen und anzuerkennen, zu fragen woher die Schatten kommen. Haben wir keine Angst, die Verbindung zum Schatten aufzulösen. Haben wir keine Angst, in den Schatten zu gehen und die Ursachen für den Schatten zu erkennen und an uns zu heilen. Der Schatten ist nicht böse. Das Dunkel darf nicht verurteilt werden. Es ist Teil von uns, solange es nicht geheilt ist. Es hat eine Aufgabe an uns zu erfüllen, nämlich sich in uns zu zeigen, damit wir es durch innere Arbeit heilen können. Auch das heißt, Verbindung zum eigenen Wesen zu haben, damit Lösung und Befreiung, wie vorher gesagt, und Versöhnung und Vergebung tatsächlich stattfinden kann. Eigenermächtigung zur Versöhnung, wie früher gesagt, auch Eigenermächtigung zur Verbindung mit dem Eigenen, mit dem woran wir solche Freude an uns haben und mit dem was uns an uns selbst auch traurig macht, bringt uns auch manchmal an unsere Grenzen, dass wir Bedenken haben, solche Schritte in den Schatten zu gehen. Ja, die Wahrheit über sich selbst zu sehen und diese anzuerkennen, benötigt oft viel Mut. Den Schatten letztendlich in der Konfrontation mit sich zu heilen ändert unser Wesen und ist ein großer Lohn.

Verbindung ist eigentlich eine magnetische Kraft. Wir werden angezogen von etwas in unserem Inneren, was in uns abgespeichert oder offen vorhanden ist. Diese Verbindung, die dann letztendlich zur Einheit mit sich selbst führt, stellt etwas ganz

Besonderes dar. Sich angezogen fühlen, sich magnetisch hinge-
zogen fühlen zu etwas im eigenen Selbst, was befruchtet werden
soll und was sich entfalten darf und blühen soll, das ist etwas,
wozu wir selbst Einwilligung geben können und müssen. Es ist
etwas, was tief in unserem Bewusstsein ist, in dem wir spüren,
nicht denken, sondern in dem wir spüren: «*Das bringt mich ein
Stück weiter in meinem Leben. Das rüttelt mich auf und erzeugt
in mir Bewegung und Änderung und Aufbruch und letztendlich
Heilung. Ich will mir nahe sein. Ich will mich ganz kennenlernen,
so gut das geht. Es soll in meinem Geist ein klares Bild über mich
selbst entstehen. Alles in mir gehört zu mir, das Wundervolle und
das andere.*»

Verbindung lässt in uns einen Raum entstehen, einen Raum
in dem magnetische Energie herrscht, in den das, was in unserem Leben Bedeutung hat und dem wir Bedeutung geben, hineingezogen wird. Das womit wir verbunden sind, strahlen wir
letztendlich auch aus. Das drücken wir mit unserem Körper und
mit unseren Gedanken und Gefühlen und mit unserem ganzen
Wesen aus. Es führt zu einer wichtigen Klarstellung in unserem Leben, uns zu fragen und zu beantworten: **«Womit bin ich
tatsächlich verbunden? Womit darf oder soll oder muss ich in
Verbindung treten, um es umzusetzen, um es tatsächlich zur
Erfüllung zu bringen und zu materialisieren? Welche Verbindung in mir ist heilsam? Was soll durch mich geschehen? Bin
ich durchdrungen von dem Gedanken und dem Gefühl, alles
Unheilsame aus mir zu lösen? Das heißt die Verbindung mit
dem Unheilsamen, mit dem was mir nicht gut tut, tatsächlich
zu lösen? Bin ich in der Lage dazu? Habe ich ausreichend Kraft
dazu? Beschäftige ich mich ausreichend mit meinem eigenen
Wesen, um zu spüren: Mit diesen Aspekten will ich nicht verbunden sein? Wende ich meine ganze Aufmerksamkeit darauf,
die Verbindung damit zu lösen? Womit will ich verbunden sein,**

Verbindung halten, und diese Verbindung so stark intensivieren, dass es mein Leben dominiert?» Die klare Beantwortung dieser Fragen und das Leben danach kann entscheidend dafür sein, ob wir gesund bleiben oder krank werden. Es ist entscheidend, Unheilsames aus uns zu lösen, Unheilsames in uns zu heilen.

Lebensgeschichte XVII

Ich bin 50 Jahre. Ich hatte vor Jahren ein linksseitiges Mammakarzinom und habe jetzt eine wiederkehrende Erkrankung gehabt, die gut behandelt wurde. Ich bin ein nicht geplantes, sondern ein passiertes Kind. Meine Geburt war sehr schwierig. Meine Mutter hat sehr viel Blut verloren, daher bin ich in den ersten zwei Monaten von meiner Tante betreut worden. Meine Mutter war kühl, sie hat mich nicht umarmt. Sie war sehr praktisch orientiert. Sie hat das gemacht, was in ihren Augen gut für mich war.

Mein Vater hat in der elterlichen Beziehung keine Rolle gespielt. Er war auch für mich nicht präsent. Mein Vater war ein richtiger Luftikus. Er war lustig, und manchmal habe ich mich bei ihm auch wohlgefühlt. Meine Eltern haben sich scheiden lassen, als ich sechs Jahre alt war. Die Scheidung war damals sehr dramatisch und hat mich sehr verwirrt und verunsichert.

Ein sehr enges Verhältnis habe ich zu meinem Opa gehabt, dem Vater meines Vaters, den habe ich abgöttisch geliebt. Er war lustig. Als ich zwölf Jahre alt war, ist mein Opa leider gestorben. Das war ein sehr harter Schlag für mich. Ich bin schon vorher ins Halbinternat gekommen und war manches

*Jahr auch ganz im Internat. Das habe ich eigentlich als ganz
positiv empfunden. Die Schwestern dort waren lieb.
Ich habe mich in all diesen Jahren eigentlich sehr allein
gefühlt. Ich hatte oft den Eindruck, ich passe nicht in die
Familie, und wusste nicht, zu wem ich gehöre. Ich hatte
auch keine Verbindung zu anderen Menschen, und hatte
Sehnsucht nach mehr Leben und Freuden und Kino und
Theater. Meine erste Beziehung mit einem Mann hatte ich
bereits mit 16 Jahren. Rückwirkend glaube ich, dass ich vor
meiner Mutter geflohen bin. Die erste Beziehung habe ich
dann mit 19 beendet. Mit 18 Jahren hatte ich meine erste
eigene Wohnung und bin recht selbständig gewesen.
Mein Vater hat dann noch einmal geheiratet, und ich habe
zu studieren begonnen. Die neue Frau meines Vaters hat mir
nachspioniert, ob ich wirklich studiere. Und als ich ihn, was
selten vorkam, getroffen habe, hat er ein Diktaphon mitlau-
fen lassen und ich habe das mitbekommen. Dann habe ich
ihm einen Brief geschrieben, dass ich nichts mehr mit ihm
zu tun haben will.
Ich war damals von meiner Mutter finanziell völlig abhängig. Meine Mutter war pragmatisch. Ich habe damals
ein Kind bekommen, und sie hat gesagt: «Wir machen das
schon.» Aber Liebe hat sie mir noch immer nicht gegeben.
Mit 39 Jahren habe ich Brustkrebs bekommen. Ich habe
damals für mein eigenes Leben gar kein Interesse gehabt.
Ich habe ausschließlich funktioniert und das gemacht, was
andere von mir wollten. Meine Erkrankung war damals
schon ein großer Einschnitt für mich. Ich habe begonnen,
mich für viele unterschiedliche Dinge, auch für Spiritualität, zu interessieren. Ich habe gemerkt, dass ich zu meinem*

Leben eigentlich Nein gesagt habe. Obwohl ich mich in den letzten zehn Jahren entwickelt habe, merke ich, dass noch viel Arbeit vor mir liegt.

Selbsterkannte Lebensthemen:
Ich habe an meinem Leben gar kein Interesse mehr gehabt. Ich habe nur funktioniert, habe das gemacht, was andere wollten. Ich bin trotz Beziehungen allein geblieben. Ich fühle mich unsicher und habe kein Selbstbewusstsein.

Eigenerfahrung bei der angeleiteten meditativen Arbeit:
Ich erkenne, dass ich spirituell offen und interessiert bin. Ich kann in mir wahrnehmen, dass ich die Arbeit an meinem inneren Herzen selbst vollbringen muss. Ich muss mich selbst leben, und mich selbst lieb haben. Ich will lernen, mich mit mir zu verbinden.

Therapieansatz:
Aussöhnung mit dem inneren Kind. Innere Begegnung mit der Mutter. Innere Begegnung mit dem Vater. Arbeit mit dem inneren Kind, besonders in den ersten Lebensmonaten. Arbeit an der Verbindung mit dem eigenen Leben.

Nehmen wir als Beispiel die tiefe bewusste Verbindung mit unserem Körper. Wenn wir mit einem Aspekt verbunden sind, so können wir mit diesem Aspekt kommunizieren. Wenn wir mit dem Körper verbunden sind, können wir mit dem Körper kommunizieren. Wir können den Körper fragen, und der Körper wird uns antworten. Wenn wir in die Stille gehen, in einen meditativen Zustand, in dem wir in der Lage sind, tatsächlich unseren Körper anzusprechen und seine Botschaft tatsächlich hören zu wollen, wird uns dies auch gelingen. Verbinden wir uns doch auch mit einer Erkrankung, an der wir leiden, mit einem schmerzhaften Symptom, und fragen wir es: «**Was willst Du mir sagen? Warum bist Du gekommen? Welche Ursache hast Du? Was brauchst Du um Heilung zu erlangen?**»

In unserem Körper ist so viel Weisheit. Es ist so viel wahres Wesen, so viel Potenzial, das wir abrufen können, so viel Information, die wir erhalten können, wenn wir dies nur wollen, wenn wir uns nur bemühen und wenn wir uns nicht abbringen lassen von anderen, die diesen Weg nicht gehen wollen, sondern ihn ablehnen, klein reden, sich über ihn lustig machen – weil sie selbst diesen Weg nicht sehen.

Nehmen wir ein Beispiel im Rahmen der Verbindung mit unserem Körper: «*Ich will mit dem Knoten in meiner Brust verbunden sein. Ich will wissen, woher er kommt und warum er aufgetreten ist.*» Ja, da werden manche den Kopf ungläubig schütteln und fragen: «**Was soll denn das? Wie kann denn das verstanden werden?**» Mehrmals ist an dieser Stelle auf diese Verbindung zwischen Körper und Geist, auf die Multidimensionalität unseres Wesens hingewiesen worden – auf den kausalen Zusammenhang zwischen Körper und Geist und auf die Auswirkungen von Gedanken, Emotionen und Gefühlen auf unseren Körper. Ein Knoten in der Brust hat ebenfalls Bewusstsein. Ein Knoten in der Brust ist durch einen über lange Jahre wachsenden Impuls entstanden, den wir aufdecken wollen, den uns dieser Knoten mitteilen kann und will. Wir müssen nur den rechten Weg finden. Wir müssen das rechte Einfühlungsvermögen haben, um uns mit diesem Knoten verbinden zu können, um ihn zu fragen: «**Wofür stehst Du? Welche Heilschritte forderst Du ein? In welche Richtung soll ich mich ändern? Welche Informationen willst Du mir übermitteln?**» und die Antwort zu hören. Und manche, die mit diesem Symptom gekommen sind, haben sich dieser Frage gestellt und haben ihre Antworten bekommen, die nachvollziehbar waren, die genau zum Wesen dieses Menschen gepasst haben. Die Auflösung, die Heilung dieser inneren Botschaft hat viel Hinwendung zu sich selbst benötigt und hat oft zu einer wesentlichen Änderung des Wesens geführt. Um einen solchen Vorgang durchzuführen, benötigen wir reine Absicht, Hinwendung. Wir müssen lernen, ruhig zu werden, lernen uns auf Energien einzuschwingen, Verbindung zu halten, lernen den Fokus auf etwas zu richten und den Fokus nicht zu verlieren, bevor wir nicht genau dort sind, dass wir auf die gestellte Frage auch tatsächlich die Antwort wahrnehmen können. Dem Geist in unserem Leben die meditative Bedeutung zu geben, die er hat, ist Voraussetzung für persönliche Entwicklung. Es ist zu akzeptieren, dass manche einen solchen Weg gehen, und andere nicht. Was jedoch eingefordert werden kann, ja muss, ist Toleranz auf beiden Seiten. Es gibt verschiedene Menschen und verschiedene Wege. Die Diskussion darüber soll ergebnisoffen geführt werden.

Lebensgeschichte XVIII

Ich bin 48 Jahre. Ich war an einem linksseitigen Mammakarzinom erkrankt. Ich bin hineingeboren worden in eine sehr dominante Familie. Die Mutter meines Vaters und mein Vater waren sehr streng und perfektionistisch. Mein Vater war ein Patriarch, hat kein Gefühl gehabt, weder für sich noch für andere, sondern hat einfach geherrscht. Die Beziehung zu meiner Mutter war gut. Sie hat mich behütet, sie war immer da, sie hat ihre gesamte Kraft für ihre Kinder aufgewendet. Meine Mutter war tatkräftig und war der Mittelpunkt der Familie. Meine Mutter hat sehr unter ihrer Schwiegermutter gelitten, hat sehr viel Vorwürfe bekommen, musste viel in ihrem Leben ertragen. Meine Mutter sagte zu mir: «Du darfst keine Schwäche zeigen.» Ich selbst war immer auf der Seite meiner Mutter und habe, solange ich mich erinnern kann, mit ihr mitgelitten. Die Beziehung meiner Eltern war schlecht. Als ich zwölf Jahre alt war, haben sie sich getrennt, und danach haben sie sich scheiden lassen. Leistung war in unserer Familie das, was gezählt hat, was ich gelernt habe und was auch gefordert wurde. Denken war im Vordergrund. Ich wurde zwar als Kind gut versorgt, die Herzensebene und das Gefühl aber spielten in unserer Familie, in der nur Leistung zählte, keine Rolle, und ich spielte auch keine Rolle. Ich erinnere mich an eine Geschichte in der Kindheit, dass ich bei einer Nikolausfeier war, und dass ich bei einem anderen Namen aufgestanden und nach vorne gegangen bin, weil ich gar nicht recht erkannt habe, dass ich gar nicht gemeint war.

Meine Schulzeit war unproblematisch. Beziehungen habe ich nie lange ausgehalten. Ich hatte Angst vor der Bindung und wollte meine Freiheit haben. Ich hatte dann meinen Mann kennen gelernt. Ich habe zwei Kinder verloren und einen starken Kinderwunsch gehabt, und schließlich habe ich doch ein Kind bekommen. Die Beziehung mit meinem Mann ist belastend, wir sind oft nicht einer Meinung. Er ist sehr im Kopf und ich bin in meiner Beziehung nicht sehr glücklich.

Selbsterkannte Lebensthemen:
Ich kann nicht Nein sagen. Ich kann mich um mich selbst nicht kümmern. Ich nehme mich nicht wichtig. Ich habe kaum eine Fürsorge für mein eigenes Wesen. Ich fühle mich chronisch überlastet, weil ich mich sehr gerne und viel um andere kümmere. Ich habe einen Mangel an Beziehung zu mir und damit auch keine Beziehung zu anderen Menschen.

Eigenerfahrung bei der angeleiteten meditativen Arbeit:
Beim Erreichen der Herzebene fühle ich, dass ich in meinem Herzen gar nicht zu Hause bin. Mein Herz ist kalt. Ich glaube nicht an mich. Ich werde meinen Ansprüchen nicht gerecht. Ich darf meine Wahrheit nicht sagen. Mein Hals ist wie zugeschnürt. Der Herzraum ist dunkel. Ich fühle mich unsicher und angstvoll. Ich spüre mich nicht. Ich habe keine Verbindung zu mir. In der Verbindung mit dem Knoten in der Brust sagt dieser: «Du hast dich von dir sehr weit weg bewegt. Du bist sehr weit von dir und von deiner eigenen Entwicklung entfernt.» Und ich höre mich dann die ersten Worte sagen: «Ich hatte heute das erste Rendezvous mit mir.»

Therapieansatz:
Heilung des Herzens. Lösung aus der väterlichen Energie. Aufmerksamkeit für sich. Im Yin die Selbstliebe steigern. Arbeit mit dem inneren Kind. Aufmerksamkeit auf sich lenken.

Lebensgeschichte XIX

Ich bin 76 Jahre. Ich bin vor 30 Jahren an einem rechtsseitigen Mammakarzinom erkrankt, und vor drei Jahren an einem linksseitigen Mammakarzinom. Ich bin sehr gefühlvoll, bin mit der Natur eng verbunden und spüre die Heilsamkeit der Natur. Ich war das erste Kind meiner Mutter. Ich hatte durch meine Mutter eine sehr schwere Kindheit. Meine Mutter hat erwartet, dass ich alles könne, und sie hat auch alles gefordert. Ich war das älteste von fünf Kindern, das meine Mutter bekommen hat. Ich war ein ungeliebtes Kind, schon im Mutterleib. Im Zuge meiner Kindheit habe ich erkannt, dass meine Mutter, wenn sie etwas gesagt hat, es anders empfunden hat als ich selbst. Meine Mutter hatte eine vollkommen unterschiedliche Auffassung und eine unterschiedliche Wahrnehmung gehabt von mir. Mein Vater ist schon mit sechs Jahren ins Internat gekommen. Er war ein uneheliches Kind. Mein Vater ist 37-jährig 1945 im Krieg gestorben. Ich habe meinen Vater nie gekannt. Trotzdem war ich ihm innerlich immer sehr nahe und verbunden mit ihm. Der Vater meines Vaters war querschnittsgelähmt seit 1913, und ich habe mich dem Großvater sehr verbunden gefühlt.

In den ersten Jahren meiner Kindheit war ich sehr mit der Natur und mit Tieren verbunden. Ich konnte meinen Bewegungsdrang schlecht unterdrücken. Ich war sehr lebhaft. Meine Mutter hat mich nie gefragt, wie es mir geht. Sie war nach dem Tod meines Vaters einfach mit dem Geschäft beschäftigt und wollte sich um uns Kinder nicht kümmern. Mit meiner Mutter hat es gar keinen körperlichen Kon-

takt gegeben, keine Körperlichkeit, vielleicht auch wegen der Traurigkeit über den Tod meines Vaters. Der Kontakt mit anderen Kindern wurde uns untersagt, wir durften nicht auf der Straße spielen. Alles was nicht standesgemäß in den Augen der weiblichen Ursprungsfamilie war, wurde abgelehnt. Wenn wir uns darüber hinweggesetzt hatten, dann wurden wir von Mutter und Tante geschlagen.

Ich habe 20-jährig geheiratet. Mein Mann war sehr katholisch und sehr streng. Die erste Zeit war sehr schön, und wir haben einander sehr gern gehabt. Meine Mutter war sehr böse, dass ich ihn geheiratet habe, vielleicht auch deshalb, weil sie einen Machtverlust über mich selbst gespürt hat. Ich habe zwei Kinder bekommen, mit denen ich sehr glücklich bin.

In relativ frühen Jahren der Ehe kam es zu sehr starken Diskussionen. Ich wollte selbst studieren, und ich konnte die Art, wie mein Mann mit den Kindern umgegangen ist, gar nicht ertragen. Die Diskrepanz mit ihm verstärkte sich, wir konnten nicht mehr über unser Leben sprechen. Ich war sehr verunsichert, da ich bemerkte, dass mein Mann Beziehungen zu anderen Frauen hatte. Es gab sehr viele Demütigungen in dieser Zeit. Ich habe mir dann gesagt, dass es so nicht weitergehen kann, und habe begonnen, Psychologie zu studieren. Ich bin dann auf die Sozialakademie gegangen und habe schließlich in dieser Zeit das rechtsseitige Mammakarzinom bekommen. Danach war Zeit für Besinnung, und die Trennung hat sich abgezeichnet. Ich träumte, dass das Haus gebrannt hatte, und dass ich aus dem Haus die Kinder retten konnte. Ich habe mich fünf Jahre danach scheiden lassen.

Selbsterkannte Lebensthemen:
Ich fühle noch immer die Unterdrückung durch meine Mut-
ter. Ich litt unter der fehlenden Identifikationsmöglichkeit
mit meinem Vater. Es besteht großer Leistungsdruck. Durch
die dominante Mutter fehlte mir die Entwicklungsmöglich-
keit. Ich wurde von anderen Kindern isoliert. Körperliche
Züchtigung, Enttäuschung, Ausgeliefert sein, Ohnmacht
und Demütigung.

Eigenerfahrung bei der angeleiteten meditativen Arbeit:
Ich liebe meine Weiblichkeit nicht. Ich fühle viele Enttäu-
schungen im Unterbauch. Ich spüre, dass ich zu mir stehen
muss. Ich kann mutig genug sein, um meinem Leben Wen-
dungen zu geben. Die Natur ist mein großer Schatz. Mein
Herz ist tief verwundet. Ich finde nur ein kleines Sonnen-
plätzchen in meinem Herzen. Mein Vaterthema habe ich
auf meinen Mann projiziert und glaubte, dass er dieses in
mir heilen könnte. Doch er hat dies nicht erfüllt, weil er selbst
mit seinem Leben nicht zurande gekommen ist. Als ich mich
mit dem Tumor der linken Brust verbunden habe, hörte ich
dass dieser Tumor mit der Unterdrückung meiner eigenen
Weiblichkeit verbunden ist.

Therapieansatz:
Lösen der körperlichen Traumen, Heilung des inneren Kin-
des, Heilung des energetischen Herzraumes, Lösung von
der schmerzhaften Mutterenergie, Ausgleich zwischen dem
männlichen und weiblichen Prinzip.

Verbindung halten mit unseren eigenen Wesenszügen heißt, sich selbst kennenzulernen. Verbindung mit unseren Gedanken heißt, diese Gedanken erkennen wollen, woher sie kommen, warum wir so denken wie wir es tun, und nicht anders. Warum wir zum Beispiel nicht lösungsorientiert, sondern abqualifizierend und bewertend denken, woher diese Art von Gedanken kommt, und wie wir uns aus solchen Gedanken, die uns keine Orientierung geben, lösen können. Verbindung ist eine so bedeutende Haltung in uns. Sind wir nicht verbunden, können wir bestimmte Aspekte nicht halten und sie nicht leben. Wir erhalten bestimmte, für uns wichtige Informationen nicht. Es zerrinnt unser Leben zwischen unseren Fingern, und wir agieren nicht und leben nicht, sondern werden gelebt.

Es ist wie beim Telefonieren. Es läutet, wir heben den Hörer ab oder drücken auf unserem Handy auf einen bestimmten Knopf – und haben Verbindung oder nicht. Wenn wir Verbindung haben, können wir den anderen hören. Haben wir keine Verbindung, hören wir nichts.

Meditation *Innere Wahrheit*

Schließen wir die Augen, werden wir ruhig und nehmen wir Verbindung mit der eigenen Wahrheit auf. Lassen wir einmal «Wahrheit» durch unser Wesen fließen, indem wir dieses Wort mehrmals leise, aber sehr konzentriert in uns selbst hinein sagen. Spüren wir, was diese Energie in uns auslöst. Forschen wir in uns nach, behutsam, langsam. «Wie spürt sich meine innere Wahrheit an? Ist sie nahe der absoluten Wahrheit? Spüre ich Aspekte, von denen ich glaube, dass sie meiner Wahrheit entsprechen, und diese lassen trotzdem ein Gefühl der Verunsicherung in mir zurück? Mache ich mir etwas vor? Entscheide ich manchmal, obwohl ich Anderes, Wahres spüre?» Manchmal treffen wir Entscheidungen wider besseres Wissen. Spüren wir doch, dass uns unsere innere Wahrheit leitet, dass wir uns öfter auch getrauen sollten, ihr zu folgen, uns trauen gegen manche Meinung aufzutreten, wenn sie eben nicht der eigenen Wahrheit entspricht. Spüren wir den Mut, dazu zu stehen, wenn wir von unserer inneren Wahrheit durchdrungen sind. Getrauen wir uns Nein zu sagen, weil uns Bestimmtes ganz einfach nicht gut tun würde, wenn wir es geschehen ließen. Wagen wir es öfters, auch wider besseres «Wissen» Verbindung zu heilsamen Aspekten unseres Lebens aufzunehmen. Lassen wir unsere innere Weisheit zu unserer inneren Wahrheit werden, indem wir uns vertrauen, DEM EIGENEN INNEREN FÜHLEN. Schicken wir eine für uns offene Frage in unser Wesen, und nehmen wir ohne zu denken die Antwort unseres Wesens als innere Wahrheit an. Je mehr wir uns vertrauen, umso klarer werden die Antworten kommen. Das, was wir suchen, ist bereits in uns. Es muss nur gefunden werden. Je inniger unsere Gefühle für uns sind, je inniger unsere Verbindung zu tiefen, freudvollen Gefühlen in uns besteht, umso wunderbarer wird sich unser Bewusstsein ändern. Spüren wir, dass wir uns auf uns verlassen können.

Dann lassen wir uns in unserer Vorstellung auf eine Situation ein, in der wir uns selbst enttäuscht haben, weil etwas für uns entstanden ist, was unheilsam war. Gehen wir in diese Situation und erklären wir uns in unserem Inneren, was in uns zu dieser unheilsamen Entscheidung geführt hat. Entscheiden wir in unserer Vorstellung anders, heilsam und bleiben wir lange in dieser Vorstellung. Heilen wir das, was unheilsam war, an uns. Gleichen wir die Situation aus, indem wir passend Gutes dafür tun, auch wenn es uns nicht leicht fällt. Erkennen wir, wie wir sind, wer

wir sind, was wir sind. Hören wir unserer inneren Stimme zu.
Lauschen wir, was sie uns zu erzählen hat. Schreiben wir es auf,
damit es uns nicht verloren geht. Halten wir Zwiesprache und
kommen wir dann langsam in unser Wachbewusstsein zurück.
Ende Meditation

Wenn wir nun nicht verbunden mit uns sind, so repräsentieren
wir keine Einheit. Die Einheit in uns erlaubt Stabilität und Sicherheit. Die Einheit erzeugt als Synthese Kraft, Urvertrauen
in unser eigenes Wesen, in unsere Ressourcen, in all das was zur
Bewältigung unseres Lebens notwendig ist.

Je mehr wir in unserer geistigen Entwicklung fortschreiten,
umso mehr können wir uns auch mit Aspekten oder Informationen verbinden, die fast unglaubwürdig wirken. Um nochmals
auf den Körper zurückzukommen: Die Verbindung mit unserem
Körpergedächtnis erlaubt uns, Informationen über einmal erlebtes körperliches Trauma mit stattgefundenen Wunden oder Ge-
waltanwendung zu erhalten. Dies kann deshalb aufschlussreich
sein, weil solche Erfahrungen Abspeicherungen erzeugen, die
zu wesentlichen Einschränkungen und Begrenzungen unseres
körperlichen Ausdrucks und Seins führen können. Diese körperlichen Erfahrungen haben auch oft schmerzhafte emotionale
und gefühlsmäßige Konsequenzen.

Solch alte Traumen, die wir in dieses Leben hereinbringen
und die in unserer Prägung abgespeichert sind, warten ja auch
nur darauf, geheilt zu werden. Die intensive Verbindung mit diesem Körpergedächtnis erlaubt uns dann, Bilder zu sehen. Bilder
aus sogenannten längst vergangenen Tagen führen uns dann
Erlebnisse vor unsere Augen, die auf Heilung warten und die

Blockaden darstellen, die behindern, dass durch unseren Körper Energie leicht und gleichmäßig fließt (Abbildung 30). Besonders in der Körperarbeit mit hingegebenen TherapeutInnen gelingt es, durch behutsames Streichen über bestimmte Stellen der Haut solche Wahrnehmungen tatsächlich zu bekommen, und sich, wie in einem früheren Kapitel dargelegt, mit dem was wir erlebt haben, auszusöhnen.

> ▸ Ich danke Dir für Deine Toleranz, für Dein Aushaltevermögen.
>
> ▸ Ich weiß, Du trägst meine Vergangenheiten, meine Taten, meine Entscheidungen so lange, bis ich Dich und mich (meine Ganzheit) daraus erlöse.
>
> ▸ In wunderbarer Weise machst Du mir die Traumen, die ich erlitten habe, bewusst.
>
> ▸ Ich bewundere Deine Gelassenheit, Deine Weisheit.
>
> ▸ Ich weiß, dass meine Fähigkeiten, mit Dir zu kommunizieren, sich schrittweise, langsam entwickeln.
>
> ▸ Lange Zeit bist Du als unrein, unwichtig, verachtungswürdig bezeichnet worden.
>
> ▸ Ich danke Dir für die Freude, die Du mir bietest, und die Langmut, die Du mit mir hast.

Abbildung 30: **Affirmationen – Körpergedächtnis**

Die Verbindung mit unserer Seelenenergie erlaubt nicht nur Informationen über Lebensaufgabe, Lebensweg, Lösungsorientierung, Möglichkeiten der inneren Heilung, sondern eben auch Informationen über Vergangenes, Ahnenwissen, Ahnenerlebnisse, Ahnenkarma, das belastet, das nach wie vor prägt, und das doch auch nur wieder auf Heilung und auf Auflösung wartet. Verbindung ist bei all diesen Prozessen ein bewusster willentlicher Akt, der leicht, behutsam und liebevoll erfolgt: «*Ich will diese Verbindung aufbauen. Ich will mich damit beschäftigen. Ich will kommunizieren. Die Seelenenergie gehört zu meinem Energiekörper. Ich will meine Seele erkennen. Ich will sie anspüren. Ich will alle Informationen auf Seelenebene über mich selbst bekommen, die möglich ist, um mich in meiner Evolution zu unterstützen. Ich will mich dadurch schützen, ohne Notwendigkeit ein körperliches Symptom zu erleben. Ich weiß, dass ich diese Verbindung aufbauen kann.*»

Meditation *Seelenenergie*

Diese Meditation erfordert von uns die innere Bereitschaft, eine hohe Energiefrequenz in uns zu erreichen. Es ist diese Übung nicht für solche Situationen geeignet, in denen wir psychisch belastet sind, in denen Trauer, Enttäuschung oder Sorge unser Wesen gerade prägen. Diese Meditation ist die Möglichkeit, Erfahrung über den eigenen Seelenweg zu bekommen. Sie ist nicht darauf ausgerichtet, uns aus psychisch belastenden Situationen zu befreien, sondern es geht hier um die Kommunikation mit unserer Seele selbst. Es geht darum, diese Energie anzuspüren und entsprechende Informationen zu erhalten.

Stimmen wir uns in unserem Inneren auf diese Erfahrung ein. Bereiten wir uns einige Tage auf diese Erfahrung vor. Geben wir uns ein ausreichendes Zeitfenster, und bereiten wir den Raum, in dem wir diese Meditation erfolgen lassen, in einer Weise vor, die diesem Anlass gerecht wird. Reinigen wir den Raum zuvor mit Räuchern von Weihrauch oder in Form von Kräutern, die uns für diesen Anlass passend erscheinen. Bereiten wir uns vor, Informationen über unseren Seelenweg, über frühere Inkarnationen zu erhalten. Verstehen wir, dass die Informationen die wir erhalten, sowieso in uns sind, aber eben im Bereich unseres Unbewussten. Machen wir diese Meditation nur dann, wenn wir meinen, es ist für uns der richtige Zeitpunkt, und wir möchten diese Informationen erhalten. Dies ist etwas, was wir uns erlauben müssen, in unserem Inneren zu spüren. Tun wir es nicht aus Neugierde, nicht aus einem vordergründigen Aspekt, sondern aus tiefer innerer Überzeugung.

Bringen wir uns in dem vorbereiteten Raum in eine Haltung, in der wir uns wohl fühlen. Seien wir ruhig und gelassen, wissend dass wir diese Meditation als Informationsquelle auffassen können, um dadurch für uns und für unser Leben wichtige Erkenntnis zu bekommen; Erklärungen zu erhalten für manches, was für uns bisher unerklärlich war, Aufschluss über so manche Haltung und über so manches Muster zu bekommen, dessen Heilung zielführender ist, wenn wir den großen Zusammenhang erkennen.

Machen wir uns bereit, durch langsames Atmen in einen Zustand der Entspannung und der Gedankenlosigkeit zu kommen. Lächeln wir uns an, machen wir aus dieser Meditation ein inneres Fest. Lassen wir jede Angst und Sorge ziehen, und stellen wir uns mutig und tapfer auf das ein, was kommt, und lassen wir das kommen, was unserer Wahrheit und der Wahrheit unserer Seele entspricht.

Wir beginnen zu atmen, und atmen ein und ein wenig aus, und ein und ein wenig aus, und ein und ein wenig aus, als ob wir auf einer Leiter hinaufsteigen würden. Bringen wir uns weiter durch diesen Atemrhythmus in eine innere Haltung, die einem tiefen Entspannungszustand entspricht. Steigen wir nun ganz bewusst aus dem Außen aus, und betreten wir über das Dritte Auge, zwischen den Augenbrauen, etwas über der Nasenwurzel, das sogenannte Chakra des Dritten Auges, unser Inneres. Das

Dritte Auge führt uns in unsere Tiefe, in unser Unbewusstes. Atmen wir ruhig, und steigern wir unsere Frequenz schrittweise und suchen so das in uns Verborgene, das Abgespeicherte, suchen wir das und finden wir das, was in uns unsterblich ist. Und finden wir schließlich einen Raum, und spüren wir schließlich einen Raum, der unserer Seele entspricht. Dieser Raum ist geschützt, hochfrequent, und ist Teil von uns. Er gehört zu uns, entspricht uns, und ist unser Eigentum. Dieser Raum ist vor unserem Wachbewusstsein geschützt. Er kommuniziert mit anderen Ebenen unseres Wesens, jedoch ist das Eindringen in diesen Raum nur durch bestimmte Haltungen unseres Wesens möglich: LIEBE zu uns, DANKBARKEIT, BEHUTSAMKEIT, EHRFURCHT. Rufen wir diese Haltungen in uns auf und prüfen wir uns, ob wir diese Haltungen in einem ausreichenden Ausmaß in uns spüren, damit die Informationen, die wir durch das Betreten dieses Raumes bekommen, wahr und klar und rein sind.

Lassen wir uns für diesen Vorgang Zeit und Ruhe. Liebe, Dankbarkeit, Behutsamkeit, Ehrfurcht. Wenn wir uns damit tief verbunden haben, ist es uns erlaubt, diesen Raum zu betreten. Dieser Raum bereitet die uns in unserem spirituellen Zustand möglichen und erlaubten Erfahrungen, die wir im Laufe unseres Seelenlebens erlebt haben. Fragen wir nun in diesen Raum hinein, welche Erkenntnis wir dort gewinnen sollen. Fragen wir, welche Erkenntnis unsere Transformation, die Entwicklung unseres Wesens benötigt. Bitten wir in den Raum hinein, dass uns Aspekte aus unserer Seelengeschichte bewusst werden dürfen, die uns helfen, bestimmte Traumata, die wir in unserer jetzigen Inkarnation erleben, in einem großen Bild zu erkennen und einen großen Zusammenhang herzustellen. Bitten wir um Erkenntnis über unsere Täter- und unsere Opferleben. Bitten wir um Informationen, die uns uns selbst in diesem Augenblick näher bringen, uns mit uns verbinden und uns uns selbst erklären. Bitten wir um Erkenntnis, was in unserem Energiekörper zur Heilung ansteht, und um Information, wie diese Heilung zu erreichen ist. Wenn eine bestimmte Krankheit, eine bestimmte Haltung, eine bestimmte Emotion oder ein Programm vordringlich erscheint, dann bringen wir das in den Raum und bitten wir um Erklärung und Erkenntnis. Bringen wir den Tumor unserer Brust in diesen Raum, und werden wir still und lauschen wir den Informationen, die uns dieser Tumor geben will. Seien wir in diesem Raum langsam, ruhig, gelassen, und sehen wir uns die Filme, die vor uns ablaufen, in Ruhe an. Halten wir manchmal den Film an, wenn wir um Erklärung suchen. Machen wir uns Notizen, und wissen wir, dass wir jederzeit wiederkommen können. Überstürzen wir nichts. Glauben wir nicht, alles erfahren zu müssen, sondern begrenzen wir uns auf das, was in diesem Augenblick für uns vordringlich ist. Wir sprechen mit uns, wir sprechen mit unserer Seele, wir sind in dem Raum, den die Seele für uns hält. Verhalten wir uns fokussiert! Konzentrieren wir uns auf Brennpunkte! Halten wir die vier Energien, die uns den Zugang zu diesem Seelenraum ermöglicht haben, in voller Konzentration. Sie gewährleisten die Wahrheit dessen, was wir in uns erleben. Überschätzen wir uns nicht. Seien wir nicht erstaunt, wenn die lineare Zeit fortgeschritten ist, weit über das hinaus was wir vermutet hätten. Bedanken wir uns bei der Information, bedanken wir uns bei unserer Seele.

Begegnungen mit unserer Seele sind heilige Momente. Behalten wir sie bei uns, oder teilen wir diese Erfahrungen mit solchen, die sich selbst auf dem Weg befinden. Machen wir uns ausreichend schriftliche Aufzeichnungen über das, was wir erlebt haben. Das Betreten unseres Seelenraumes ist auch eine Erfahrung unseres Bewusstseins, unserer Übung in Meditation und eine Frage der Entwicklung unserer spirituellen Entfaltung. Seien wir nicht enttäuscht, wenn eine solche Begegnung auf das erste Mal nicht zustande kommt. Mit Absicht ist diese Meditation an den Schluss dieses Buches gestellt. Wenn die Meditationen bisher intensiv erlebt wurden, sollte das meditative Betreten unseres Seelenraumes für viele möglich sein.

Ende Meditation

Als letztes sprechen wir über die Verbindung mit unserem göttlichen Funken. Die Verbindung mit diesem Unsagbaren, in uns Schlummernden, mit dem völlig Transzendenten, das unsere einzige Leitlinie sein könnte, wenn wir es spüren und wenn wir folgen wollen. Dies ist wahrscheinlich der höchste Schutz, der Schutz vor physischer Krankheit, der Schutz vor Stagnation, vor Selbstaufgabe. Es ist die Hinführung zur Quelle, aus der wir kommen und in die wir zurückgehen. Die Verbindung mit dieser Energie führt uns zu mystischen Erfahrungen, zu mystischen Momenten, in denen völlige Wunschlosigkeit und völlige Klarheit einander begegnen, in denen wir Antwort auf viele Fragen unseres Lebens, und nicht nur unseres Lebens, sondern des Lebens überhaupt erhalten können.

Diese Energie des göttlichen Funkens birgt in sich ein besonderes Bewusstsein für Heilung, für Entwicklung, für Transformation. Das Erleben von Augenblicken der Verbindung ist ein besonderes Geschenk, vielleicht auch ein Lohn für die hingebungsvolle und disziplinierte Arbeit zuvor. Auch hier sind eben wieder wir selbst im Mittelpunkt. Nicht das Göttliche im Außen, sondern das Göttliche im Innen gilt es zu finden und nach diesem zu leben, es zu spüren und unser Bewusstsein danach auszurichten.

So viele scheinbar wichtige Dinge unseres Lebens verlieren ihre Bedeutung. So vieles, was zuvor geglaubt wird unbedingt sein oder haben zu müssen, schwindet und wird ersetzt durch tiefe innere Zufriedenheit und durch Auflösung von zuvor scheinbar Unauflösbarem. Durch all diese Verbindungsschritte werden wir zu einer Einheit, die stark und vertrauensvoll, mutig und optimistisch lebt. Es wird zu einer Selbstverständlichkeit des Wahrnehmens und Handelns kommen. Die Lösungen werden offen und klar vorhanden sein, und die Manifestationen dieser Lösungen erfolgen ohne zu denken. Durch die Klarheit, die in unserem Wesen dann vorhanden ist, werden all unsere Ebenen in großer Freude, kreativ erlebt. Das Leben in dieser Ausrichtung hält Körper und Geist gesund und offen für alle Abenteuer, die sich als Möglichkeit auftun.

> Ich werde ganz ruhig und schwinge mich ein auf **Gott in mir**, so gut es mir im Augenblick möglich ist.
> Ich löse mich aus meiner Begrenzung, dafür nicht gut genug zu sein.
> Ich vertraue darauf, dass mir all das zugänglich ist, was ich zur Erreichung meiner Meisterschaft benötige.
> Ich achte sehr darauf, womit ich mich verbinde.
> Ich löse mich von allem, was mich vom göttlichen Gesetz trennt.
> Ich fühle das göttliche Gesetz in mir.

Abbildung 31: **Affirmationen – Verbindung mit dem göttlichen Funken**

Die Verbindung mit unserem eigenen inneren Wesen ist Voraussetzung, um uns bewusst mit anderen Menschen zu verbinden, mit Aspekten des Außen, der Natur und allen Fakten, die die Welt bietet, in der eine unendliche Fülle vorhanden ist. Diese

Fülle muss jedoch einer kontinuierlichen Änderung unterzogen werden. Kraft unserer Unterscheidung können nun heilsame Verbindungen mit Menschen, mit der Natur, mit der Welt generell eingegangen werden. Die Verbindung mit dem Außen entsteht nur dann, wenn in unserem Inneren auf das, was im Außen schwingt, Resonanz besteht. Ein noch so wunderbarer Kristall, ein noch so eindrucksvolles Naturdenkmal in Form eines Jahrhunderte alten Baumes kann unser Inneres nicht zum Entzücken bringen, wenn nicht diese Schwingung von außen in unserem Inneren mitschwingt. Wenn wir lärmend und laut lachend durch den stillen Wald gehen, wird uns die Stille nicht offenbar werden. Das Geheimnis des Waldes wird sich nicht lüften.

Wenn wir nicht mitfühlend, achtsam und aufmerksam, liebevoll und friedvoll in unserem Inneren sind, werden wir die wunderschönen Aspekte der Welt nicht kennenlernen. Wir werden sie auch nicht finden, weil sie zwar im Außen da sind, unser Inneres jedoch nicht erreichen. Verbindung mit dem Außen, Verbindung mit Menschen die unser Inneres zum Erklingen bringen, sind für die Entwicklung unseres Wesens von besonderer Bedeutung und entstehen gnadenhaft. Ja, sie entstehen oft nur dann, wenn wir solche Situationen, solche zwischenmenschlichen Beziehungen auch tatsächlich wünschen, wir offen dafür sind, und wenn wir sie auch pflegen. Und doch ist das Geheimnis der liebevollen Verbindung, welche Art von Liebe hier auch immer zum Schwingen kommt, etwas Besonderes. Wir finden uns oft im Du, das Du findet sich in uns. Wir finden uns in der Welt, und die Welt findet sich in uns, und das Außen und das Innen, und das Innen und das Außen schwingen in solchen Begegnungen, in solchen Situationen, und werden schließlich eins, nach dem alten Spruch: «Wie oben so unten, wie außen so innen, und wie innen so außen.»

Die Verbindung mit dem Außen kann uns inspirieren, kann uns lehren zu unterscheiden, kann unser Leben reich und erfüllt machen. Und Verbindung, um es nochmals klar zu sagen, heißt mitsammen schwingen, mitsammen erleben, sich miteinander freuen oder auch den anderen teilhaben lassen am Leben. Das heißt nicht, den eigenen Energiekörper im anderen verlieren, oder andere Energiekörper energetisch zu betreten. In Beziehungen darf und muss jeder sein eigenes Wesen bewahren, die eigene Integrität schützen, seinen eigenen Energiekörper als solches und als Ganzes erleben, und dann können wir tiefe innere Freude empfinden im gemeinsamen Erleben.

Gesund werden, gesund bleiben ist ein Weg voll Freude, voll Schmerz, voll Erkenntnis, voll unverständigem Staunen. Dieses Buch ist in Liebe für alle geschrieben, die sich aufgemacht haben oder aufmachen wollen, diesen Weg zu gehen, im Segen und in Gnade.

Abbildungsverzeichnis

337

Meditationsverzeichnis

Lebensgeschichtenverzeichnis

ÜBER DEN AUTOR

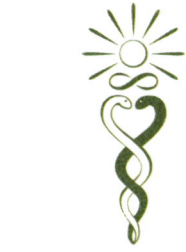

Univ. Prof. Dr. Raimund Jakesz

Medizin & Spiritualität

Univ. Prof. Dr. Raimund Jakesz ist Professor an der Medizinischen Universität Wien und Facharzt für Chirurgie. Im Lauf der Jahre spezialisierte er sich auf onkologische Chirurgie, und hier wieder besonders auf Patientinnen mit Brustkrebs.

Prof. Jakesz studierte an der Medizinischen Fakultät der Universität Wien, wo er 1973 promovierte. Anschließend erfolgte seine Ausbildung zum Facharzt für Chirurgie an der damaligen 1. Chirurgischen Universitätsklinik Wien. 1980 erhielt er seine Facharztanerkennung für Allgemeinchirurgie.

Während eines Forschungsaufenthalts am Nationalen Krebsinstitut in Bethesda/Maryland/USA (NCI) beschäftigte sich Prof. Jakesz experimentell mit der Hormonabhängigkeit von Brusttumoren. Diese Tätigkeit am NCI hat seinen weiteren wissenschaftlichen Werdegang sehr geprägt und maßgeblich zu seiner Habilitation beigetragen, die 1990 erfolgte.

Seine ausgedehnte chirurgische Tätigkeit, insbesondere bei Patienten mit onkologischen Erkrankungen, die wissenschaftlichen Aktivi-

täten in organisatorischer Hinsicht und die ausgedehnte Publikations-
tätigkeit führten schließlich 1996 zur Ernennung zum Ordentlichen
Universitätsprofessor für Allgemeinchirurgie. Von 1996 bis September 2016 leitete Prof. Jakesz die Abteilung für
Allgemeinchirurgie an der Universitätsklinik für Chirurgie am AKH
Wien.

Mitte der 1980er Jahre gründete Prof. Jakesz gemeinsam mit einigen
Freunden die ABCSG – Austrian Breast & Colorectal Cancer Study
Group, die sich im Lauf der Jahre zu Österreichs größter akademischer
Forschungsorganisation entwickelte. Die ABCSG führt international
erfolgreiche klinische Studien zu Brust- und Darmkrebs durch, die
maßgeblich zu wissenschaftlichen Entwicklungen beigetragen und zu
neuen Therapiemaßnahmen geführt haben. Betroffene können dadurch
die bestmögliche, neueste Therapie erhalten. Mehr als 20 Jahre lang leitete Prof. Jakesz die ABCSG als Präsident, heute ist er Vizepräsident.

Für Prof. Jakesz gilt seit vielen Jahren ein besonderes Augenmerk
einem ganzheitlichen Therapieansatz. Vom Anfang seiner Berufstätig-
keit an erkannte er die Bedeutung der interdisziplinären Behandlung,
die alle diagnostischen und therapeutischen Fachrichtungen, die mit
onkologischen Krankheiten befasst sind, miteinbezieht. Für Prof. Jakesz ist der Mensch als ganzheitliches Wesen eine Einheit aus verschiedenen Aspekten, wie Körper, Verstand, Emotionen und Gefühlen, und
schließlich dem Bereich der Psyche, Seele.

Seit seiner Emeritierung im Herbst 2016 widmet sich Prof. Jakesz
neben der Weiterführung seiner Tätigkeit als Chirurg und in der Lehre
in verstärktem Ausmaß seiner Vortrags- und Seminartätigkeit, in der
er seine große Erfahrung in der spirituellen Begleitung Krebskranker
und in der präventiven Gesunderhaltung durch spirituelle Selbsterkennung weitergibt.

Mail: raimund.jakesz@meduniwien.ac.at
Web: www.jakesz.com

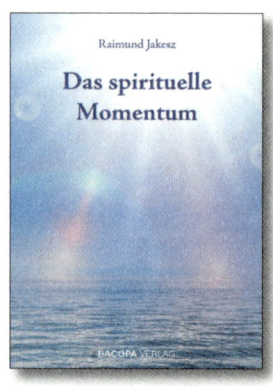

Jakesz Raimund
Das spirituelle Momentum

Viele Wege müssen beschritten werden, um den Schleier vor dem Verborgenen ein Stück wegzuziehen und dort hineinzublicken, wo die Geheimnisse unseres Lebens sind. Der Autor behandelt seit 40 Jahren Patientinnen mit Brustkrebs, und in all dieser Zeit horchte er in die Betroffenen, stellte Fragen, und bewegte die Antworten im eigenen Herzen, um Erkenntnis zu erfassen: Welche Aspekte können mit Krankheit verbunden sein? Was kann notwendig sein, um wieder gesund zu werden und gesund zu bleiben? Diese fortwährende Auseinandersetzung mit dem Aspekt Heilung führte auch zu eigenen spirituellen Entwicklungsschritten.

Das vorliegende Buch soll eine Möglichkeit bieten, ein wenig die Sehnsucht zu stillen, die essenziellen Fragen des Lebens zu beantworten, Erkenntnis der Zusammenhänge in Selbstbeobachtung des eigenen Seins zu erhalten. Das Lesen der Zeilen soll in innerer Stille erfolgen, ja in der inneren Leere, die doch so voll ist, wenn wir uns auf sie einlassen, um die Reflexion des eigenen Wesens zu hören. Es geht um einen Paradigmenwechsel, nämlich: die Hinwendung zu sich selbst, die zeitweilige Abkehr von dem Außen und das Eintauchen in die wunderbare Komplexität des eigenen Wesens zur Erkennung der eigenen Essenz in Liebe und Demut zu sich und anderen und der Welt.

Was kann das Buch besonders machen? Es kann zu sich führen, es kann dem eigenen Streben vieler Menschen entsprechen: Wie komme ich in die Freude, den Frieden, die Liebe? Deshalb ist dem Momentum im Titel Raum gegeben, nämlich Bewegung im Augenblick, Ansporn, Absicht, absichtsvoll und absichtslos wertfrei, Ruhe, bewegte Ruhe, ruhiges Bewegen.

Das Buch stellt sich Themen, die das Leben betreffen, ohne Zitate, ohne Literatur, ohne der Notwendigkeit von Vorwissen. Es will dem in uns Verborgenen auf die Spur kommen. Es will mit Affirmationen und Meditationen Wege zur Änderung aufzeigen, heraus aus Zweifel, Wut, Hass, Egoismus, Trauer und Enttäuschung. Viele Aspekte der Welt zeigen Änderung. Nützen wir den Augenblick, bleiben wir nicht auf der Strecke, sondern werden wir zur Änderung.

2. Auflage, 204 Seiten, Abb., mit Lesebändchen, geb.

ISBN 9783903071575   € 19,80

Schiedlberg, BACOPA Verlag 2020

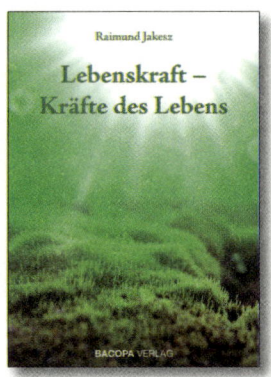

Jakesz Raimund
Lebenskraft – Kräfte des Lebens

Lebenskraft ist schwer definierbar, schwer fassbar, und sehr subtil. Solange wir sie haben und spüren, ist sie ganz normal, weil gewohnt. Erst im Mangel fühlen wir, dass uns etwas fehlt. Manchmal wissen wir, was uns die Kraft geraubt hat, ein andermal bleibt es uns verborgen.

Wichtig für uns alle ist das Wissen über die Bedeutung der Lebenskraft in uns, die Gründe warum wir Lebenskraft verlieren, wie Lebenskraft regeneriert werden kann und welche Möglichkeiten es gibt, trotz herausfordernder Lebenssituationen in eine stabile energetische Situation zu kommen.

Zum Unterschied von den klaren Begriffsbestimmungen von Prana und Qi im asiatischen Raum wird in der westlichen Welt, die schulmedizinisch dominiert ist, auf die Bedeutung der Lebenskraft auch zur Bewältigung von Krankheiten nicht hingewiesen. Das brennende innere Feuer, das uns wärmt und nährt, das klare helle Licht in uns, das uns den Weg weist, ermöglicht uns die Stärkung der in uns innewohnenden Kraft.

2. Auflage, 208 Seiten, Abb., mit Lesebändchen, geb.

ISBN 9783903071643   **€ 19,80**

Schiedlberg, BACOPA Verlag 2020